理学療法MOOK 20

ウィメンズヘルスと理学療法

責任編集
石井美和子（Physiolink）
福井　勉（文京学院大学大学院保健医療科学研究科）

三輪書店

シリーズ編集

福井　勉（文京学院大学大学院　保健医療科学研究科）
神津　玲（長崎大学大学院　医歯薬学総合研究科　医療科学専攻）
大畑光司（京都大学大学院　医学研究科　人間健康科学系専攻）
甲田宗嗣（広島都市学園大学　健康科学部　リハビリテーション学科）

歴代シリーズ編集（五十音順）

黒川幸雄，高橋正明，鶴見隆正

本書に関するご質問・ご意見

　本書に関するご質問・ご意見等を電子メールにて受け付けています．ご住所，お名前，お電話番号等をご記入のうえ，理学療法MOOK編集室（ptmook@miwapubl.com）までお寄せください．ただし，本書の内容と関係のないご質問や，本書の範囲を超えるご質問にはお答えできませんので，ご了承ください．個人情報については，適正に管理を行い，他の目的に利用することはありません．

編集にあたって

　筆者が本書企画の話をはじめて聞いた時，遂にそういう時代になったのかと感慨深いものがあった．わが国の医療制度でリハビリテーション診療報酬の対象とされていない疾患や症状に対し，理学療法士が積極的に関わることは少ない．現行制度では，いわゆるウィメンズヘルス分野の疾患や症状のうち算定対象になっているものはごく僅かであるため，これまでそれらの問題に対して直接的に介入する理学療法士は限られ，情報面でも国外のものに頼らざるをえないことが多かった．そのような環境のもと熱心な理学療法士は，みなそれぞれ手探り状態で臨床の実践経験を積んできた感がある．しかし，本書では一部について十分な専門技能と実践という点から海外の理学療法士に依頼したものの，それ以外の理学療法実践については，すべて現在国内ですでに実践している理学療法士にご執筆いただいた．

　まず第1章でライフステージとともに変化する女性の心身の特徴について，第2章では月経周期と心身の変化について理学療法士の立場から考える関連性や対応策を，第3章では妊娠・出産に関連した理学療法と地域での実際取り組んでいる活動，第4章では運動機能障害とともにリンパ浮腫を併発するリスクが高い乳がん・婦人科系がんに対する理学療法とそれを展開するために必要なリンパ浮腫に関する基礎知識，第5章では骨盤底の障害とその理学療法の実践内容，第6章では女性のライフステージ後半に考えるべき予防的理学療法，第7章では女性の健康をサポートするという観点での理学療法士の取り組みについて解説している．その他，乳がん自己検診の啓発活動，性行為のアドバイスなど，理学療法士としての知識を生かした指導や活動を紹介している．そして，婦人科，整形外科，内科の医師に，それぞれの立場からウィメンズヘルスと理学療法の関わりについて提言をいただいた．

　ウィメンズヘルスに関する知識を実践的な視点から網羅したが，今後のさらなる発展を考えると理学療法実践書として確立中な部分があり，ご指摘をいただく点が多々あるかもしれない．しかし筆者は，本書がウィメンズヘルスに関する理学療法の日本の「現状」がみえてくる書になったと考える．同時に，ウィメンズヘルス分野の理学療法が他の分野と同様に，解剖学・生理学・運動学といった知識とそれに基づく技術が根底に必要であるとご理解いただけることを期待したい．ウィメンズヘルスに興味をもつ理学療法士が臨床のヒントを得るために，本書が少しでも役立つことができれば幸いである．

　最後に，男性の健康サポートに関心を寄せる理学療法士も増えてほしいという願いから，メンズヘルスケアを専門とする海外の理学療法士にも寄稿いただいた．今後，理学療法を必要とする人に，必要に応じた技術と知識が提供される世の中になることを切に願う．

2016年4月吉日

石井美和子

目　次

第1章　女性のライフステージと心身の変化
1. 女性のライフステージと内分泌動態 …………………………… 能瀬さやか　2
2. 各ライフステージにおける身体的変化 …………………………… 石井美和子　10

第2章　月経周期との関連性を考える
1. 運動器障害と月経周期 …………………………………………………… 上野宏美　22
2. 月経異常に対する理学療法士の関わり ………………………………… 奥佐千恵　30

第3章　妊娠・出産と理学療法
1. 妊娠・出産に伴う身体変化と理学療法評価のポイント ……………… 福岡由理　46
2. 出産と理学療法 …………………………………………………………… 布施陽子　55
3. 産後女性の機能健診 ……………………………………………………… 田舎中真由美　65
4. 腹直筋離開と産後女性の体幹―その形状と機能の関係
　………………………………………………………… Diane Lee（訳：高橋堅太郎）　73

第4章　女性のがんと理学療法
1. 乳がん術後と理学療法 …………………………………………………… 眞田尚法　90
2. 婦人科系がんと理学療法 ………………………………………………… 佐藤朋枝　99
3. リンパ浮腫の理解に必要な基礎知識 …………………………………… 公森隆夫　106

第5章　骨盤底の障害と理学療法
1. 排尿機能障害（尿失禁）と理学療法 …………………………………… 瀬戸景子　122
2. 排便機能の障害（直腸脱・直腸性便秘・便失禁）と理学療法 ……… 槌野正裕　132
3. 骨盤臓器脱と理学療法 …………………………………………………… 重田美和　141
4. 女性性機能障害と理学療法 ………………… Tamarah Nerreter（訳：石井美和子）　151

第6章　更年期以降の代謝性疾患と理学療法
1. 骨粗鬆症と理学療法 ……………………………………………………… 長谷川由理　164
2. 更年期以降の予防的運動療法 …………………………………………… 磯あすか　175

第7章　その他の女性の健康サポートに対する取り組み

1. 妊娠に向けた身体づくりへの取り組み……………………………稲福陽子　186
2. 月経随伴症状への取り組み………………………………………石井美和子　195
3. 地域コミュニティでの理学療法士の取り組み……………………青山花奈恵　209

〔特別寄稿　理学療法における新しい展望〕

・メンズヘルスと理学療法……………………… Vicki Lukert（訳：石井美和子）　217

〔理学療法士へのメッセージ〕

1. ウィメンズヘルスを考える………………………………………能瀬さやか　16
2. 整形外科における性差の考慮……………………………………元島清香　41
3. 内科における性差の考慮…………………………………………田中美緒　85
4. 乳がん自己検診の啓発活動………………………………………門脇ひろみ　116
5. 運動機能障害と性行為①―理学療法士の関わり…………………福岡由理　225
6. 運動機能障害と性行為②―THA患者への関わり…………………重枝利佳　227

第1章

女性のライフステージと心身の変化

　女性の身体はライフステージ（思春期，性成熟期，更年期，老年期）とともに内分泌動態が変わり，心身にも変化が生じる。各ステージで生じる変化の詳細を紹介する。

1 女性のライフステージと内分泌動態

能瀬さやか[*1]

> 🔒 **Key Questions**
> 1. 女性のライフステージとは
> 2. 女性の性周期（月経周期）とは
> 3. 月経周期における内分泌動態とは

女性のライフステージとは

　女性のライフステージは，小児期，思春期，性成熟期，更年期，老年期の5つに分類され，各ステージでエストロゲンとプロゲステロンという2つのホルモンの変動により，さまざまな身体的変化がみられる．特にエストロゲン量は生涯を通じて大きく変動し，この変動が最も大きい時期は，思春期と更年期である．その値は小児期に低く，思春期に上昇し，性成熟期に安定した状態となる．また，閉経後は，急激にエストロゲン量が低下する．以下に，各ステージにおけるホルモンの変化と婦人科疾患について述べる．

1．小児期

　女性ホルモンの分泌は，脳の視床下部と下垂体および卵巣によって調節されている（図1）．この時期は，卵巣から分泌されるエストロゲン量は低値であり，視床下部から分泌されるゴナドトロピン放出ホルモン（GnRH：Gonadotropin Releasing Hormone）はエストロゲンにより抑制されている．7～9歳ごろに，脂肪組織の増加により脂肪細胞から分泌されるレプチンが増加し，GnRHの分泌が促され，この結果，下垂体からの卵胞刺激ホルモン（FSH：Follicle Stimulating Hormone）や卵巣からのエストロゲン分泌が増加する．エストロゲン量の増加によりGnRHの抑制が低下し，下垂体からFSHと黄体形成ホルモン（LH：Luteinizing Hormone）が，また卵巣からエストロゲン量が増加することで，徐々に思春期が開始すると考えられている．
　この機序からもわかるように，レプチンは脂肪組織から分泌されるため，肥満女児ではレプチン増加によりエストロゲン量が増加する時期が早く訪れ，思春期が早まることが報告されている[1]．

【小児期にみられる婦人科疾患】
①外陰・腟炎．
②思春期早発症．
③外陰・腟外傷など．

2．思春期

　日本産科婦人科学会では，思春期を「性機

[*1] Sayaka Nose／国立スポーツ科学センター　メディカルセンター　婦人科

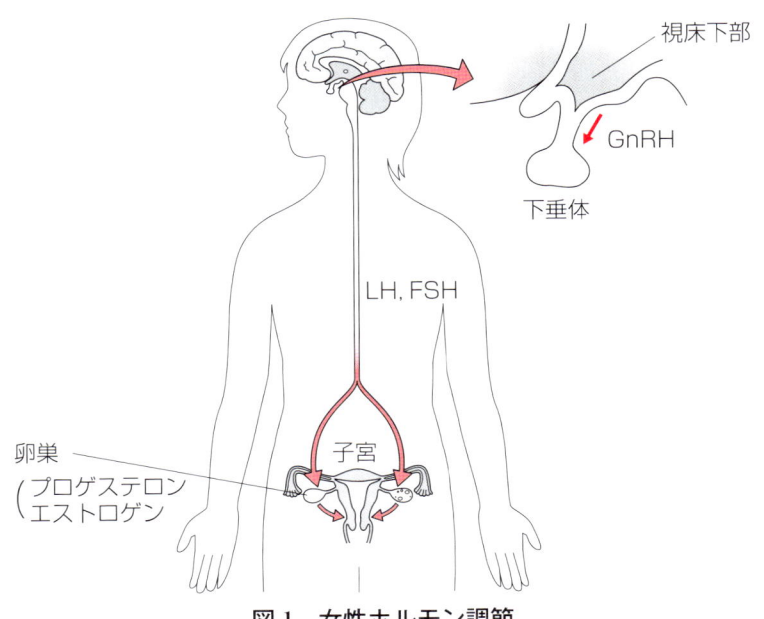

図1 女性ホルモン調節

能の発現開始，すなわち乳房発育ならびに陰毛発生などの第二次性徴出現に始まり，初経を経て第二次性徴が完成し月経周期がほぼ順調になるまでの時期」と定義しており，8～9歳から17～18歳の期間を指す．思春期の発来には前述のとおりエストロゲンが関与し，このエストロゲン値の上昇により，乳房発育，陰毛発生，身長の伸び，皮下脂肪の増加，初経の順に身体が大きく変化する．現在の日本人の平均初経年齢は，12.3歳である．

【思春期にみられる婦人科疾患】
①無月経（原発性，続発性）．
②月経不順．
③思春期遅発症．
④排卵障害．
⑤月経困難症．
⑥月経前症候群．
⑦卵巣嚢腫．
⑧性感染症．
⑨摂食障害，など．

3．性成熟期

思春期から更年期までの生殖可能な時期を指し，20～40代後半にあたる．成熟女性では，通常1個の成熟した卵胞から卵子が放出され，これを排卵と呼ぶ．この排卵が確立することにより妊娠が可能となる．またこの時期は，結婚，妊娠，出産，育児をとおして，女性の心身において最も成熟する時期となる．近年，高齢出産の割合が高くなっており，第1子平均出産年齢をみてみると，1975年は25.7歳であったが，2013年には30.4歳となっている（**図2**)[2]．

【性成熟期にみられる婦人科疾患】
①良性疾患（子宮筋腫，子宮内膜症，子宮腺筋症，卵巣嚢腫など）．
②悪性疾患（子宮頸癌，子宮体癌，卵巣癌など）．
③排卵障害．
④不妊症．
⑤月経困難症
⑥月経前症候群
⑦性感染症，など．

4．更年期

性成熟期から老年期への移行期間を更年期

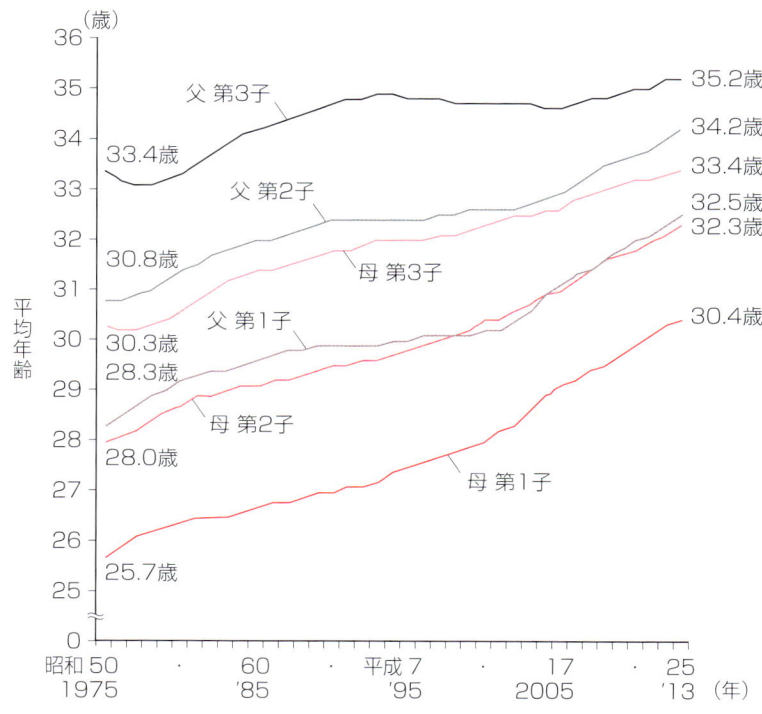

図2 出生順位別にみた父母の平均年齢の年次推移―1975～2013年 （文献2）より引用）

という．日本産科婦人科学会の定義では，閉経の前後各5年を更年期と呼んでおり，日本人の平均閉経年齢は49.5±3.5歳であることから45～55歳を指す．閉経とは，卵巣の活動性が低下し，月経が永久停止することをいい，12カ月以上の無月経を確認することにより閉経とする．閉経数年前から徐々にエストロゲン量の低下がみられ，ほてり，頭痛，肩こり，冷えなど，さまざまな更年期症状が出現する．更年期という時期は，すべての女性でみられる時期であり，更年期症状により日常生活に支障がみられるものを更年期障害と呼ぶ．この時期にみられる症状の発現頻度を図3に示す[3]．閉経後は，卵巣から分泌されるエストロゲン量はわずかであり，副腎や卵巣から分泌された男性ホルモンが脂肪組織でエストロゲンに変換されたものが大半を占める．

【更年期にみられる婦人科疾患（関連疾患含む）】

①更年期障害．
②不正子宮出血．
③萎縮性膣炎．
④排尿障害．
⑤骨粗鬆症，など．

女性の性周期（月経周期）とは

まず女性の月経について考えてみよう．昔の女性は現代の女性と比較し，初経が遅く，閉経が早い傾向にあり，多産であった．一方，現代の女性は，平均初経年齢は12.3歳と低年齢化がみられ，平均閉経年齢は49.5±3.5歳と昔の女性と比較し遅い傾向にあり，妊娠・出産回数も少ない．1回の妊娠・出産・授乳により約2年間月経が停止するため，現代の女性の月経回数が多くなっていることはイメージしやすい（図4）[4]．女性の生涯における月経回数は400～500回であり，昔の女性と比較し9～10倍にまで増えているともいわれている．このため，月経困難症や月経前症

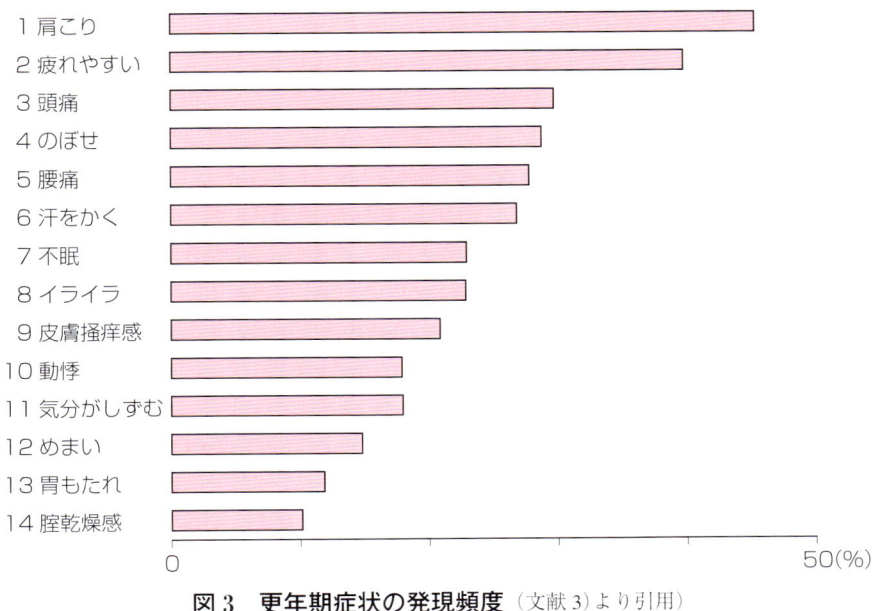

図3 更年期症状の発現頻度 (文献3)より引用)

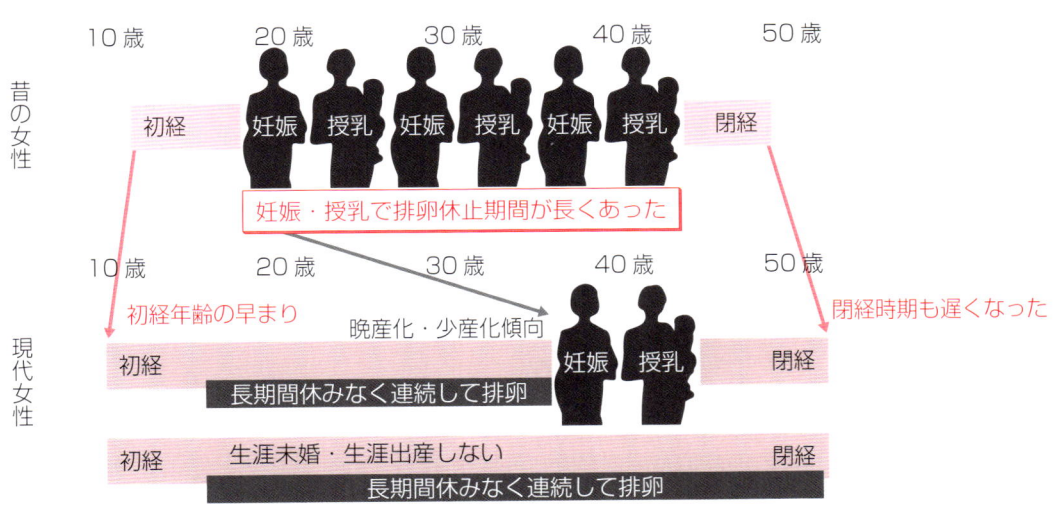

図4 月経回数の変化 (文献4)より引用)

候群などの月経に伴う疾患や，月経回数が増加することによりリスクが高まる子宮内膜症などの頻度も，自然経過でみた場合，昔の女性と比較し高くなっている．

では，どれくらいの間隔で月経がくるのが正常なのだろうか．日本産科婦人科学会では，25〜38日周期を正常月経周期としており，これにあてはまらないものが月経周期異常となる．普段の診療において，月経周期の数え方を間違えているために，月経不順と自覚している女性は多い印象にある．月経周期とは，前回の月経開始日から次回月経開始前日までを指す．月経終了日から数えているために，周期が短いと自覚しているケースもあり，問診の際は確認が必要である（**図5**）．平均的月経の目安と月経異常を**表1**に示す．

月経周期は，卵胞期，排卵期，黄体期に分けられ，主にエストロゲンとプロゲステロン

1. 月経〜排卵まで

　前述のとおり，女性ホルモンの分泌は，脳の視床下部と下垂体および卵巣によって調節されている．まず，視床下部から分泌されたGnRHにより，下垂体からFSHが分泌される．このホルモンにより，卵巣では卵胞が徐々に発育し，この卵胞からエストラジオールという強力なエストロゲンが分泌される．このエストラジオールは，子宮の内膜を厚くし，増殖期へと変化させる．約20 mmくらいの大きさまで卵胞が大きくなり，エストラジオール値がピークに達すると，下垂体から排卵を促すLHサージが起こる．LHサージは約48時間持続し，LH値ピークから16〜24時間後に卵胞が破裂し，排卵が起こる．排卵は通常卵巣で成長した卵胞のうち，最も成長の早い主席卵胞で起こり，それ以外の未熟の卵胞は閉鎖卵胞にいたる．

2. 排卵〜月経まで

　排卵後の卵胞は黄体に変化し，この黄体からプロゲステロンが分泌される．プロゲステロン値はLHサージ後約8日目でピークに達し，子宮の内膜を分泌期へと変化させ，妊娠に備えるようになる．卵子と精子が受精し着床すると妊娠が成立し，黄体からプロゲステロンがしばらく分泌されるが，妊娠が成立しなかった場合，黄体は2週間で消退し白体に変化する．また，白体に変化するにつれ，プロゲステロンが分泌されなくなるため，子宮の内膜は妊娠に備えておく必要がなくなり剥がれ落ちる．この内膜が剥がれ落ちたものが，月経の血液となる．

月経周期における内分泌動態

　月経周期の各時期で分泌されるホルモンの値は変動するため，その基準値も各時期で異

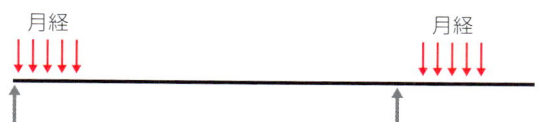

月経1日目から次回月経開始前日までを「月経周期」という

図5　月経周期の数え方

表1　平均的月経の目安と月経異常 (文献4)より引用)

	正常な状態	異常な状態	考えられる疾患
月経周期	25〜38日	周期が短い 頻繁に出血がある	頻発月経 機能性子宮出血（不正出血）
		いつも間隔が40日以上 たまにしかこない	希発月経 無排卵性出血
		3カ月以上月経がない	無月経
月経期間	3〜7日	8日以上が続く	過長月経
月経血量	50〜180 ml	極端に少ない	過少月経
		多い（昼でも夜用ナプキンが3日以上必要，タンポンとナプキンの併用が不可欠，以前と比べて多くなった，など）	過多月経
		大きなレバー状の凝血が混じる	
月経痛	軽い腹痛，腰痛，頭重など	生活に支障をきたすほどの痛み，吐き気など	月経困難症

＊思春期は月経が安定していないため，上記表にあてはまらないこともある

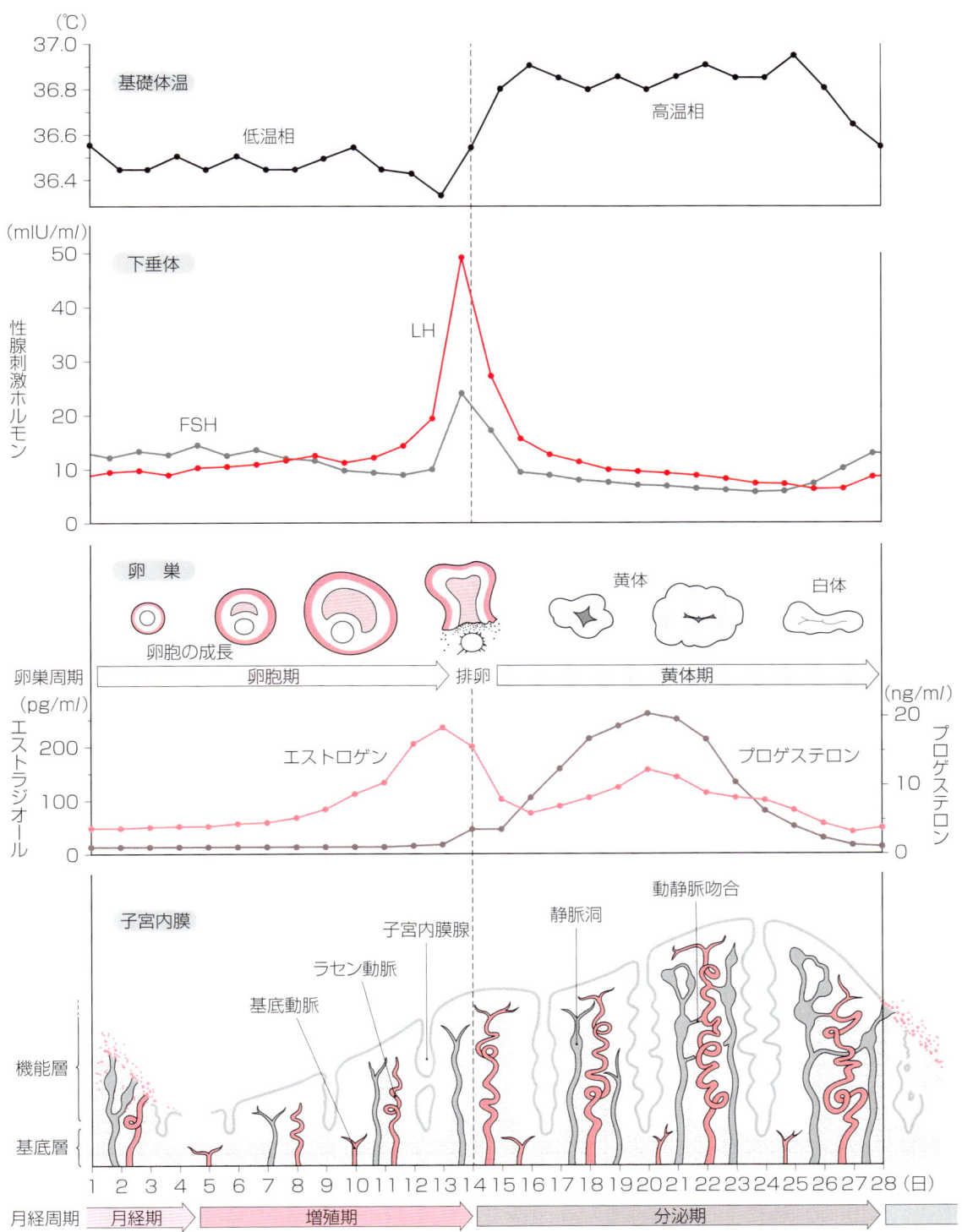

図6 下垂体・卵巣・子宮内膜の関係（文献5）より引用）

なり，検査を施行するタイミングが重要となる．無月経時は，いつホルモン値を測定してもよいが，月経がきている女性では，月経3～

7日目の採血によりホルモン値を評価することが重要である．以下に，月経周期により分泌量が変動するホルモンと，その変動によっ

《エストロゲンの働き》
女性らしさを出すホルモン

1. 子宮内膜を厚くする，子宮を発育させる
2. 骨を強くする
3. ナトリウム，水の再吸収を促進する
   →むくむ
4. 血管をやわらかくし，血圧を下げる
5. 排卵期に粘稠・透明なおりものを分泌させる
6. コレステロール，中性脂肪を下げる
7. 乳腺を発育させる
8. 腟粘膜や皮膚にはり，潤いを与える
9. 気分を明るくする，など

《プロゲステロンの働き》
妊娠を維持するためのホルモン

1. 子宮内膜を妊娠しやすい状態に維持する
2. 基礎体温を上げる
3. 眠気を引き起こす
4. 水分をためる
   →むくむ，体重が増える
5. 腸の動きを抑える
6. 妊娠に備え乳腺を発達させる
7. 雑菌が入りにくいおりものにする
8. 食欲を亢進させる，など

図7　エストロゲン・プロゲステロンの働き

てみられる症状について示す．

1．月経周期により分泌量が変動するホルモン

1）エストロゲン

図6のように排卵直前と黄体期中期に上昇し，二峰性の変動をとるが，ピークは排卵直前である．

2）プロゲステロン

月経周期を通して血中に存在しているが，卵胞期は低値であり，排卵後，黄体から産生され上昇する．妊娠が成立しない場合，黄体の退縮とともにプロゲステロンの分泌も低下する．

3）リラキシン

一部の非妊娠女性で，黄体より分泌されるため卵胞期は低値であり，黄体期に高値を示す．

2．月経周期と症状の変化

エストロゲン，プロゲステロンの主な働き（図7）と，これらのホルモンの分泌によってみられる症状について考えてみる．

1）食　欲

エストロゲンは，脳の視床下部に存在する食欲中枢を抑えるように働いており，エストロゲンの分泌量がピークを迎える排卵期は食事の摂取量が低下する．また，月経前つまり黄体期に食欲が増える女性は多い．黄体期は，エストロゲンとプロゲステロンの両者が分泌されており，エストロゲンによる食欲抑制効果はプロゲステロンにより抑えられ，結果として食欲亢進につながると考えられている．

2）排　便

エストロゲンには腸管の蠕動運動亢進作用，プロゲステロンには腸管の蠕動運動抑制作用がある．このため，黄体期に便秘になる傾向がみられるなど，月経周期によって排便状況は影響を受ける．

3）精神面

月経前3～10日間の黄体期に続く精神的あるいは身体的症状で，月経発来とともに減弱あるいは消失するものを，月経前症候群（PMS：Premenstrual Syndrome）という．症状は多岐にわたり，イライラ，のぼせ，下腹部膨満感，下腹部痛，腰痛，頭重感，怒りっぽくなる，頭痛，乳房痛，落ち着きがない，憂うつの順に多い．PMSの原因は，エストロゲン過剰説，プロゲステロン過剰説，心因説，プロラクチン分泌過剰説，ビタミン欠乏説など，さまざまな説がある．しかし，薬物によりプロゲステロンを抑制するとPMSは発症しないことから，プロゲステロンが関与していることは明らかである．黄体期に前述のよ

うなさまざまな精神的症状を訴える女性は多く，これらの症状にはプロゲステロンが関与していることから，排卵が確立されていない初経後数年や無排卵周期では，月経前の体調不良を訴える女性は少ない．

4）浮　腫

エストロゲン，プロゲステロンには水分貯留作用があるため，両者の濃度が高くなる黄体期に浮腫の症状を訴える女性は多い．米国産婦人科学会では，PMSの診断基準に手足の浮腫が含まれている．黄体期に浮腫や食欲亢進により，1～2 kgの体重増加がみられる女性もいる．

> **Conclusion**
>
> ウィメンズヘルスを考える際，各ライフステージにおけるホルモンの変動や好発疾患，月経周期による身体的・精神的変化を理解することが重要なポイントとなる．

文　献

1) Walvoord EC：The timing of puberty：is it changing? Does it matter? *J Adolesc Health*　47：433-439, 2010
2) 厚生労働省：平成27年我が国の人口動態（平成25年までの動向）（http://www.mhlw.go.jp/toukei/list/dl/81-1a2.pdf）2015年10月30日閲覧
3) 日本女性医学学会（編）：女性医学ガイドブック　更年期医療編 2014年度版．金原出版，p 35，2014
4) 日本子宮内膜症啓発会議：子宮内膜症 Fact Note（http://www.jecie.jp/material/factnote/）2015年10月30日閲覧
5) 年森清隆，川内博人：人体の正常構造と機能 Ⅵ 生殖器 第2版．日本医事新報社，p 37, 2012

2 各ライフステージにおける身体的変化

石井美和子[*1]

> **Key Questions**
> 1. 特徴的な心身の変化とは
> 2. 身体変化と諸症状・障害との関連性

はじめに

　第二次性徴期以降，男女の生物学的性差は顕著になる．身体的性差は，身体活動およびライフイベント，精神活動に大きく影響する．理学療法実施にあたっては，目の前の患者の運動機能がその状態に至った背景を考慮，または推測することが重要となるが，その時に身体的性差やその差から生じる身体的経験を踏まえることで病態の捉え方や治療戦略に，より広がりをもつことができると考えている．本稿では，女性の各ライフステージで生じる身体的変化と生じやすい健康諸問題について述べる．

各ライフステージにおける女性の心身の変化

1．小児期まで

　個体の性別を判断する基準は，すでに獲得してはいるものの，この時期はまだ性ホルモンは活発化していない．したがって，身体的運動能力において著しい性差は認めない．しかし，遊びや嗜好における性差はこの時期からすでにみられ，個人差は大きいものの自己認識面において性差の要素がすでに現れているともいえる．

2．思春期

　思春期は第二次性徴の発現から成長の完了までで，生殖器官が発達する時期である．外形的にも乳房が発達し，脂肪の蓄積する丸みを帯びたいわゆる女性らしい体形へと変化し，体重が増加しやすい時期でもある．身長については，初経発来の約1年前に身長増加率のピークがあり[1]，その後，数年以内には発育が止まる．山中ら[2]によると，女子では11～14歳が最も骨形成が盛んな時期である．骨密度に関しては，上下肢などの長管骨に多い皮質骨の骨密度ピークは30代であるが，腰椎や大腿骨頸部に多い海綿骨では16～18歳である．将来の骨粗鬆症予防や易骨折性を防ぐため，この時期の最大骨密度を高める働きかけは重要になると考える．

　思春期には，初経が発来する．月経は女性性を象徴する一つの事象であり，性成熟期への準備期と捉えることができる．初経は身体だけでなく，精神的にも，社会的にも女性性

[*1] Miwako Ishii／Physiolink

について自覚する大きなインパクトをもつライフイベントである[3]．女性ホルモンの分泌が次第に増加して平均約12歳で初経を迎えるが，性ホルモンの分泌が不安定であるため，初経からしばらくは無排卵性月経であることが多い．また，初経から3年経っても安定した月経周期の若年女性はおよそ半分である[4]．月経-身体発育-運動に関する長谷川ら[5]の報告によると，初経前に運動経験があると身長スパートと初経発来の遅れがみられ，結果として晩熟型の発育となり，高身長獲得につながる．

この時期の婦人科系の身体的愁訴としては月経異常と月経困難症があげられる．思春期は，器質的病変を認めない機能性月経困難症が好発する．月経痛は排血のための子宮収縮によるものであるが，思春期は生殖器が未成熟で子宮頸狭窄のために月経痛が生じやすいとされている[6]．したがって，一般的に加齢に伴って次第に症状が軽減するといわれる．なお，器質的病変に由来する器質性月経困難症については，この時期の発症は少ない．

そのほかの思春期に多い健康問題としては，めまいや立ちくらみなどの起立性調節障害，摂食障害があげられる．摂食障害は90%以上が女性である[7]．摂食障害が始まるきっかけは多様であるが，女性的体形への変化や体重増加への嫌悪といったことも誘因となる．エネルギー摂取の状態は，骨代謝や月経異常にも強く関係することから，心身両面での細やかなサポートが必須である．

3．性成熟期

思春期終了後から閉経期までが性成熟期である．性成熟期の健常女性は安定した月経周期があり，妊娠しない場合は月経周期に伴って心身の変化が繰り返される．月経周期に伴った心身の変化を自覚する女性は多く，日常生活あるいは余暇活動に支障をきたさない程度のものを含めると，女性の大半が何かしらの月経随伴症状を経験している．子宮内膜症や子宮筋腫など器質的病変を伴う器質性月経困難症の発症率は性成熟期に上がる．

月経に随伴する症状は多岐にわたり，出現時期についても，主に黄体期後半に出現し月経開始後は減退または消失するもの，主に月経期に出現するものがある．なかには黄体期から始まり，月経期にも症状が継続するケースもある．川瀬ら[8]によると，月経前期の下腹部痛の存在はイライラなどの精神症状と「一人でいたい」などの社会性低下を惹起する．痛みだけでなく，そのほか身体症状の自覚が強ければ，行動の制約は当然生じうるものであり，周期性の身体症状の緩和は社会生活の安定および向上につながると考える．

月経周期に伴って，自律神経系の変動もみられる．松本ら[9]は，月経周期における自律神経系活動の変動について心拍変動パワースペクトルを用いて調査した．その結果，健常女性では卵胞期と黄体期で自律神経の活動に有意な差を認めなかったが，月経前症候群の女性では卵胞期に比べて黄体期に総自律神経活動量と副交感神経活動の低下を有意に認めたとしている．興味深いことに，健常女性の中でも卵胞期と比較して月経前に不快症状の指標となるスコアが20%以上増加する女性では，黄体期に副交感神経活動が低下していたと報告している．また，エストロゲンは心臓副交感神経系活動を亢進するとの報告もある[10]．したがって，月経周期に伴って心身に不快な症状を自覚する女性では自律神経系の活動動態が変化する傾向があり，特に月経前に自律神経の活動バランスが，より交感神経系優位の状態となっている可能性が示唆される．

性成熟期のライフイベントとして代表的なものは，妊娠・出産であろう．妊娠・出産は心身両面にダイナミックな変化をもたらす．

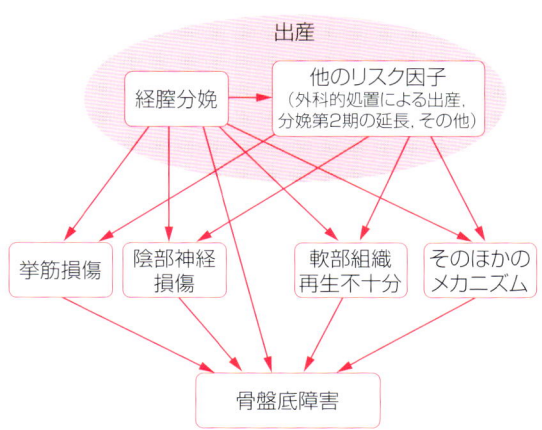

図1 骨盤底障害につながる分娩時外傷の多因子（文献11）より改変引用）

　特に身体面における著しい変化は，その後の健康状態の転機にもなりうる．特に分娩時の骨盤底の外傷は，加齢とともに増加していく骨盤底障害の発生リスクを高める因子である（**図1**）[11]．また，抱っこや授乳などの育児動作が腰痛や骨盤痛をはじめとした運動器障害発症の新たな引き金となりうる．

　性成熟期の特に前半は，生殖年齢として心身ともに適した時期であるといわれる[12]．一方で，ライフスタイルの変化によって妊娠・出産年齢の高齢化が進んでいる．近年，卵子の老化が頻繁にとりざたされるようになった．しかし，それ以外にも妊孕性に影響する因子として，栄養・血流・ホルモン動態の影響など，さまざまな角度から議論がなされている．高度生殖医療の発展と同時に，日常における身体的側面や栄養面など多角的な健康サポートと正確でわかりやすい情報の提供を多くの女性が願っている．

　性成熟期において筋骨格系に関する特筆すべき点は，女性では40代には胸椎部，腰椎部の弯曲の変化が出現するということである．性成熟期以降，加齢に伴ってさらに胸椎後弯増大および腰椎前弯減少は強まっていく[13]．つまり，性成熟期後半にはすでに姿勢の加齢的変化が始まっているということである．

4．更年期

　エストロゲンの分泌量は急激に，かつ増減を繰り返しながら減少し，卵巣機能の衰退，消退が起こる．月経周期は乱れ，不正出血が多くなり，やがて閉経を迎える．エストロゲンの分泌低下に伴って，身体にはさまざまな変化が現れる（**図2**）[14]．

　筋骨格系については，骨代謝変化に伴う骨量の減少が問題視されることが多い．また，臨床上の印象として，この世代の女性は筋腱障害を含む運動器の症状が長期化することが多い．近年は，性ホルモンが腱や靱帯など軟部組織系に影響を及ぼすことが明らかになってきており[15〜17]，将来的に筋腱障害を含む運動器の症状との関連について解明が進むことを期待している．

　加齢に伴う筋力および筋量の変化について興味深い報告がある．村木ら[18]は，握力・上肢筋量・下肢筋力および筋量の経年的変化と運動器疾患との関連性について調査した．その結果，女性では握力は50代から，下肢筋力は60代から著しい低下がみられ，下肢筋力と変形性膝関節症の有病率に強い相関がみられたと報告している．ただし，下肢筋量については加齢に伴う低下率は小さく，変形性膝関節症の有病率と相関はみられなかった．これは，筋出力を制限する因子が介在していることを示唆しており，中高年者に対する健康増進および障害予防を目的とした運動療法において，単に筋力増強を主体としたプログラムが効率的かつ効果的でないことを裏づけるものである．

　さらに，更年期は空の巣症候群に代表されるように，心理的・環境的因子が影響しやすいといわれる．日常を送るうえで少しでも支障を感じたら医療機関を利用すること，医療機関に限らず代替医療など症状緩和を補助するサービスで自身に合ったものをみつけること，ほかに興味をもって活動できる趣味や息

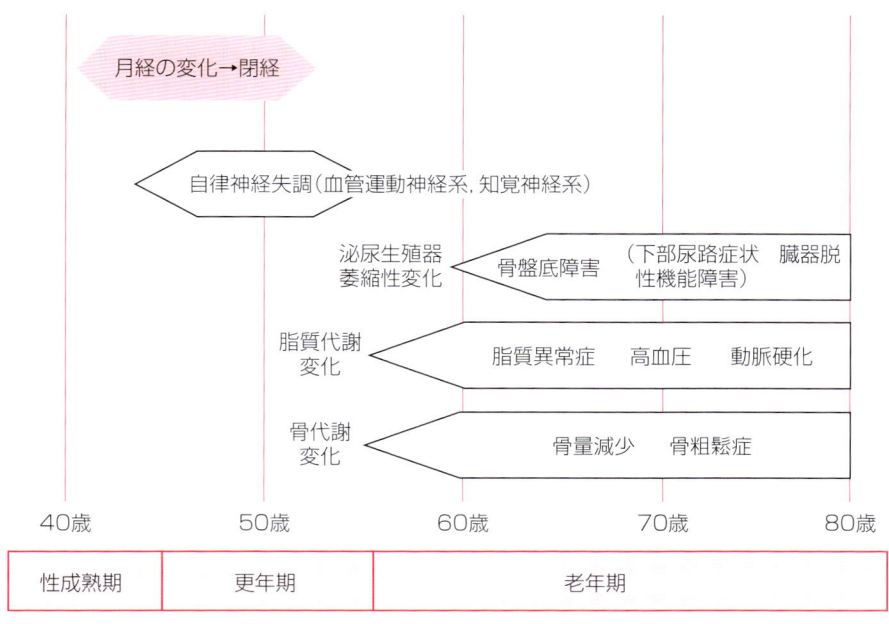

図2 エストロゲン分泌低下に伴う変化（更年期・老年期）（文献14）より改変引用）

抜きの時間を作ることが，更年期症状に悩む女性のヘルスケアとして大切であると考えている．

5．老年期

老年期はエストロゲンの慢性的欠乏の状態が続き，最終的にその平均分泌量は男性よりも女性で低値を示す[19]．更年期以降，高脂血症や骨粗鬆症，萎縮性腟炎，排泄障害などを発症しやすい状態となる[20]．

筋骨格系における身体的変化として，姿勢の変化が顕著になるのもこの時期である．性成熟期の項で，性成熟期後半には脊柱弯曲の変化がすでに始まっていることを述べたが，60代から70代にかけてさらに骨盤後傾および膝関節屈曲位を呈するようになる[13]．つまり，円背姿勢で身体重心が後方に偏った姿勢になる（**図3**）．姿勢コントロール能力を維持するには，脊柱の柔軟性，特に長軸伸展方向への柔軟性をできるかぎり保つことが重要になる．さらに，加齢によって前庭機能および視覚機能の低下が加わるため，転倒の危険性

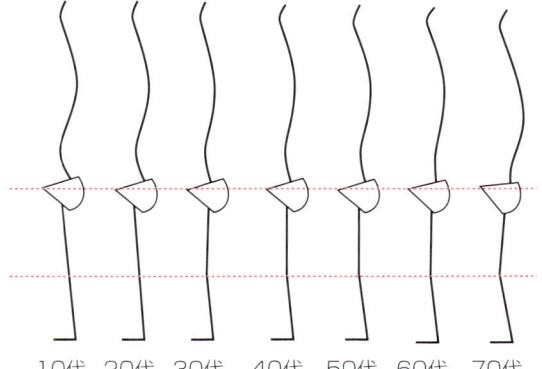

図3 姿勢の変化（文献13）より改変引用）

が高くなる．転倒のリスクについては64歳を超えると転倒が増し，女性では男性に比較してリスクが高いといわれる[21]．また，骨粗鬆症に伴って好発する脊椎骨折，大腿骨頸部骨折，橈骨骨折は，いずれも女性の発生率が男性に比べて2倍以上高い[22]．この時期の女性が身体バランスの維持および改善に取り組むことは，単に骨折のリスクを減らすだけでなく，受傷後の生活の質低下を防ぐ意味でも非常に重要である．

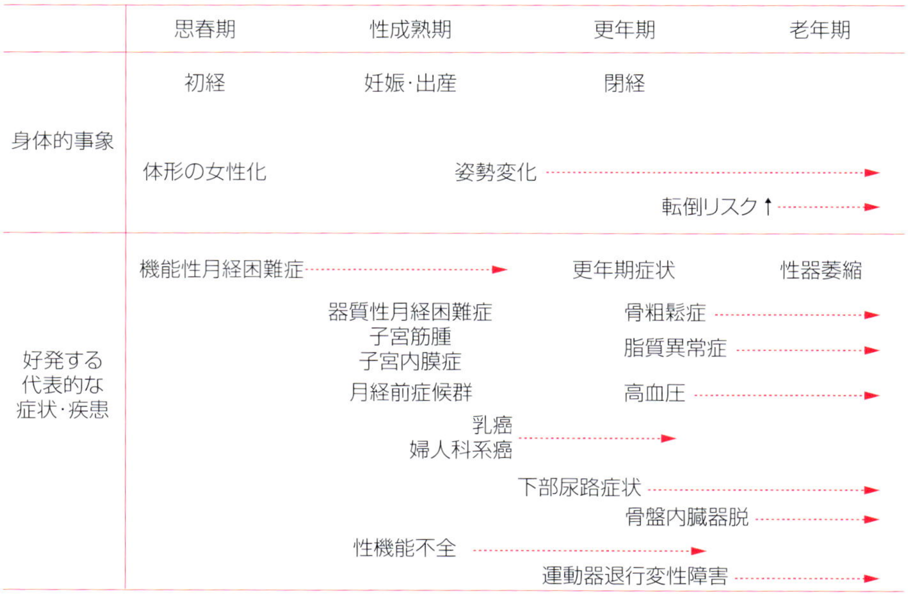

図4 ライフステージと生じやすい身体諸問題

女性のライフステージと起こりやすい疾患・健康問題

ライフステージそれぞれで女性に多い疾患・健康問題を図4にまとめた．Fujitaら[23]は，看護師を対象に年齢と疾患発症の関係について調査を実施した．その報告によると，子宮内膜症，子宮筋腫，甲状腺障害，貧血，頭痛，子宮頸癌，卵巣癌などエストロゲン依存性の高い疾患は，成熟期後半から更年期に有病率の増加が止まっていた．一方，脂質異常症，高血圧，骨粗鬆症などエストロゲンの分泌低下が影響する疾患の有病率は，同時期から増加することが確認された．つまり，エストロゲン分泌量が大きく変化する時期を境に，発症する疾患の傾向が変わるということである．

疾病や健康に関わる事象には，性ホルモンの分泌変化とそれに伴う生殖器系の機能が大きく影響する．同時に，妊娠・出産時の形態的変化や肥満，運動習慣，食習慣などの生活習慣などの因子も関与する．図4に示すとおり，ライフステージが進むにしたがって，好発する症状や疾患は増えていく．身体的変化や健康に関して起こりやすい問題がある程度予測できるならば，早い段階で予防的ケアに取り組める環境体制と意識づけが，今後大切になると考える．

おわりに

女性のライフステージに伴う身体的変化と生じやすい健康問題について概説した．成長・成熟・加齢に伴う心身の変化は，遺伝的素因・環境因子・社会的因子などさまざまな因子が影響する．したがって，理学療法の臨床場面では，この一般的な情報は押さえつつ，また変化の過程を型にはめて捉えることなく，患者ごとに異なるストーリーに沿った治療の展開が求められる．

Conclusion

　男女の身体的性差は，思春期から顕著に現れ始める．初経が発来する時期でもある．身長の発育は止まり，丸みを帯びた女性らしい体形に変化する．性成熟期は，月経周期が安定し生殖年齢として適した時期となる一方で，器質的病変を伴う器質性婦人科疾患の発症が増加する．この時期のライフイベントである妊娠・出産は，骨盤底障害の誘因にもなりうる．性成熟期後半には姿勢の加齢的変化が始まる．更年期には，卵巣機能が減退および消退し閉経する．ホルモンバランスの変化によって心身にさまざまな症状が出現しやすい．老年期には，更年期から続くエストロゲンの慢性的欠乏による諸症状に加え，運動機能や前庭機能，視覚などバランス能力に関わる要素の加齢変化が進み，転倒リスクが高まる．ライフステージによって罹患する婦人科系疾患は異なり，エストロゲン依存性の高い疾患の有病率の増加は更年期で止まり，同時期からエストロゲンの分泌低下が影響する疾患の有病率が増加する．

文　献

1) 長塚正晃，他：思春期女子の身体発育とホルモン．産婦人科治療　72：407-411，1996
2) 山中良孝，他：成長期の骨発育と骨代謝．*The BONE*　15：633-637，2001
3) 小川真理子，他：初経の心身に与える影響．産科と婦人科　81：1063-1067，2014
4) 石川睦男，他：月経．丸尾　猛，他（編）：標準産科婦人科学 第3版．医学書院，2004，pp38-62
5) 長谷川優香，他：運動が思春期の身長発育に及ぼす影響：発育グラフからの検討．成長会誌　20：87，2014
6) 岩佐弘一，他：月経困難症の病態と診断．産科と婦人科　78：1315-1319，2011
7) 一條智康：思春期女性にみられる心身症の診かた．日心療内誌　17：88-92，2013
8) 川瀬良美：日本の成熟期女性のPMSの特徴—即時的記録法「PMSメモリー」からの検討．松本清一（監）：月経らくらく講座．文光堂，2004，pp42-55
9) 松本珠希，他：心身医学　月経前症候群・月経前不快気分障害の発症と自律神経活動動態との関連．産婦人科治療　95：544-553，2007
10) Tanaka M, et al：Influence of menstrual cycle on baroreflex control of heart rate：comparison with male volunteers. *Am J Physiol Regul Integr Comp Physiol*　285：R1091-R1097, 2003
11) Rodriguez-Mias NL, et al：Pelvic organ prolapse and stress urinary incontinence, do they share the same risk factors? *Eur J Obstet Gynecol Reprod Biol*　190：52-57, 2015
12) 浅田義正，他：加齢と卵子．産科と婦人科　78：917-922，2011
13) 山口義臣，他：日本人の姿勢—分類とその加齢的変化の検討．整形外科　27：15-33，1976
14) 青野敏博：更年期障害—ホルモン療法の適応と治療法．臨婦産　45：576-577，1991
15) Circi E, et al：Biomechanical and histological comparison of the influence of oestrogen deficient state on tendon healing potential lin rats. *Int Orthop*　33：1461-1466, 2009
16) Enns DL, et al：The influence of estrogen on skeletal muscle：sex matters. *Sports Med*　40：41-58, 2010
17) Pingel J, et al：Effects of transdermal estrogen on collagen turnover at rest and in response to exercise in postmenopausal women. *J Appl Physiol*　113：1040-1047, 2012
18) 村木重之：筋力と筋量の経年的変化および運動器疾患との関連．医学のあゆみ　236：470-474，2011
19) 池田美智，他：性差と性ホルモン．産科と婦人科　80：435-440，2013
20) 神谷直樹：更年期と婦人科疾患—更年期障害，萎縮性膣炎，骨粗鬆症．臨床プラクティス　4：78-87，2007
21) Shumway-Cook A, et al：老化と姿勢制御．田中　繁，他（監訳）：モーターコントロール 原著第2版．医歯薬出版，2004，pp235-263
22) 太田博明：骨粗鬆症と性差．臨婦産　60：873-879，2006
23) Fujita T, et al：Prevalence of diseases and statistical power of the Japan nurses' health study. *Ind Health*　45：687-694, 2007

理学療法士へのメッセージ 1

ウィメンズヘルスを考える

能瀬さやか[*1]

はじめに

　理学療法士と最も関わりが深い科は整形外科であり，現状では産婦人科医との関わりは少ないのではないだろうか．これまで，ウィメンズヘルスの分野は産婦人科医を中心に考えられてきたが，近年，女性をトータルにみることを目的とし，内科や乳腺外科など，他科の医師と連携し診療する施設が増えている．「産婦人科」ではなく「レディースクリニック」という看板をみる機会は多くなっているだろう．理学療法の分野でもウィメンズヘルスは注目されているが，「女性の健康」という同じ目的をもちながら，これまで産婦人科医と理学療法士が連携をとる機会は少なかった．筆者自身を例にあげてみても，例えば尿失禁の患者や産後の腰痛を訴える女性について，理学療法士に相談するという発想がなかった．この原因として，保険適用の問題が大きな障害となっていると考えられる．他科の専門職と連携をとる体制の確立には，現実的には保険の問題など，まだまだシステムの課題が多い．しかし，女性のヘルスケアが注目されている近年，予防医学の点からも産婦人科医と理学療法士が連携をとり医学的介入を行うことは，疾病の予防，機能維持，QOL（Quality of Life）の向上を考えるうえで，今後ますます重要となる．ここでは，産婦人科医と理学療法士が連携をとるべき疾患について，筆者が現在関わっているスポーツの分野を中心に考えてみる．

産婦人科医と理学療法士が連携をとるべき疾患

　産科領域では，産後の骨盤底筋のケア，腰痛，尿漏れ，腹直筋離開などの問題は，理学療法士が産婦人科や助産師と連携し対応すべき疾患である．妊娠・出産期はダイナミックに身体が変化する時期であり，妊娠中から腰痛などの症状を訴える女性は多い．このため産後からの介入ではなく，妊娠中から機能評価を行い，ハイリスク群をスクリーニングできれば理想的である．また，運動が習慣化している女性は増加傾向にあり，妊娠中も運動を続けたいという女性も少なくない．妊娠中の運動についてデータを蓄積し，理学療法士が介入できる環境を整備することが期待される．

　婦人科領域では，これまでも悪性疾患における術後のリンパ浮腫や膀胱・直腸機能障害への対策を理学療法士に求めるケースは多かったのではないだろうか．良性疾患においても，より低侵襲な手術や美容面が重視されるようになり，また術後早期の社会復帰を希望する女性は増えていることからも今後，悪性疾患だけでなく良性疾患への理学療法士の関わりも求

[*1]Sayaka Nose/国立スポーツ科学センター　メディカルセンター　婦人科

められる.

スポーツの分野における婦人科医との連携

　筆者が最も理学療法士に期待したい分野は，スポーツの分野での連携である．医療機関のみならずスポーツの現場で活躍している理学療法士は多いが，これまでわが国では女性アスリート特有の問題に対する取り組みが行われてこなかった．海外に目を向けてみると，米国では約30年前からlow energy availability（ここでは「エネルギー不足」と訳す），無月経，骨粗鬆症のいわゆる「女性アスリートの三主徴」の問題に対し警鐘を鳴らしている．近年，スポーツ界や産婦人科，学校の現場でも女性特有の問題に対する認識が高まり，この問題に積極的に関わっていくことを希望している理学療法士や産婦人科医は増えていると実感している．特にスポーツに参加する女性の婦人科的な問題に対し，理学療法士が果たす役割は大きい．われわれ産婦人科医は，アスリートやスポーツに参加する女性に常に接する環境になく，現場でアスリートのコンディションを一番よく把握している理学療法士からの情報提供や受診の勧めが重要な意味をもつ．

アスリートが抱える女性特有の問題

　女性アスリートが抱える問題として，月経困難症や月経前症候群などの月経随伴症状があげられ，女性アスリート全体の人数から考えると，無月経よりもこれらの疾患を抱えているアスリートの割合は高い．日々トレーニングに励み，身体のケアを念入りに行い，食事管理をしっかりしても，目標としている大会が月経と重なり痛みで最悪の場合，出場できない，出場できてもパフォーマンスが落ちる選手は残念ながらトップアスリートでもまだまだ多い．これがオリンピックや学生最後の重要な試合であればどうだろうか．また，月経前症候群に代表されるように，毎月繰り返す月経周期によるコンディションの変化がパフォーマンスに影響を与える例も多く，事前に対策をとることの重要性をアスリートのみならず指導者や保護者，養護教諭などへ啓発していく必要性を強く感じている．

　女性特有の問題として月経随伴症状とともに，「女性アスリートの三主徴」があげられる．そもそもアスリートの無月経はエネルギー不足が原因であると考えられており，このエネルギー不足は，月経や骨の問題だけでなく，発育や精神，代謝など全身に悪影響を与えパフォーマンス低下につながる．無月経に伴う低エストロゲン状態は低骨量や骨粗鬆症を招き，これらはスポーツに参加する女性において疲労骨折のリスク因子となることから，早期介入が必要となる．平成26年度に国立スポーツ科学センターと日本産科婦人科学会が共同研究で月経と障害に関する全国的な調査を行った．この結果，無月経や疲労骨折は，トップアスリートだけにみられる問題ではなく，どの競技レベルにおいても同様の割合でみられていることが明らかとなり，学校現場での教育・啓発活動も急務である．海外では，BMI（Body Mass Index）や初経年齢，エネルギー不足などをスコア化し，ある点数以上であればトレーニングをさせない，試合に出場させない，という指針を用いて障害予防に取り組んでいる．また疲

労骨折は，どの競技レベルにおいても16～17歳が好発年齢であったが，この年代の女性が一人で産婦人科を受診するということは，かなり敷居が高いことである．このような世代では，理学療法士をはじめとしたアスリートに関わる周囲のスタッフの早い気づきが重要となる．

スポーツに関わる産婦人科医の現状

女性アスリートはさまざまな女性特有の問題を抱えているが，アスリートや理学療法士・指導者からは，「実際にどこの婦人科を受診したらよいかわからない」「アスリートに対応できる産婦人科医を知らない」との声が多い．日本体育協会公認スポーツドクターは2015年11月で5,663名であり，そのうち産婦人科医は93名である．つまり，日本体育協会公認スポーツドクターの資格を有する産婦人科医を受診しようとした際，各県で対応可能な医師は少なく，アスリートがどこの婦人科を受診したらよいか困っている現状にある．

アスリートの現状や競技特性を理解し，アンチ・ドーピングの基礎知識について周知することは必須であるが，アスリートの治療そのものについては，産婦人科医が日常的に行っている治療と大きな違いはない．このため，早急にできる対策としては受け入れ側である産婦人科医に，アスリートやアンチ・ドーピングについての情報提供を行うことである．また，この受診体制を整えつつ，スポーツに励む女性や周囲のスタッフへの普及活動も並行して行うべき問題である．

女性アスリート健康支援委員会設立

これまでアスリートや指導者に行ってきた調査結果より，女性アスリートが抱える問題への対策と受診環境の整備が急務であるとの結論に至り，「女性アスリート特有の問題についての認知拡大」と，「婦人科診療体制の充実」を主な目的とし，女性アスリート健康支援委員会が2014年4月に設立され，同年9月から活動が開始された．本委員会の主団体は，日本医師会，日本体育協会，国立スポーツ科学センター，日本産科婦人科学会，日本産婦人科医会，日本子宮内膜症啓発会議であり，協力団体は，日本オリンピック委員会，日本アンチ・ドーピング機構，女性スポーツ医学研究会，全国養護教諭協議会となっている．

女性アスリート健康支援委員会の活動内容

全国の産婦人科医向けの講習会を，2014年9月より実施している．2015年度の講習の内容は，養護教諭や指導者，アスリート，一般女性の方々を対象とした「女性のライフスタイルと疾病」と，産婦人科医向けに「女性アスリートに見られる疾病と治療 アンチ・ドーピングの基礎知識」である．第1回は兵庫県で開催され，産婦人科医のみならず，指導者や一般の方，選手等約280名の方にご参加いただいた．2016年9月の時点で20県の講習会が終了しており，引き続き講習会を継続していく予定である．

また，女性アスリート健康支援委員会では 2014 年 12 月に専用のホームページを開設している．今後の講習会の日程や，各県で開催された女性アスリート診療のための講習会を受講した産婦人科医の中で登録を希望した医師を公開している．各県で婦人科の問題を抱えながら受診施設に悩むアスリートは多く，受診体制の整備につなげることが目的である．

　スポーツ指導者，スポーツドクター向けの活動としては，日本体育協会との共同で平成 27 年度秋より研修会が開始されている．スポーツ指導者へは全国 220 会場で開催予定の公認スポーツ指導者全国研修会，またスポーツ少年団の認定育成員研修会 10 会場で講習会が実施されている．

　現場で日々学生と接している養護教諭向けの活動は，10 代の女性への教育・啓発活動やスクリーニングの点から重要な役割を担うと考えられる．平成 28 年度より全国養護教諭連絡協議会の協力のもと，学術総会や 47 都道府県単位での講習会が行われている．

おわりに

　産婦人科医と理学療法士が連携をとり，「女性の生涯の健康」を支援するという同じ目的をもって関われる日がくることは，他分野へ向けてのモデルケースにもなるだろう．今後，女性のみならず男性においても泌尿器科を中心としたメンズヘルスの分野が確立し，いずれはチルドレンヘルスケア，ベビーヘルスケアなど，さまざまな分野が確立していくのかもしれない．

第2章

月経周期との関連性を考える

　月経は女性の健康を表す一つのバロメータである。その周期の異常は，心身からのシグナルであるといえる。また，周期に伴う身体的変化が主症状に関連していることがある。それらに対する理学療法士の関わりを紹介する。

1 運動器障害と月経周期

上野宏美[*1]

> 🔒 **Key Questions**
> 1. 月経周期との関連性を考えるべきケースとは
> 2. 思春期～成熟期に多い運動器障害とは
> 3. 月経周期との関連性が疑われる場合の評価ポイントとは
> 4. 介入の際の留意点とは

はじめに

　月経は女性の健康を表す一つのバロメータである．月経に伴う症状は月経困難症（月経に随伴して起こる病的症状を指す．下腹部痛や腰痛などの骨盤痛が主たる症状であり，嘔気・頭痛・下痢・発熱などの随伴症状を伴うことがある）や月経前症候群（月経開始3～10日前から始まるさまざまな心身変化を指す．食欲不振や頭痛・疲労感・むくみ・乳房緊満感・イライラ・集中力低下など150以上の症状がある）[1]などさまざまであり，鎮痛剤を服用するも症状が軽減せず仕事やプライベートにおいて支障をきたす者が多い．

　腹痛や腰痛に代表される月経痛は婦人科領域において最も多い訴えの一つである．軽度の月経痛は成熟婦人の70～80％にみられ，症状が重症であり治療が必要な者は3～8％とされる．また，過多月経症状がある女性の婦人科受診率はわずか15％であり，婦人科を受診しない理由として「病院へ行くほどひどくない（62.5％）」「自分の経血量は特に多くないと思う（33.6％）」などの回答があげられており，両親や友人に相談するケースが多い[2]．月経の影響により運動器に痛みが出現することに対し，婦人科でなく整形外科を受診したほうがよいと判断する女性はほとんどいないのが現状である．

　整形外科の診療に携わっていくうえで解剖学的・運動学的見地のみでは説明しにくい運動器の痛みの変動を訴える女性が存在することから，月経周期がなんらかの影響を与えている可能性は否定できない．本稿では，女性特有の関節弛緩性や月経周期に伴うホルモン変化による身体への影響について，整形外科的観点から述べる．

月経周期との関連性を考えるべきケースとは

　整形外科を受診する患者は基本的に痛みの訴えを主訴としている．女性では，月経がみられる思春期から成熟期において，月経による症状の変動について考慮する必要がある

[*1]Hiromi Ueno／福岡志恩病院リハビリテーション部

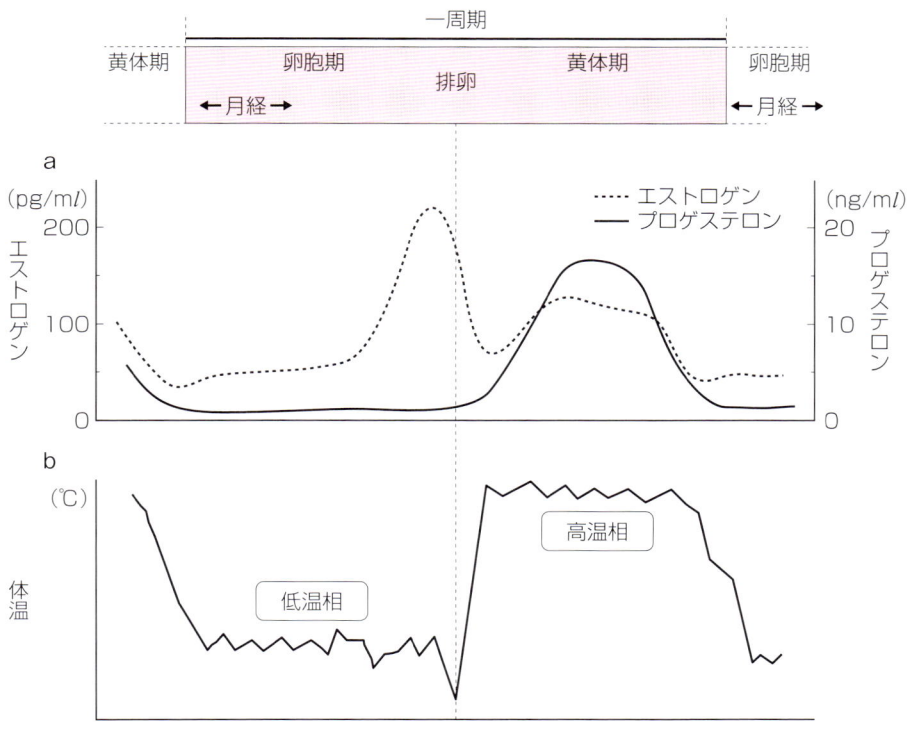

図1 女性の性周期におけるホルモンと基礎体温の変動 (文献 37)より引用)
a．一周期における性ホルモンの変動．一周期の長さには個人差があるものの，だいたい25～38日が正常範囲とされている
b．一周期における基礎体温の変化．正常周期では，卵胞期で低温相，黄体期で高温相の二相を描く．多少の個人差はあるものの，おおよそ排卵に前後して高温相へ移行する．黄体期の高温相は，基礎代謝の亢進，体温上昇作用を有するプロゲステロンの影響による

と考える．

女性の体は，月経周期に合わせて，ホルモンバランスの変動が生じる．月経周期は約28日を単位としたサイクルがあり，卵胞期-排卵-黄体期-月経の流れとなっている（**図1**）．視床下部から性腺刺激ホルモン放出ホルモンが，また脳下垂体から性腺刺激ホルモン（ゴナドトロピン）が分泌される．卵胞刺激ホルモン（FSH：Follicle Stimulating Hormone）は，卵胞の発育を促進させ，黄体化ホルモン（LH：Luteinizing Hormone）と共同してエストロゲン分泌を亢進させる作用がある．またLHはLHサージで排卵を誘発するほか，黄体を刺激してプロゲステロン産生を促す[3]．

月経の際，子宮筋の有痛性収縮に伴い，子宮内圧が上昇することにより月経開始直前から月経期（月経中の経血のある時期）にかけて発作性の間欠的な疼痛が生じる．この異常な収縮を生じる物質としてプロスタグランジン（PGs：Prostaglandins）があげられている．通常は下腹部に限局するが，腰部・背部・大腿部に放散することがある．月経痛のない正常婦人と比較して月経痛を訴える患者では，子宮筋過収縮のため子宮血流量が減少し，虚血となり疼痛を引き起こすといわれており[4]，月経痛の強い女性ほど月経が始まる直前になるとPGsが大量に放出されるといわれている[5]．痛みがある一定期間中に増悪，寛解を繰り返すケースにおいては，前述したホルモンバランスの影響が関与している可能

性がある．実際に月経時の下腹部・腰痛に対し運動療法を実施したことで痛みの軽減が得られたとの報告[6]もあり，月経の際に生じる運動器の痛みに対し理学療法を実践することにより，痛みの緩和が得られるのではないかと考えた．そこで，運動器障害と月経周期との関係性を次に示す．

運動器障害との関係性を考えるにあたって，月経周期に伴い関節構成体・筋・筋膜に与える影響を考慮する必要がある．

まずは，女性特有の症状である関節弛緩性について考える．関節弛緩性とは[7]，関節可動域が正常な範囲を超えて異常に増大した状態をいう．関節包や靱帯の緊張が低下あるいは弛緩しているために，肘・指・膝関節では過伸展（hyperextension）が生じ，男性よりも女性のほうが全年齢にわたり大きい傾向にある[8,9]．加えて，女性アスリートにおける内分泌状態が膝関節弛緩性に与える影響として，月経開始から約7日目までのエストロゲン，プロゲステロンともに低値の時期（N期）と排卵2～3日前までのエストロゲン，プロゲステロンがともに高値の時期（EP増加期）では，EP増加期で有意に膝関節前方移動量が高まっていたとの報告[10]があり，もともと関節弛緩性が高い女性は月経周期に合わせて，関節弛緩性が増大する可能性があり，スポーツ場面や日常生活において各種の外傷や傷害の発生に影響を与える可能性がある．

岡崎ら[11]は，健常若年女性における月経周期中の大腿筋群硬度に関して，黄体前期における大腿直筋および大腿二頭筋50%部位の筋硬度は，月経周期中におけるそれ以外の期間と比べて有意に高値を示したと報告した．また，櫻井ら[12]は，着地動作中の膝関節運動と月経周期の関係に関して，内旋角度は黄体前期が他の期間と比べて有意に大きく，黄体前期をピークとして月経期まで増加傾向であったと報告した．要因として，前十字靱帯（ACL：Anterior Cruciate Ligament）ではエストロゲン濃度の上昇に伴い線維増殖や主要な構成要素であるタイプⅠコラーゲンが減少し弛緩性が増加すること，濃度上昇から弛緩性が変動するまでに3日程度のTime-Delay（TD）があることをもとに，エストロゲン濃度が高くなる排卵期からTDの影響を考慮して黄体前期に内旋角度の増加が生じたと述べた．Liuら[13]は，人間のACLに存在する線維芽細胞にエストロゲンおよびプロゲステロン受容体が存在することを報告し，女性ホルモンはACLの構造および構成に対する役割があるのではないかと示唆している．また，膝関節への影響以外にも，静的バランス能力の動揺速度が黄体後期に有意に高く，左右方向の動揺性も月経期・黄体前期に高くなったとの報告や手関節の弛緩性が月経期・黄体前期に有意に増したとの報告[14]もあり，他部位やバランス機能にも影響を及ぼしている可能性が示唆される．

次に，関節弛緩を促進する関節靱帯弛緩ホルモンであるリラキシンによる影響について述べる．Ostgaardら[15]は妊娠中の腰痛の約半数は仙腸関節部に痛みが限局していると報告しており，中澤ら[16]も同様に妊娠期に腰痛があった対象者210名中61.4%が仙腸関節部痛を生じると報告している．これらはリラキシンなどのホルモンが靱帯を弛緩することにより生じる骨盤輪不安定症に関係していると考えられている．清末[17]はリラキシンが排卵後の黄体より分泌されると報告しており，リラキシンは妊娠中のみでなく，月経にも関与していることがわかる．しかし，近年では，骨盤帯痛とリラキシン分泌濃度には関連がないとの報告[18]もあるため，必ずしもリラキシンが直接的な骨盤帯痛の原因であるといった断定的なことはいえない．

月経周期との関連性を考えるべきケースにおいて，整形外科的観点からみた場合，疼痛

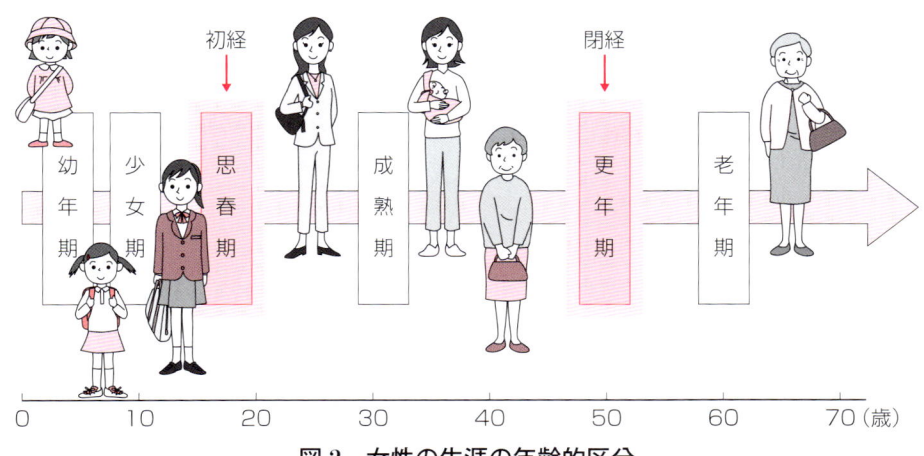
図2 女性の生涯の年齢的区分

が改善傾向にあるにもかかわらず，症状の変動が大きい場合，月経による影響も考えるべきである．また，実際に自己の経験から，臨床での問診において「突発的に出現した痛み」の誘因がはっきりしていない場合，痛みの発症した日が黄体期から月経開始日にあてはまる症例が存在していたことから，月経周期によるホルモンバランスの変化に伴う関節弛緩性が増悪因子となった可能性が少なくとも関わっているのではないかと考えられる．

思春期～成熟期に多い運動器障害

月経周期と運動器障害の関連性を考えるうえで，有月経年齢である思春期と成熟期の女性に多い一般的な運動器障害を把握しておく必要がある．

思春期（図2）は「性機能の発現開始，すなわち乳房発育ならびに陰毛発生などの第二次性徴出現に始まり，初経を経て第二次性徴の完成と月経周期がほぼ順調になるまでの期間」[19]をいう．その期間はわが国では8～9歳頃から17～18歳ごろまでになる．この時期に整形外科を受診する例では，スポーツ外傷の比率が高率となる．

島根県隠岐の島町での中学校運動器検診の報告[20]によると，女性群の下肢伸展挙上，股関節内旋，踵殿間距離の柔軟性が有意に高かった（$p<0.05$）と述べている．膝関節スポーツ障害の調査結果[21]では，男性ではオスグッド・シュラッター病とジャンパー膝を合わせた腱付着部障害が18%であるのに対し，女性は11%であった．しかし，膝蓋骨不安定症や膝蓋大腿関節障害は女性のほうが多く，女性の関節弛緩性が大きく影響している．また，非接触型のACL損傷は，男性に比べ女性で高率であるとの報告も多く，主な要因として関節弛緩性があげられている[22,23]．竹田ら[24]は，膝関節の前方動揺性と全身の弛緩性との関連性を検討し，joint laxity score が高い者は前方移動量の値が大きいことを報告しており，野澤ら[25]は laxity test が陽性である群では膝関節伸展開始時には脛骨が外旋するものの，途中から内旋に切り替わる動きがみられ，脛骨の前後方向変位で相対的な前方移動量の増加が示されたと報告している．石井ら[26]も同様に膝関節伸展開始には外旋するものの，途中から内旋に切り替わるタイプを「終末内旋型」と表記し，この終末内旋型の被験者すべてが laxity test 陽性であったと述べている．general joint laxity に加え，黄体前期から月経

期にかけてACLの弛緩性が増加する[12]ことや前述したように他関節への影響やバランス機能の低下は女性を治療するにあたって押さえておきたい事項である．

また，骨密度減少による疲労骨折が近年問題となっている．女性では，無月経による慢性的な低エストロゲン状態により骨量の低下（骨粗鬆症化）が進行し，疲労骨折の発症リスクが高くなる．鈴木[27]は，正常月経を有する若年健常女性に対し，運動時の骨代謝応答を研究したところ，骨形成マーカーは卵胞期・黄体期ともに運動前と比べ運動直後に明らかに増加したが，黄体期では運動後1時間および運動後24時間で明らかに減少したと報告している．また，正常月経アスリート群と月経異常アスリート群での骨代謝動態を比較したところ，月経異常アスリート群は骨代謝マーカーが低値を示し，骨代謝動態に影響を及ぼすと述べており，疲労骨折などの障害につながる可能性があると示唆される．骨密度の年間増加率が最も大きくなる11〜14歳の時期から骨量ピーク（PBM：Peak Bone Mass）を迎える18歳ごろに十分なカルシウムの摂取，適切な運動負荷，順調月経を獲得しておく必要があり，閉経後骨粗鬆症の予防としても思春期のPBMの増加は必要な要点となる[28]．

次に，成熟期（図2）とは「性成熟期思春期以後，更年期までの生殖可能年齢にある期間」[3]であり，18〜40歳前半ごろが該当する．この時期に生じる身体変化として，妊娠・出産があげられ，この身体変化に関連して腰部周辺の症状を訴える女性は多い．榊原[29]の「妊娠時の腰痛が日常生活動作へ及ぼす影響」では，妊婦の56.7%が妊娠中に腰痛を経験したことがあると報告し，梶原ら[30]の「妊娠に伴い発生する腰背部から骨盤周囲の疼痛の実態調査」では，疼痛が生じた人は全体の72%であり，疼痛発生部位は腰椎部，恥骨周囲，股関節，背部，仙腸関節，殿部，鼠径部の順で多かったと報告している．また，産後も腰痛が持続するとの報告も多く，中澤ら[16]の「産褥期の腰痛に関する研究」では，分娩後1週間では58.5%，1カ月後では55.3%と高率で腰痛が発生していたと報告しており，村井ら[31]の「妊婦および褥婦における腰痛の実態調査」では，経腟分娩にて出産した女性95名のうち妊娠中に腰痛を経験した人は75名（78.9%）であり，産褥1週，産褥1カ月で腰痛があると回答した人はそれぞれ39名（41.0%），26名（27.3%）であったと報告している．仙腸関節部および腰背部における痛みは，妊娠初期および中期から出現し，他の部位よりも産褥期に残る傾向があった．痛みの原因は，妊娠中の体形変化により腰椎前弯をきたす腰椎由来の腰痛や腰背部痛と，リラキシンホルモン作用で関節構成靱帯を弛緩させる骨盤関節由来の腰痛が考えられる．

そのほか，成熟期にみられる運動器疾患として，胸郭出口症候群があげられる．発症年齢として，20〜30代の比較的若い女性に多く，男女比は1：2〜3であり，15歳未満と40歳以上での発症は少ないことが特徴である[32]．若い女性に多い理由は明らかでないが，思春期になると女性では男性より肩甲帯が下垂する傾向があり，女性の鎖骨が男性に比べ下外側へ発育し，神経，血管の圧迫が生じやすいといわれている[32]．また，厚生労働省による2013年の国民生活基礎調査[33]によれば，肩こりは男性が訴える症状の第2位，女性の訴える症状では第1位であり，20代から徐々に増加傾向を示している．原因として，姿勢保持に必要な筋力低下など筋骨格系の問題に加え，自律神経系の変調や心理社会的ストレスが影響していると考えられている[34,35]．

月経周期との関連性が疑われる場合の評価ポイント

運動器疾患との関連性を考えるにあたって，月経周期に生じるホルモンの関係や自律神経の影響，骨格筋の変化を含めて考えると複雑かつ多様の症状が考えられる．

臨床現場にて実際に評価ポイントとして使用した項目をいくつか列挙する．
①症状が増悪，寛解を繰り返す．
②月経中，月経前は不調をうったえやすい．
③痛みの出現時期と月経との間に関連性がある場合．

痛みと月経との関係を考えていく中で，毎日の痛みチェックは欠かせない項目である．月経がいつきて，それに伴い痛みも増強するのかしないのか，月経周期と痛みに関係性があるのかないのかを判断する必要性がある．

実際に，当院を受診した有月経年齢女性で運動器の痛みを訴える数名を対象に，月経開始日と月経期間，痛みの程度（NRS：Numerical Rating Scale）を記載してもらった．

結果として，比較的黄体期に痛みの増悪が生じやすい症例が存在した．しかし，黄体期に増強する月もあれば月経期に増強する月もあるなど，痛みの増強が一定しない者も多く，睡眠時間や仕事状況，育児環境などライフスタイルが大きく影響している者が多かった．正常月経周期では卵胞期に副交感神経が高まり，黄体期には交感神経活動がより高まる[36]とされており，自律神経の変動も大きく関与してくる．月経周期は約28日のサイクルであり，先月の月経がいつであったか把握している者は少ない．そこで，月経開始日や痛みの程度を記録しておくことで，次にいつ月経がくるか，また月経に伴い痛みが増強する場合は，日常生活中のライフスタイルに目を向け，自宅で行うトレーニングの管理や日常生活動作，スポーツ時に無理をしないなど，リスク管理の意識を高めるために有用であると考える．

また，産婦人科領域で排卵因子のスクリーニングの一環として用いられる基礎体温をつけることも重要である．月経周期を出血のみで判断していると不正出血（月経・分娩などの正常な時期以外に起こる女性器からの出血の総称）を間違って月経と判断する可能性がある．誤解を防ぐためにも，基礎体温をつけておくことで低温相から高温相に移る前後で排卵日があり，これ以降に黄体期がくるため，症状の変動がいつの時期になるか傾向をつかみやすくなる．

基礎体温に合わせて，精神状態や社会行動の変化[37]などを把握することは，運動器症状の増悪を防ぐために有用であると考える．

介入の際の留意点

月経周期と痛みの変動があてはまる患者に対応する場合，痛みのみでなくその他の身体症状にも目を向ける必要がある．月経期間は，体内の鉄成分が喪失する傾向があり，鉄欠乏性貧血が生じることがある[38]．そのため，貧血による組織への酸素供給量の低下を補い，心拍数の増加による動悸や息切れ，易疲労感，全身の倦怠感が生じていないか確認する必要がある．また，月経周期に伴って，黄体期には基礎体温が高くなるため，昼夜の睡眠と覚醒のメリハリが失われ，夜間睡眠の浅眠化と日中の眠気が起こることがある[39]．月経時に下腹部・腰痛がある者に対し予防として運動療法を実施したところ，身体症状の軽減が図れたとの報告[6]はあるものの，運動内容は確立していないのが現状である．整形外科において痛みの管理のみでなく月経に随伴して生じる症状にも目を向け，症例の状態に適した運動プログラムを立案する必要性がある．

また，介入にあたり経過が順調でなく，骨

盤内臓器の器質的因子の関与や性ホルモンの異常に起因していると考えられる場合は，必ず医師へ照会を行うことが必要である．

おわりに

月経は女性特有の症状であり，妊娠するためには必要不可欠である．しかしながら，月経の管理（具体的には，月経周期・月経期間の把握，基礎体温の記録）を実行できている人は少なく，痛みを伴うことが普通であり，鎮痛剤で対処することも「しかたがない」といった考えの人も多く存在する．いかに，日常の生活を痛みなく楽しむか，痛みがあるとしても管理できるかできないかは大きな違いである．理学療法士の立場として女性の困っている症状をよい方向へ変化させるためには，一般的な筋骨格系の問題から内分泌系，月経の理解，月経周期との関係性も加えて理解しておく必要があると考える．

Conclusion

女性特有の関節弛緩性や月経周期に伴うホルモン変化による身体への影響について，整形外科的観点から述べた．今回，運動器障害と月経周期との関連性を考えるにあたり，理学療法士として月経周期を理解することや女性自身が月経周期（月経日，月経期間，痛み，基礎体温）を把握することは，女性の身体変化を理解する重要な項目であり，月経周期に伴う精神状態や社会行動，体調変化を把握することは運動器症状を増悪させないため，また有効な理学療法を提供するためにも有用である．

文 献

1) 宮原富士子，他：月経でわかる身体のトラブルを理解する．薬局 **60**：24-37，2009
2) バイエル薬品株式会社：過多月経の意識・実態調査．2015 http://digitalpr.jp/r/10523（2016年2月29日閲覧）
3) 宮原富士子，他："月経のしくみ"と"女性ホルモンの変化と役割"を理解し，適切に支援する．薬局 **60**：13-23，2009
4) 小池弘幸，他：子宮内膜症におけるprostaglandins産生と月経痛発来機序に関する研究．日内分泌会誌 **70**：43-56，1994
5) 松田麻美子：女性のためのナチュラル・ハイジーン．グスコー出版，2007，pp44-45
6) 半貫裕子，他：月経周期の身体症状と随伴症状との関連．理学療法学 **35**：897，2008
7) 国分正一，他（編）：標準整形外科学 第10版．医学書院，2008，p93
8) 佐々木誠人，他：関節弛緩性の検討．整外と災外 **38**：1199-1201，1990
9) 古後晴基，他：身体柔軟性と関節弛緩性における性差および関係性．ヘルスプロモーション理療研 **4**：189-193，2015
10) 田中朝子：女性アスリートにおける内分泌状態および運動練習が膝関節弛緩性に与える影響．早稲田大学スポーツ科学部修士論文，2007
11) 岡崎倫江，他：健常若年女性における月経周期中の大腿筋群硬度の変動：理学療法科学 **23**：509-513，2008
12) 櫻井好美，他：着地動作中の膝関節運動と月経周期の関係．第48回日本理学療法学術大会抄録集，2013
13) Liu SH, et al：Primary immunolocalization of estrogen and progesterone target cells in the human anterior cruciate ligament. J Orthop Res **14**：526-533, 1996
14) 林ちか子，他：若年女性の月経周期に伴う動的・静的バランス能力の変化．体力科学 **53**：197-203，2004
15) Ostgaard HC, et al：Prevalence of back pain in pregnancy. Spine **16**：549-552, 1991
16) 中澤貴代，他：産褥期の腰痛に関する研究．看護総合科学研究会誌 **9**：3-14，2006
17) 清末美奈子：着床期ヒト子宮内膜におけるコレステロール硫酸の発現調節機序及び機能の解析．学位論文博医第2896号：報告番号122600，2007
18) Aldabe D, et al：Pregnancy-related pelvic girdle pain and its relationship with relaxin levels during

pregnancy：a systematic review. *Eur Spine J* **21**：1769-1776, 2012
19) 楢原久司, 他：思春期の続発無月経. 日産婦誌 **52**：N19-N23, 2000
20) 妹尾 翼, 他：島根県隠岐の島町での中学校運動器検診の報告：学校単位での運動器検診はスポーツ障害を防げる可能性がある. 第48回日本理学療法学術大会抄録, 2013
21) 松本秀男：女性アスリートの医学的サポート：総論. 臨床スポーツ医学 **30**：115-119, 2013
22) 櫻井好美, 他：両脚着地動作における膝関節角度の男女と前十字靭帯損傷. 理学療法学 **27**：461-464, 2012
23) 案浦聖凡, 他：前十字靭帯損傷の受傷機序について. 整外と災外 **45**：339-343, 1996
24) 竹田直樹, 他：女子バスケットボール選手の膝関節動揺性と全身関節弛緩性との関連性. 体力科学 **46**：273-278, 1997
25) 野澤 涼, 他：general joint laxity 例の膝関節スクリューホームムーブメントの解析. 理学療法学 **34**：436, 2007
26) 石井慎一郎, 他：非荷重時の膝関節自動伸展運動におけるスクリューホームムーブメントの動態解析. 理学療法科学 **23**：11-16, 2008
27) 鈴木なつ未：月経状態を考慮した女性の運動による骨代謝動態の評価. 学位論文博甲第4751号, 2008
28) 松下 宏：閉経後骨粗鬆症. 最新女性医療 **1**：38-43, 2014
29) 榊原愛子：妊娠時の腰痛が日常生活動作へ及ぼす影響. 理学療法科学 **21**：249-254, 2006
30) 梶原由布, 他：妊娠に伴い発生する腰背部から骨盤周囲の疼痛の実態調査. 第46回日本理学療法学術大会, 2011
31) 村井みどり, 他：妊婦および褥婦における腰痛の実態調査. 茨城県立医療大学紀要 **10**：47-53, 2005
32) 田口敏彦, 他：胸郭出口症候群について―整形外科の立場から. 脊椎脊髄 **25**：613-618, 2012
33) 厚生労働省：平成25年度国民生活基礎調査の概況（http://www.mhlw.go.jp/toukei/saikin/hw/k-tyosa/k-tyosa13）2015年12月1日閲覧
34) 大谷晃司, 他：肩こりの疫学とQOLへの影響. 整外と災外 **58**：851-858, 2015
35) 城 由起子, 他：肩こりと自律神経系の関係. 整外と災外 **58**：883-888, 2015
36) 松本佳那子, 他：高照度光照射療法による月経周期の自律神経機能の変化. 山口医学 **55**：167-172, 2006
37) 石井美和子：女性のライフサイクルと心身変化. PTジャーナル **47**：869-874, 2013
38) 宮崎 保：鉄欠乏性貧血. 日内会誌 **91**：117-123, 2002
39) 渋井佳代：女性の睡眠とホルモン. バイオメカニズム学会誌 **29**：205-209, 2005

2 月経異常に対する理学療法士の関わり

奥佐千恵[*1]

> 🔒 **Key Questions**
> 1. 月経異常とは
> 2. 月経異常をきたしやすい女性の特徴は
> 3. 臨床での対応策は
> 4. 関係者との連携は

はじめに

　性差や女性の健康に対するさまざまな情報があふれる昨今，社会的関心がますます高まり，理学療法士の分野においても，その影響は急速に広まりつつある．その一方で，特にこの分野において欧米諸国に比べ発展途上にあり，また社会的背景の影響が残る日本では，それらを理学療法の臨床に活かす場面は，まだ少ないように感じている．

　近年，飛躍的な科学の進歩とともに，各専門分野での研究は加速し，女性の性周期や月経に関してさまざまなことが明らかになってきた．月経は女性特有の生理的現象であり，その生理的リズムは一つの健康バロメーターともされる．一方，女性の性周期に絡む複雑な症状に対する理解はさまざまで，いまだ世界には多種多様な理解や神話的解釈，また歴史や習慣が多く存在していることから，今もなお世界中の多くの女性がその諸症状に悩み苦しんでいることが想像できる．

　女性は，おおよそ10代前半に初潮を迎え，50歳ごろに閉経を迎える．その約40年間のうち妊娠期や授乳期などによる無月経期間がなければ，約6年半の期間を月経とともに過ごすこととなる．このように，女性は生涯において長期の月経期間を有するだけでなく，月経期間前や期間中に，さまざまな身体的または精神的苦痛症状を経験することが少なくない．日本産婦人科医会の大規模調査によると[1]，10～15歳において41.3％に月経痛，23.9％に月経困難症を，16～20歳において65.7％に月経痛，35.7％に月経困難症を認めている．また，女性労働協会の調査によると[2]，年齢の若い女性ほど月経痛の程度が強く，25歳未満では43.1％に月経困難症を認める．月経に絡む症状は，その種類や程度が多種多様であり，重症例では日常生活のみならず社会適応や対人関係にまで支障をきたすこともある．

　このように女性の性周期における月経に絡む諸症状は，その期間や多様な症状のゆえに，女性に与える影響は多大である．よって，わ

[*1]Chie Okusa/珠洲市総合病院リハビリテーション科

表1 月経困難症の分類

1. 原発性月経困難症
ホルモン（PG）や子宮筋虚血など，また心理的要因などが影響する場合が多い．
2. 続発性月経困難症
子宮内膜症，骨盤内炎症，子宮筋腫，骨盤内うっ血，性器奇形など

れわれ理学療法士は女性を対象として臨床に携わる以上，その影響を理解する必要があると考える．

本稿では，主に月経異常について，そして特に女性スポーツ選手における臨床での対応策や取り組みについて述べる．

月経異常とその特徴

月経異常にはさまざまなものがあるが，ここでは，月経困難症（いわゆる生理痛），月経前症候群（PMS：Premenstrual Syndrome），無月経の3つについて述べる．原則として，月経異常の診断や医学的処置の必要性の有無は医師の判断を要する．

1．月経困難症

これは，多くの若い女性が経験するが，初経後2～3年が経過し，月経周期や排卵周期などが確立されるころに，特に強い症状となって出現することが多い．

1）月経困難症の分類

月経困難症は，月経時または始まった直後から腰痛や下腹部痛などが生じ，月経期間においてさまざまな支障をきたす．月経困難症は，初経を迎えて以降生じる原発性（機能性）月経困難症と，器質的病変の発現などにより生じる続発性（器質性）月経困難症に分類される（**表1**）．器質的疾患が疑われる場合は，まず鑑別診断をすることが重要である．

a．原発性月経困難症

器質的病変がなく，症状を有するのが特徴である．10代の若年者に多く，症状は出血量の多い月経初日から2～3日に最も強く，また年齢を重ねるとともに緩和傾向にある．子宮内膜で産生されるプロスタグランジンF2α（以下，PGF2α）の増加[3]に基づく，子宮内膜組織中のPGF2αが，プロスタグランジンの過剰分泌によって増加することにより子宮筋過剰収縮を引き起こすことが疼痛の主な原因である．また，子宮内膜組織のバソプレッシン濃度の上昇[3]が過剰子宮収縮や虚血，血管攣縮性の疼痛を引き起こす可能性もある．若年者など出産経験がない女性においては，子宮頸管が硬く子宮口が狭いため，凝血通過が困難となり疼痛が生じる場合がある．子宮の位置（特に後屈位）によっては，経血の排出が困難となることで疼痛が生じ，また月経中に増大した子宮により静脈およびリンパ液障害が生じることで下肢症状を伴うこともある．

一方，月経・性に対するストレスやイメージなど心理的要因による影響も少なくない．思春期においては身体の成長変化に対する戸惑いや嫌悪感などを抱きやすく，身体的・精神的ストレスが視床下部機能障害を引き起こし，その結果，黄体化ホルモンや卵胞刺激ホルモンの低下をきたし，エストロゲンの低下や月経障害などを誘発，またはその症状を増大させることもある[4〜9]．

このように，さまざまな因子が複雑に絡み合うことで発症し，またその症状を増悪させるのが原発性月経困難症である．

b．続発性月経困難症

強い症状が月経期間中継続する，または急激に症状が起こる場合，子宮内膜症や，クラ

ミジア感染などの骨盤内炎症，子宮筋腫など，子宮に何かしらの器質的病変を有する可能性がある．子宮内膜症には，月経血の逆流説が広く信じられているが，諸家の報告によると何かしらの影響はあるものの，確証は得られていない．

その多くは，20代以降で生じやすく，加齢とともに強まる傾向があり，思春期においては非常に少ないとされてきた．しかし近年，子宮内膜症は思春期にも多く認められ，その初期病変が高率に認められると報告されている[10]．さらに，骨盤痛を訴えた思春期女子の19〜73％に子宮内膜症を認めたとする多くの報告もあるため[11]，何かしらの症状を訴える若年層においても，器質的病変の有無を疑い，適宜医師の診察を勧めることが重要となる．

2）月経困難症の症状

身体的には，腹痛，圧痛（心窩部，臍下腹部），腰部・殿部・大腿内側部痛，全身倦怠感，下痢，腹部緊満，頭痛，便秘，乳房緊満，浮腫，眠気などがある．強い疼痛は，下腹神経と骨盤内臓神経支配領域において認められやすい．その他，抑うつ状態などの気分変化を認める場合もある．月経に伴う不定愁訴の評価には Menstrual Distress Questionnaires（MDQ）法がある．これは，痛み，集中力，自律神経失調，行動変化，水分貯留，否定的感情，気分高揚，コントロールの8因子からなり，49の評価項目で構成されている．筆者は，各項目を0〜3の4件法でスコア化し，臨床に用いている．

2．月経前症候群

PMSは，月経開始の数日前から10日前後の黄体後期に認められる，身体的・精神的症状であり，その症状は少なくとも2〜3回の周期で認められなければならない．またその症状は，月経開始とともに減退し完全に消失するものと定義されている．米国産婦人科学会の診断基準では，身体的症状（腹部膨満感，乳房痛，頭痛，むくみ）または精神的症状（抑うつ，怒りの爆発，イライラ，不安，混乱，引きこもり）のうち少なくとも一つが存在し，その症状は月経開始後4日以内に消失し，13日以内に再発しないとされている．PMSの発症率が30％以上といわれる欧米では，学校生活，労働，スポーツ，家族・パートナーとの関係，刑務所など，さままざな分野でPMSの診断が取り入れられ，多様な対処がなされている．

1）PMSの症状

PMSの原因は，水分貯留説，卵巣ホルモン失調説，副腎機能失調説，下垂体後葉ホルモン説，ビタミンB_6欠乏説，アレルギー説，自律神経失調説，オピオイドペプチド分泌異常説，セロトニン分泌異常説，精神的因子説，多元説などがある[12]が，それらを特定できないのが現状である．しかし，その症状のほとんどは，ホルモンバランスの影響により，プロゲステロン量の低下またはプロゲステロンレセプターの機能低下によって多様に生じているのではないかと考えられる．よって，初経を迎える1年程前から生じる場合もある．また，ホルモンバランスが十分に整わない10代思春期，そして妊娠期において多量のプロゲステロンが胎盤より産出され，分娩と同時にプロゲステロン値が劇的に低下する出産後において発症しやすい．例えば，過度なダイエットなどによる低血糖状態は，レプチンの低下による女性ホルモン分泌低下以外に，アドレナリンの分泌を促通する．それにより，体内に蓄積されている糖分を血中に放出することで正常な血糖値を保とうとするが，同時に細胞内への糖と水分の移行作用が生じるため，全身の細胞における水分貯留作用が増大し，多様な症状を生じることとなる．これが，アドレナリンによる浮腫性反応[13]である．また，血糖値の低下はプロゲステロンレセプ

表2　月経前症状（PMS）症状

・頭痛	・目の充血，結膜炎	・気管支喘息
・背部痛	・花粉症	・乳腺炎，乳房圧痛
・関節痛	・にきび，肌荒れ	・自殺，自傷行為
・過去のケガ，炎症部痛	・怒り，緊張，いらいら，攻撃性	・発汗量増加
・抑うつ	・不安，恐怖	・体重増加
・無気力	・食欲増進	・学力低下
・めまい	・性欲増進	・睡眠障害
・全身浮腫	・関節痛	・聴覚，嗅覚鈍麻
・鼻炎	・四肢末梢浮腫（手関節，外果，足部）	・おりもの増加

表3　プロゲステロンレセプターがある部位

・血管の内層細胞	・肺	・乳房
・神経のミエリン層	・皮膚	・靱帯
・大脳辺縁系	・骨	・歯茎
・髄膜細胞	・膀胱	・筋肉
・鼻，咽頭	・子宮	・毛嚢

ターがプロゲステロン分子を運搬，もしくは結合できないとされ[13]，ホルモン分子が標的細胞の核内に達することを妨げ，標的細胞における正常な反応が失われる．これらの結果，さまざまな症状（**表2**）が出現または増悪し，そのストレスはさらにアドレナリンの放出を促すという負のサイクルとなると考察する．特にトップアスリートにおいては，常に交感神経が優位であることが多く，よりアドレナリン放出過剰な状態が日常的に続くことが，症状の悪化を助長しやすいのではないかと考えている．

　このように，単純に血中のプロゲステロン値が正常であれば，PMSの症状は消失するかといえば，決してそうではない．プロゲステロンレセプターは，脳の大脳辺縁系で最大濃度を示し[14]，ほかにも全身に存在する（**表3**）．そのため，全身的に水分貯留による影響（浮腫性反応）が生じる可能性があり，PMSの症状は身体的，精神的に多種多様となる．その種類は百数十種ともいわれている．よって，単純にピルの服用やプロゲステロンの服用だけでは，容易に症状を緩和することができない場合も多く，個人によって異なる症状の把握とその周期性から，特徴や傾向を判断し，さまざまな対処方法を試みる必要があると考える．

　筆者は月経チャートを用いて，その症状の内容と期間の関係性を把握し，まずはPMSの可能性があるか否か，そして個人の特徴的症状は何かを判断するよう試みている．

3．無月経

　性成熟期を迎えても月経がない状態を無月経という．これには，初経の起こらない原発性無月経と，初経を迎えたがその後無月経状態になった続発性無月経に分類される．

　原発性無月経は，満18歳を迎えても初経がない場合をいうが，おおよそ15歳を迎えた時点で無月経である場合は診察を勧める．続発性無月経は，90日以上周期的な月経がない状態であるが，妊娠，授乳期，閉経などの生理的要因にも注意したい．

　無月経になると，性腺刺激ホルモンや女性ホルモンが著減する．また長期化すると，骨密度の低下や妊孕性低下（妊娠のしづらさ）などが生じる．それらによって，骨粗鬆症や疲労骨折が誘発され，また将来的な問題が生じる可能性がある．女性の骨密度が最も増加するのは12〜15歳であり，この時期までに初経を迎え，血中エストロゲン濃度を適切に保たなければ，一生，自発的に骨密度を増やすことが困難となる．

　性器の先天的異常や染色体異常などの性分

化障害を除いた無月経は，神経性食欲不振症（拒食症），神経性大食症（過食症），摂取エネルギー不足，体脂肪の減少，身体的・精神的ストレスなどによる，女性ホルモン分泌異常によって引き起こされる．特にスポーツ分野では，初経前から過度なトレーニングを実施した場合，初経が遅延しやすい．初経は成長ピーク（「今年の身長」-「去年の身長」が最も大きい時期）の約1年後に発来し，その後，骨密度は増大する．レプチンは，末梢におけるエネルギー状態を中枢に伝えるメッセンジャー的働きがあり[15]，その分泌量は，脂肪量が多いほど多い[16]とされている．そのため，成長ピーク時期に体重の増大が生じなければ，レプチン量低下により視床下部機能低下を招き，女性ホルモン分泌が誘発されず，初経が遅延する．女性ホルモンが分泌されないということは，カルシウム吸収が低下し骨強度を保持・増大できない．体操，ダンス，バレエ，フィギュアスケートなど痩身が求められる審美系競技選手や，体重が軽いほうが優位なマラソンなどの長距離走選手，体重階級制のあるウエイトリフティング競技などにおいては，過度なダイエットや急激な体重コントロールによって無月経は生じやすい．その他，思春期における学校生活，家庭環境，部活などの環境変化による精神的ストレスなどの要因が，視床下部機能障害を引き起こし，無月経となる[4〜9]ことも少なくない．

女性アスリートにおける臨床での対応策と関係者との連携

1．国内における女性アスリートを取り巻く環境

1997年，アメリカスポーツ医学会は「女性アスリートの三徴」を，無月経，摂食障害，骨粗鬆症の3つに分類したが，2007年に摂食障害を，摂食障害の有無に関わらない「low

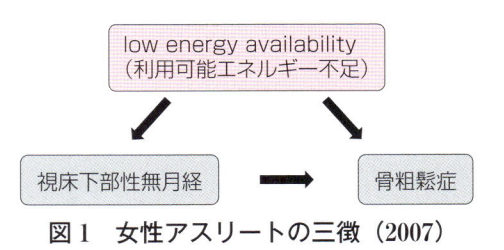

図1　女性アスリートの三徴（2007）

energy availability（利用可能エネルギー不足）」と定義した（**図1**）．

また，前述した3つの月経異常に加え，不整周期症，頻発月経，稀発月経など，女性スポーツ選手における月経異常やその影響は多いといわれている．特に初経発来遅延や激しいトレーニングによる続発性無月経などの異常は「運動性無月経（運動誘発性月経周期異常）」といわれ，近年スポーツ分野で注目されるようになった．

これらに伴い，日本のスポーツ現場では，月経などの女性特有の症状に関する理解の重要性が訴えられているが，その理解と現場での取り組みは，まだまだ十分とはいえないのが現状である．

ナショナルレベルのトップクラスチームでも，いまだ指導者，選手ともに困惑している部分がある．月経異常の発生が多く，将来的に健康面への影響が懸念される10代女子選手のほとんどは一般レベルの地方のスポーツ環境に身をおいており，そういった環境では，月経異常に対する取り組みやその重要性の認識はほとんどできていないのが現状である．

国立スポーツ科学センター（JISS：Japan Institute of Sports Sciences）では，国からの委託事業であるマルチサポート事業とJISSそのものの事業として，女性アスリートの戦略的強化支援方策としてさまざまな取り組みを実施している．2013年度から本格稼働した取り組みは，さまざまな分野のスタッフが連携をとりネットワークを構築することで，女性アスリート個々が要望するサポートへの対応

が可能となるよう，選手および指導者，関係者などへの教育や啓蒙活動をはじめ，さまざまな取り組みが充実されている．低用量ピル（OC：Oral Contraceptive）の推奨などにより，月経に絡む症状の緩和や月経周期移動を図り，実際に成果をあげている．

OCの使用については，複数の競技におけるトップレベル選手また指導者などに，現在の意見を聴取すると世界的に使用が普及しておりJISSも推奨している．一方で，「いまだ事例データが少ないと感じている（競技の記録や結果など，その場の効果や実績は認めるが，副作用や長期的にみた時に選手の将来における影響や問題の懸念）」「使用に対する不安がある」，また選手自身や指導者の知識不足，個人的な信念や国民性などの要因により，「月経異常に対する理解と積極的な取り組みに難渋している」という声が聞かれる．

具体的には，「知識がないから自分（選手自身）で判断している」「ほかの選手や指導者にばれたくないから誤魔化している」「試合への起用や出場機会を考えるといえない，いわない」「月経がなくなってこそトップレベルだと思う」「無月経状態はコンディションがよく，記録向上や出場維持のために，無月経であることを好む，維持したい」「（指導者側が）どの選手においてどんな影響が生じているのか把握が難しい」「（選手・指導者共に）下腹部痛以外でどんな影響が自分にあるのかわからない」などといったものが多い．特に，選手自身が症状を我慢または隠している，自身に生じている変化や症状の重篤さに気づいていないといったケースは少なくなく，このことは，たとえ指導者が選手の状態を十分に把握し対策を試みようとしても，その機会を損なう結果に陥りやすい．

したがって，まずはトップレベルの機関に限らず，女性アスリートに携わるすべての関係者が正しい知識を得て，選手や家族また関わるさまざまな分野との連携，情報提供・共有，多面的サポートなどを充実させることが必須であると考える．

2．理学療法士が可能な臨床での対応策

本人や家族の自覚や訴えがない場合，選手に直接関わる理学療法士がその多様な症状に気づく，または関係者と連携を図り，それらを把握することでさまざまな対応が可能となる．また，一般的に薦められるOCを使用しなくとも，理学療法士が症状を緩和・改善できることもある．ここでは，理学療法士が可能な判断ポイントや対応策などについて簡単に述べる．

1）月経に絡む症状に気づくポイント

月経に絡む症状は，その原因を特定することが難しい場合が多く，また前述のとおり現れる症状は多種多様であるため，選手自身もわからないことが多い．そのため，直接関わる理学療法士はその場での効果や成果だけを求めるのではなく，パフォーマンス，身体機能，疼痛，浮腫や腫脹，認知機能や感覚器，気分などの変化が月経周期と関連性があるか否かを十分に考慮すべきである．例えば，特別な受傷機転がなく足背部痛や外果周辺痛と同部位の浮腫が発生し，それが2〜3周期にわたり周期的に寛解と再発を繰り返した場合，月経に絡む症状の一つとして疑う（図2）．また，PMSにおいて，ある種の食べ物によって一定期間症状が誘発または悪化する場合がある．スポーツ現場で好んで摂取されるチーズや柑橘類などもこれに含まれるため，要注意である．またケースによっては女性が好むチョコレートもそれに含まれることもある．体温測定は，その変動による性周期の把握だけでなく，選手の体質（低体温傾向）や自律神経，心理状態を推察するために有用であり，対策を検討するにあたって必要である．

これらはごく一部であり，理学療法士は前

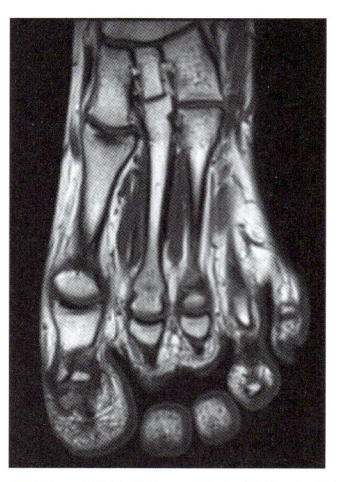

通常，スポーツなどではあまりみられない変性所見である．左足背部の諸症状を呈し，機能やパフォーマンスの改善だけでは十分な効果が得られなかったが，その症状の周期性に着目し，治療戦略を変更したことにより，症状の改善が得られた症例．腫瘍などの病変はなし

図2　陸上部14歳女性における左第1中足骨底部軟骨下の変性

項で述べた月経異常とその特徴を踏まえ，その専門的知識と評価により，非常に多くのヒントを見出すことが可能であると考える．

2）理学療法士ができる対応策

一般的には，OC服用によるホルモン療法や，その他の非ステロイド性抗炎症薬（NSAIDs：Nonsteroidal Anti-Inflammatory Drugs）によるプロスタグランジン産生抑制により直接的鎮痛また月経血の軽減などが図られるが，その作用と影響などを考慮すると，ケースによっては効果が得られない場合もある．特にOCの効果は有用である一方で，特に10代においては安易な利用は避けるべき場合もあり，慎重に検討すべきだ．そこでOCなどを使用しなくても，理学療法士ができる症状緩和および改善の対応策の一部について紹介する．

a．虚血

子宮など骨盤内臓器における虚血性疼痛に対しては，骨盤底筋（深層），腹横筋，腸腰筋など，骨盤内臓器に隣接した筋の収縮を促すことにより，緩和が得られることがある．これは，主に子宮動脈の血流改善によるものと考えるが，逆に虚血状態を助長しないために，収縮の方法や実施時間，負荷などに留意する必要がある．その他，内臓マニュピレーションや睡眠・食事などの生活習慣に対する内容やタイミングの指導も有効である．

b．浮腫性反応

安易に利尿作用を促通することは，脱水症状や，カリウム低下による筋系トラブルを招くリスクがある．エネルギー有用性（「エネルギー摂取量」－「トレーニングによるエネルギー消費量」）が，除脂肪体重あたり30 kcal/kgを下回らないように摂取エネルギーを計算し，体重制限がある競技においてもその範囲であれば，積極的に3時間ごとの炭水化物摂取を促す[17]ことで，浮腫性反応を軽減し，そのマイナスな影響を減らすことが可能な場合もある．また，自律神経バランスや食事・栄養（内容や摂取タイミング）に対するアプローチも有用である．

c．栄養

栄養・食事とコンディショニングの管理やアドバイスは，理学療法士にも可能である．特に身体機能やパフォーマンスを専門にする理学療法士は，選手の変化や症状を詳細に評価・観察し，トレーニングとともに栄養や食事に対する助言・指導，コントロールに関わることで，より有用性の高い関わりが可能となる．また，思春期の女子においては特に偏食や糖分過剰摂取が多くみられるため，これ

d．パフォーマンス

競技能力の低下を自覚する選手が多いといわれる一方で，全身の浮腫性反応により，選手によっては関節の不安定性が軽減し疼痛が緩和される，筋の張力が増すことでパフォーマンスが向上する，など好調を自覚している選手もいる．月経周期における各ホルモンとさまざまな運動機能の関係性については詳細情報がたくさんあるので，理学療法士は各競技特性や選手個々の身体特性と照らし合わせ，その影響の判定を行うことができる．トップレベルの選手においては，その競技特性により関節の可動性や筋の張力などの僅かな変化によって，記録やパフォーマンスが変わることがあり，選手自身も自覚している場合が少なくない．そのような繊細かつレベルの高い選手においては，わずかな変化に対応した何種類かのフォームやコンディショニング方法を模索し，指導者の許可を得たうえで，性周期に伴う身体状態に応じたパフォーマンスが選択・実施できるよう理学療法士として動作分析やフォーム指導，その選択のタイミングなどに関わることが可能である．

e．心理面

特に思春期においては，周期性の心理的変化を一種の反抗期として安易に判断しないよう，選手を取り巻く関係者とは十分に情報の共有を図り，客観的に判断するよう努めるべきである．

f．その他

近年，脳科学の発展により，理学療法士の治療における意志決定やその方法の選択は，さらに広がりつつある．月経に絡む諸症状は，脳との関係により修飾され，より複雑化する側面もあるため，脳科学の知見を用いた治療方法や方針決定などが有効な場合もある．

3）各関係者との連携

理学療法士は，前述したような選手の多様な症状に気づきやすい，あるいはそれらの相互作用を推察しやすい立場にある．したがって，身体機能面に限らず，前述したような栄養に関する管理や指導，また心理面（脳神経科学的側面を含む）の変化や情報をある程度チェックし，それらを考慮した包括的かつ専門的な関わりが可能という特性をもつ．しかし，一般レベルの競技者において，選手の多様な症状の把握や管理，またそれらに応じた対応や実践は，各家庭や指導者に委ねられている部分が大半を占めている．

よって，理学療法士は選手を取り巻く環境に積極的に関わり，本人，家族，指導者，他機関・職種からの情報収集および情報提供を行う責任があると同時に，各関係者と連携を図り，選手に不利益にならない方針や関わりを提供するための重要な役割を担うことができる．ちなみに，選手の症状が多様であればあるほど，またプライベートな情報や選手の将来に関わる慎重な事項に関してはより一層，十分な配慮や留意が必要である．選手を優先して，さまざまな決定や選択をしているつもりでも，選手に不利益になる，また関係者からの信頼を損なうリスクが常にあることを，われわれ理学療法士は決して忘れてはいけない．われわれの可能性と責任は信頼関係のもとにあるはずである．これらのことを踏まえ，以下に各関係者との連携の図り方についていくつか具体例と注意点などをあげる．

a．情報の共有化

月経異常の診断のみで理学療法士が選手に関わる機会はまずないが，身体機能面で選手に関わる，またはチームに対して関わる中で，選手の月経に絡む多様な症状に気づくことがある．選手におけるさまざまな情報や現象（症状）がもつ意味の重要性は，本人や関係者が自覚をしていないことが多いため，理学療法評価や治療経過の中で，または理学療法士が意図して問診をすることで，より多くの情報

が得られる場合が多い．得られた情報は，理学療法を遂行するうえで問題点の把握や治療方針の決定，また本人・チーム関係者・家族にとって有益となるほか，他職種（特に医師）との連携により医療的関わりの追加や方針の検討などにおいて非常に重要となる．特に未成年の場合，得られた情報は積極的に家族，指導者と十分に共有することが望ましいが，特に小学生から中学生年代の女子において，思春期などの影響を受けた心理状態によっては，月経に絡む症状を指導者に対してオープンにすることを強く拒否する傾向がみられるケースもある．そのようなケースにおいては，本人の了解を得なくとも，家族や指導者に対して理学療法士が得た情報などは積極的に提供し，方針や関わり方の検討，また必要に応じて医師のコンサルトを勧めるなどの配慮が必要な場合もある．高校生から大学・一般の年代になると，選手自ら月経の有無や症状についてなどの情報を指導者にもオープンにする傾向があるため，選手本人を含めて関係者と積極的に情報の共有化を図る．

　一方，特に高校生から一般の年代におけるトップレベルの選手やナショナルチームに所属するような代表選手においては，代表枠や出場機会を獲得するために，さまざまな情報を積極的に共有することに対して本人が拒否的あるいは嫌悪感を抱く場合がある．その場合，得られた情報の扱い方や選手本人・チーム関係者・家族との信頼関係の構築には十分な配慮をするよう努め，かつ慎重に物事を進めることが重要である．また，所属チームの関係者以外にナショナルチームの指導者やJISS所属関係者（医師，理学療法士，薬剤師など）とも積極的に連絡をとり，選手の多様な症状の把握が経時的にできるよう努め，それらへの対応を地方（選手のホームチーム）と中央（代表合宿や招集チーム）において連続して実践できるような試みも重要である．

つまり，選手の心身状態の情報を共有するだけではなく，選手を取り巻く環境（チーム状態，チーム内の役割，個人的立場，またプライベートなど）の全体を把握・理解し，選手にとって必要な対処方法を模索し選択するために，他職種や他機関との連携は非常に重要なのである．情報を共有するための方法は，直接話すことが最も重要だが，関係者で共有する連絡ノートの作成や各種SNS（Social Networking Service）などを用いて，よりリアルタイムで情報収集や共有化を図り，何気ないまたは多様な変化について経過を追って把握するよう努めることを勧める．これらにより，より多くの情報の共有化，コミュニケーションの活性化，情報の地域格差解消などの利点が得られる．多くの情報把握と共有にとどまらず，選手に生じる多様な症状に周期性があるかを判断し，その内容と傾向を把握することが必要であり，最低2～3周期にわたる経時的な変化を追い，月経サイクルを管理する必要がある．さまざまな月経チャートが利用できるが，基礎体温や心身の変化も併せて記録できるチャートがJISSのホームページでダウンロード可能である．

b．服薬コントロール

　わが国では，長期にわたる慎重審議を経て，1999年9月2日にOCが発売されてから15年以上が経過しているが，そこに至るまでの経過や社会的背景の影響に加え，いまだ処方にあたる医師や服薬指導に関わるコメディカルのOCに対する理解の乏しさが一つの要因となり，女性のQOLを高める薬剤として評価されているOCの普及率が先進国と比べ低いとの報告[18]がある．一方で，日本産科婦人科学会における2015年のガイドライン（案）では，OCは服用者の年齢，体重，生活習慣，内科的疾患の合併，肝酵素に影響を与える薬剤の服用などにより，副作用のリスクの上昇や効果の低下が起こるので，その投与にあた

り禁忌となる病態や疾患の有無，または慎重投与すべき問題を有していないか問診をすることが必要[19]としている．OC服用時の必須検査項目として問診・血圧測定・体重測定，その他必要に応じて行う検査や，世界保健機関（WHO：World Health Organization）のOC使用に関する医学的適応基準などがある．それらが行われる医師の診察を勧めるにあたり，OCの服用開始時期や種類，期待する効果などをより慎重に検討を進めるための参考情報として，理学療法士からは特に次のような点を進言するようにしている．それは，選手の多様な症状，選手の大会日程，チーム内や現状における役割，競技特性（体重制限やコントロールが必要な競技か否かなど）である．また，OC服用による利益よりリスクが上回るまたは容認できない基準[20]となる，高血圧（収縮期140 mmHg以上および拡張期90 mmHg以上の高値），片頭痛（年齢にかかわらず局在性神経兆候を有するもの），心疾患が疑われる症状などが普段から認められる場合は，その情報を必ず医師に伝える．また，OCの服用が開始となった場合は服用を中止すべき症状または状態として提示[20]されている．片側または両側下肢の痛みと浮腫，胸部症状，呼吸症状，視野などの症状が出現した場合は，医師へ即刻報告する．OCは初経発来から服用開始が認められ，初経後のOCによる骨成長の阻害報告はないとされているが，骨成長が終了していない可能性がある患者への投与は添付文書上では禁忌となっている．臨床試験ではOCの20歳未満に対する安全性は担保されておらず，また海外での臨床試験でも14歳未満の安全性は担保されていない[19]．米国では月経前気分不快症では18歳以上からが対象であり[21]，早発思春期・遅発思春期においては骨成長への影響や月経周期の確立を考慮して慎重に開始時期を決定することが重要[19]とされている．さらにOCは月経前の不快な身体症状・精神症状を改善させることからPMSに対する有効性が期待されるが，それはいまだ不明[19]などといった報告もある．今後，さらなる薬の進化とともに，OCの安全性やその有効性の拡大はますます期待されると考えられるが，現状ではその使用において，十分な知識と各関係者間の連携による選手の心身状態の情報共有とその変化の把握がまだまだ非常に重要であり，そのうえでのOC使用開始時期や種類，期待する効果の検討が必要である．それが選手の競技能力に限らず，女性の健康とQOLにつながるのではないかと考える．したがって，服薬コントロールにおいても，その導入における検討とその効果が期待するプラスのものであるか否かの判定のために，選手の状態の変化をしっかり把握し，理学療法士は積極的にその情報の共有や多様な変化の経過把握に努めるべきだと考える．

おわりに

月経に絡む諸症状は，いまだ不明な点が多々あり，多くの人が悩み苦しんでいる．それにより多くの情報や神話・俗説，そして混乱を招いているのかもしれない．今後，さらに科学や研究の発展によって明確になることが多いだろうが，われわれ理学療法士は基礎科学の発展をただ待ち，それに応じた取り組みをするにとどまるべきではない．理学療法士は，その専門的知識や技術を利用して積極的に月経異常に関する症状に取り組むことにより，臨床科学を生み出す可能性をおおいに秘めていることを忘れてはいけない．今後，さらなる研究の発展と，国内そして地方や一般臨床においても，女性の特性に着目した理学療法がますます展開・発展することを願うとともに，本稿が少しでもその役に立てれば幸いである．

Conclusion

　月経異常には，さまざまなものがある．本稿では主に月経困難症，PMS，無月経の3つについて述べた．それらをきたしやすい女性の特徴は，いまだすべてが明確にはなっていないが，いくつかの傾向や原因は明らかとなっている．また，月経異常に対する対応策は，その分類や原因によって手術またはホルモン療法や消炎鎮痛剤の服用が一般的であるが，その多種多様な症状や引き起こす要因によっては，われわれ理学療法士の関わりによって症状の緩和改善が得られる場合がある．ここでは，主に女性アスリートに対する臨床的対応と留意点などについても述べた．

文献

1) 日本産婦人科医会：月経困難症．思春期のケア研修ノート　**61**：45-46，1998
2) 働く女性の身体と心を考える委員会：月経痛―働く女性の健康に関する実態調査結果　働く女性の身体と心を考える委員会報告書．女性労働協会，2004，pp21-22
3) French L：Dysmenorrhea．*Am Fam Physician*　**71**：285-291，2005
4) 鳥居　俊：月経障害．臨床スポーツ医学　**26**：198-203，2009
5) 福岡秀興：骨粗鬆症対策．臨床スポーツ医学　**26**：204-210，2009
6) Spangler DL, et al：An fMRI investigation of emotional processing of body shape in balimia nervosa．*Int J Eat Disord*　**45**：17-25，2012
7) Tovote P, et al：Neuronal circuits for fear and anxiety．*Nat Rev Neurosci*　**16**：317-331，2015
8) Kober H, et al：Functional grouping and cortical-subcortical interactions in emotion：a meta-analysis of neuroimaging studies．*Neuroimage*　**42**：998-1031，2008
9) Kong F, et al：Sex-related neuroanatomical basis of emotion regulation ability．*PLoS One*　**9**：e97071，2014
10) 安達知子：月経困難症―思春期女子に対するホルモン療法のメリットとピットフォール．日本エンドメトリオーシス学会プログラム・抄録集　**35**：116-120，2014
11) American College of Obstetricians and Gynecologists：ACOG Committee Opinion．Number 310，April 2005．Endometriosis in adolescents．*Obstet Gynecol*　**105**：921-927，2005
12) 松本清一：日本女性の月経．フリープレス，1999
13) 須永俊明：アドレナリン，コレステロールによる浮腫性動脈反応とモノアミン酸化酵素阻害剤による予防効果の電子顕微鏡的観察．日本内科学会雑誌　**51**：1067-1086，1962
14) Katharina D（著），児玉憲典（訳）：PMSバイブル―月経前症候群のすべて．学樹書院，2007，pp73-216
15) Schneider JE：Energy balance and reproduction．*Physiol Behav*　**81**：289-317，2004
16) 中尾一和：肥満の分子機構―レプチンを中心に．第124回日本医学会シンポジウム記録集，2003，pp36-44
17) 伊藤静夫：低血糖対策．臨床スポーツ医学　**26**：218-225，2009
18) 北村邦夫：低用量経口避妊薬と緊急避妊法．産婦人科の実際　**59**：45-52，2010
19) 低用量経口避妊薬，低用量エストロゲン・プロゲストーゲン配合剤ガイドライン（案）．（http://www.jsog.or.jp/news/pdf/CQ30-31.pdf）2015年1月15日閲覧
20) 日本産科婦人科学会（編）：低用量経口避妊薬の使用に関するガイドライン（改訂版）．日産婦誌　**58**：894-962，2006
21) Yonkers KA et al：Efficacy of a new low-dose oral contraceptive with drospirenone in premenstrual dysphoric disorder．*Obstet Gynecol*　**106**：492-501，2005

理学療法士へのメッセージ 2

整形外科における性差の考慮

元島清香[*1]

はじめに

日本整形外科学会の調査では，外来受診者数（初診）に男女差はないと報告されている[1]．受診者の平均年齢では男性47.1歳，女性55.2歳と8歳差を認め，男性では20～49歳の受診者数が最も多いのに対して女性では65歳以上が最も多く40％以上を占めている．このデータは，閉経後に女性の運動器に影響を与える問題が発生することと関連が強いと考えられる．女性では，性周期に関連して運動器の障害に特徴があるので，年代別にまとめて紹介する（表1）．

乳幼児期

われわれ整形外科医が最初に意識する性差のある運動器疾患は，女児に多い（男児の約8倍）発育性股関節脱臼であるが，装具療法などで経過をみる例が多く，理学療法士の介入はほとんどなされていないのが実情であろう．

表1 女性に多い運動器疾患一覧

年代	疾患	
乳幼児期	・発育性股関節脱臼	
学童期，思春期	・股関節臼蓋形成不全症 ・特発性脊椎側弯症 ・膝前十字靱帯損傷 ・肩関節不安定症 ・膝蓋骨亜脱臼症候群	
性成熟期	・関節リウマチ ・各種腱鞘炎（妊産婦） ・手根管症候群	
閉経期	骨粗鬆症	・大腿骨近位部骨折 ・椎体骨折 ・上腕骨近位部骨折 ・橈骨遠位端骨折
	・変形性膝関節症 ・変形性股関節症 ・外反母趾・へん平足 ・腱鞘炎（ばね指・ドケルバン病） ・手根管症候群	

[*1]Sayaka Motojima／高島平中央総合病院整形外科

学童期，思春期

学童期になると，運動能力が高まり股関節痛を生じることで股関節臼蓋形成不全症が発見されることがある．初潮の2～3年前ごろから特発性脊椎側弯症の進行がみられ，Cobb角が30°を超えると誰がみてもわかるようになり装具療法の適応である．

13～14歳ごろから膝前十字靱帯損傷の受傷頻度が増し，10代に手術した例では再断裂のリスクが高い．全身関節弛緩性を有する場合が多いが，肩関節不安定症，膝蓋骨亜脱臼症候群もこの年代で症状が出現する．これらの疾患では理学療法の介入は不可欠であり，部活動や受験との兼ね合いを考慮した治療方針が重要と考えている．

性成熟期

30～60歳ごろの女性に発症が多いとされている疾患に関節リウマチがある．現在では生物学的製剤の登場により，著しい関節破壊をきたす症例が減少傾向にある．

この年代は運動器が最も安定しているが，妊産婦では女性ホルモンの動態による各種腱鞘炎の発生，体型変化や授乳に伴う腰痛・肩こりなどがみられる．妊娠期～授乳期には薬物療法が限定され，口から入るものに関しては慎重に対応しているが，外用剤は大丈夫と思っている場合がほとんどではないだろうか．例えば，ケトプロフェン製剤を含んだ外用剤は2014年3月から使用禁忌に指定されている[2]．ほかにも胎児に影響を及ぼす外用剤があるので注意が必要である（表2）．

私見であるが腰痛，関節痛，腱鞘炎などを生じる妊婦は，運動経験に乏しく全身筋肉量が少ない印象がある．妊娠・出産の安全性を高めるため，さらにはこれから述べる閉経期を健康に過ごすためにも，思春期の基礎体力づくりは重要であると認識してほしい．

表2　妊娠中に使用を控えるべき外用剤

薬品名（一般名）	商品名	影響を及ぼす時期	副作用	備考
ケトプロフェン	モーラステープ モーラスパップ エパテックシリーズ* オムニードケトプロフェンパップ*	妊娠中期～後期	動脈管収縮	投与禁忌である
インドメタシン	インテバン外用液 カトレップ イドメシンコーワゲル バンテリン* サロンパスシリーズ* アンメルツ*	妊娠後期	子宮収縮	外用剤は禁忌ではないが，内服，坐剤は禁忌である
ジクロフェナク	ボルタレンテープ ボルタレンゲル ジクロテクトシリーズ*	妊娠後期	動脈管収縮 羊水過少	禁忌ではないが妊産婦への安全性は確立されていない

*第2類医薬品：薬局で買える医薬品

閉経期

　閉経後の女性にとって，さまざまな障害につながる疾患は骨粗鬆症であろう．骨粗鬆症は骨折などによるQOLの低下ばかりではなく，骨折しなくとも長期的には死亡リスクが高まることが明らかにされている[3,4]．大腿骨近位部骨折について厚生労働省研究班で5年ごとに調査を行っているが，2007年度の調査では発生数が14万8,100人（男性：3万1,300人，女性：11万6,800人）[5]となった．椎体骨折や上肢骨折（上腕骨近位部骨折，橈骨遠位端骨折）の発生も女性に多い傾向にある．最近では，治療薬の発展が著しく骨量増加を期待できる製剤も続々と登場しているが，やはり10～20歳ごろに最大骨量を高めておくこと，すなわち適切な栄養摂取，運動習慣を身につけることがきわめて重要である．

　50～60歳ごろから膝痛を主訴として受診する女性患者が増してくる．変形性膝関節症の有病者数は2,530万人（男性：860万人，女性：1,670万人）と推計され[6]，変形性股関節症も女性患者の割合が高く，わが国では発育性股関節脱臼や股関節臼蓋形成不全症が原因となっている二次性関節症が約80％とされている．これらの症状出現については，体重との関連が強いことが明らかにされているが，筋力強化訓練で症状の改善がみられることから筋力低下（不足）もその発症に強く関与している．

　外反母趾，へん平足などの足部障害は思春期以降，どの年代にもみられるが，50～60歳ごろから変形に伴う痛みを主訴として外来受診する頻度が高くなってくる．足部の変形や痛みによって歩行状態が悪化し筋力低下を招き，膝関節への負担が増して痛みを生じることや転倒リスクが高まることが懸念される．

　ばね指やドケルバン病などの腱鞘炎や手根管症候群といった手指の障害も閉経前後に多く，ホルモン動態が影響していることを示唆する運動器疾患である．

まとめ

　女性の運動器に生じる問題は性ホルモンとの関連によるもの，男性と比べて筋力が弱い（全身筋肉量が少ない）ために引き起こされるもの，明らかな原因が不明なもの，これらすべてが関与するものと大別できる．この中で予防可能なものは筋力に関する因子であろう．ここでは述べていないが，国民病ともいえる腰痛，肩こりなども運動不足，姿勢不良に起因するものが多い．

　2016年度から児童生徒の健康診断に運動器検診が導入されることになっているが，その根拠として「現代の児童生徒においては，過剰な運動に関わる問題や，運動が不足していることに関わる問題など，運動器に関するさまざまな課題が増加している」ことがあげられている[6]．特に女児に運動が不足している傾向が強いため，これからは整形外科医や理学療法士の積極的な介入により，運動器疾患に悩まされない女性を増やすことが期待されていると考えている．

文　献

1) 日本整形外科学会：整形外科新患調査 2012 概要報告（https://www.joa.or.jp/jp/media/comment/pdf/investigation_2012.pdf）2015 年 10 月 30 日閲覧
2) 厚生労働省：ケトプロフェン（外皮用剤）の妊娠中における使用について．2014（http://www1.mhlw.go.jp/kinkyu/iyaku_j/iyaku_j/anzenseijyouhou/312_1.pdf）2015 年 10 月 30 日閲覧
3) Suzuki T, et al：Low bone mineral density at femoral neck is a predictor of increased mortality in elderly Japanese women. *Osteoporos Int* **21**：71-79, 2010
4) Yoshimura N, et al：Prevalence of knee osteoarthritis, lumbar spondylosis, and osteoporosis in Japanese men and women：the research on osteoarthritis/osteoporosis against disability study. *J Bone Miner metab* **27**：620-628, 2009
5) Orimo H, et al.：Hip fracture incidence in Japan: estimates of new patients in 2007 and 20-year trends. Arch Osteoporos **4**：71-77, 2009
6) 吉村典子：わが国における変形性膝関節症の疫学―大規模住民コホート研究 ROAD より．*CLINICAL CALCIUM* **6**：821-825，2011

第3章

妊娠・出産と理学療法

　妊娠・出産の際に女性の身体に生じる解剖学的・生理学的変化の詳細，それらの変化を伴う身体に対する理学療法評価およびアプローチを紹介する。また，地域コミュニティでの積極的な活動や機能健診の取り組みなど，介入事例を紹介する。

1 妊娠・出産に伴う身体変化と理学療法評価のポイント

福岡由理[*1]

🔒 Key Questions

1. 妊娠出産に伴う解剖生理学的変化とは
2. 順調な経過をサポートする為の理学療法評価ポイントは
3. 介入の際の留意点は

はじめに

妊娠・出産は病気ではない．しかし，正常成人女性で考えると全身状態の変化や家族が増えるという大きな環境変化となり，女性の大きな転換点となることも多く，身体と心の大きな変化が起きやすい時期である．本稿では妊娠出産に伴う解剖学的および生理学的変化について解説する．また，それらの変化が生じる妊娠中の女性に対する理学療法評価のポイントと留意点について，筆者の考えを述べる．

妊娠・分娩の言葉の定義と概要

妊娠[1]とは，受精卵の着床から始まり，胎児およびその付属物が母体外に出される（分娩）までをいう．

1．妊娠区分[1]

①初期：妊娠1～4カ月（0～16週）まで．
②中期：妊娠5～7カ月（16～28週未満）まで．
③末期：8カ月～分娩（28週～）まで．

分娩[1]は，胎児および付属物を母体外に娩出し妊娠を終了する過程をいう．分娩は，娩出経路により経腟的分娩，開腹的分娩（帝王切開）の二つに分けられる．娩出力，産道，娩出物により経過は異なる．

産褥[1,2]は，妊娠・分娩によって変化した全身および生殖器機能・形態が非妊娠時の状態に戻るまでの状態をいい，その期間は6～8週である．

妊娠中の変化

胎児の正常な発育には母体の健康維持が不可欠である[1〜4]．急速に分化・発育する胎児を保護し，栄養や酸素を供給し続ける母体には妊娠維持のため機能的，形態的に非妊娠時に比較して著しい変化が現れる．妊娠期間中，全身状態の変化に対し母体は不定愁訴を感じやすくなる．リスクを管理[5,6]するとともに解剖・生理学的反応をみながら個々ごとに対応する．

[*1] Yuri Fukuoka/東峯婦人クリニック

1. 妊娠中の姿勢

妊娠中の姿勢は，抗重力筋の活動を増大させることによりその体形の変化に適応し，安定的に保持される．正常女性（非妊娠時）の身体重心は55％の高さ[7]にあり，骨盤内に存在する．妊娠中も身体重心の位置は骨盤内にあるが，妊娠経過を通して股関節屈曲・外転，足関節底屈モーメント，体幹前屈モーメントが増加していくとされる[8]．妊娠経過にしたがい子宮の重みに釣り合うように体幹を伸展させ，腰椎前弯が強まる．それに対して胸椎後弯，頸椎伸展となる．子宮拡大による体重増加に伴い，足部内側アーチ部の構成要素が破綻することが多い．ボディイメージ，姿勢制御パターン[8～15]は個々により違いがあるため，運動連鎖[16～17]や前述の反応を念頭に入れ身体反応を評価する．

2. 循環機能

妊娠中の最も大きな変化は循環機能の変化[1～5,18]である．胎児の成長に伴い胎児，胎盤，子宮に血液と栄養を十分に送るため，心臓血管系の変化が妊娠初期に起こる．妊娠中は母体に加え胎児の血液にも酸素を供給しなければならないため，母親の心臓は働きが増すことになる．循環血液量は妊娠が進むに伴い増加し，妊娠32～36週頃をピークに非妊娠時に比し約40％も増加する．また分娩時出血から母体を保護するという点で重要である．心拍出量は，血液量増加に伴い妊娠初期の早い時期から増加し始め，妊娠12週頃から30～60％増加し，28～32週で最大になるといわれる．妊娠中期から妊娠後期までの心拍出量の増加はこれより緩やかである．心拍数は妊娠中に徐々に上昇し，安静時心拍数は非妊娠時より約10～15拍/分増加するが，最大心拍数は増加しない．心拍数と1回拍出量の増加は心拍出量の増加につながる[19]．また，酸素消費量も増え，非妊娠時より10～20％増加するため心臓は生理的な左室肥大を起こすことになる．妊娠末期になると拡大した子宮により横隔膜が圧迫され，心臓はやや前方に押し付けられ左上方に拳上されるため，心軸は偏位し心雑音が聞こえる．

3. 血液成分

血液成分[1～6]の変化としては，血中の総蛋白質量は白血球数が軽度増加し，分娩時には著しく増加する．血小板数はほとんど変動しない．全血液量は18％増加するが，血漿量の増加率に及ばないため，単位容積の血清蛋白量は減少する．このように血漿量の増加率のほうが赤血球や血漿蛋白増加率より大きいため，妊婦は生理的に水血症の状態となる．妊娠時の血中脂質は増加し，生理的な高脂血症となる．妊娠すると多くの血液凝固因子は増加するが，これは分娩時出血の止血に備えた生理的変化である．特にフィブリノーゲンの増加は著しく分娩時止血の際，重要な役割をもつ．産前・産後を通して生理的に血液凝固作用は高まっている時期のため，血栓ができやすい．妊産婦死亡の原因[1,3]の一つとして肺血栓塞栓症[1～3]があり，予防をすることが重要である．

4. 血 圧

血圧[1～6,18]は全身血管の拡張作用により妊娠に伴う血圧変化は小さいとされている．妊娠22週あたりまで収縮期血圧，拡張期血圧ともにわずかな減少がみられる．その後，この変化は逆転し，血圧は妊娠前のレベルに向かって上昇するのが特徴である．血圧はホルモンの影響により伸張性が増すため末梢血管抵抗は減少，拡張期血圧は若干低下する傾向にある．収縮期血圧は妊娠中期に若干下降傾向を示し，後期に上昇する．末梢血管抵抗の減少は子宮胎盤循環にとって大切な反応であり，この反応が低下している状態が妊娠高血

圧症候群の原因の一つと考えられている．また，運動が過度な場合，子宮収縮誘発による流産・早産と子宮血流量減少による胎児低酸素状態が問題になる[5,6]．したがって，循環器系に問題がある場合，流早産を起こしやすいような状態の妊婦は過度な運動を行うべきではないとされている．

妊娠中の特有の症状として，仰臥位低血圧症候群を引き起こす可能性がある．仰臥位低血圧症候群とは，子宮が下大静脈を圧迫して右心への静脈還流量が減少する．これにより心拍出量が低下して，血圧が低下する病態をいう．妊娠中期以降，背臥位より側臥位が推奨される理由の一つである．

5．呼 吸

妊娠中[1~6,18]は，ホルモンの変化，子宮拡大に伴う解剖学的変化，基礎代謝率の変化により呼吸器系は影響を受ける．プロゲステロンの影響により呼吸中枢が刺激され，二酸化炭素の受容性が向上する．分時換気量は増加，胎児への酸素供給を保つ．呼吸様式は胸式呼吸となり，呼吸数は軽度上昇する．換気量増加により，母体血中の二酸化炭素分圧は低下し呼吸性アルカローシスに傾く．

胸郭は形状および機能的変化を生じる．横隔膜は増大する子宮からの圧迫により平坦化する．横隔膜は約4cm拳上，胸部横径は約2cm拡大，胸囲は約6cm拡大する[3]．この胸郭のアライメント変化によって，太ったと錯覚する妊婦も臨床的に多く感じる．基礎代謝の亢進（8~15％）により酸素消費量が増加し換気量も増加する．子宮の拡大に伴う横隔膜の平坦化，胸郭可動性減少などにおいても呼吸機能の低下が起こりやすい状況である．しかし，非妊娠時に不良姿勢な場合，横隔膜の短縮や胸郭可動域制限が妊娠前から存在していることが考えられ，より呼吸苦や易疲労性を訴えやすい傾向にある．

6．代 謝

全妊娠期間の生理学的体重増加は7~13kg[1~3]で，胎児および付属物の発育，子宮の拡大以外に，乳房の増大，循環血液量や体液量の増加，体脂肪の貯蔵などが関与されている．酸素消費量の増加に伴い，基礎代謝率は8~15％亢進する．

糖代謝[1~3,20,21]に関しては，母体では拡大する子宮，乳腺，赤血球の増加などのために糖代謝は高まる．それに伴い空腹時は血糖値が低く，食後では高い傾向になる．非妊娠時に比べ，特に食後のインスリン抵抗性がみられるのが妊娠期の特徴である．この作用によって母体でのグルコース取り込みが抑制され胎児へのグルコースの供給を促し，胎児栄養を効率的に行う生理現象が起こり，母体にとっても胎児発育にとっても糖代謝の変化は重要である．しかし，相対的にみると母体はインスリン不足の状態であり，妊娠糖尿病の出現しやすい状況にある．妊娠初期の高血糖は胎児奇形の頻度や流産を増加させる可能性がある．また，胎児も高血糖となるため発育は促進し，尿量も増加するので羊水過多となることがある．

脂質代謝に関しては，妊娠初期から中期にかけては脂肪が蓄積されていくが，後期にはむしろ減少するとされている．

マイナートラブル[1~6,16~34]

1．妊娠初期

眠気，倦怠感，腎機能亢進による頻尿，プロゲステロンホルモンによる腸の蠕動機能低下や脱水に伴う便秘などが認められる．血液が増える時期であり，身体に対する水分が不足しがちとなるため水分をこまめにとるようにする．また，血液の増加は腎を通過する血液量増大につながり尿量が増加する．このことが頻尿につながる一つの原因となる．

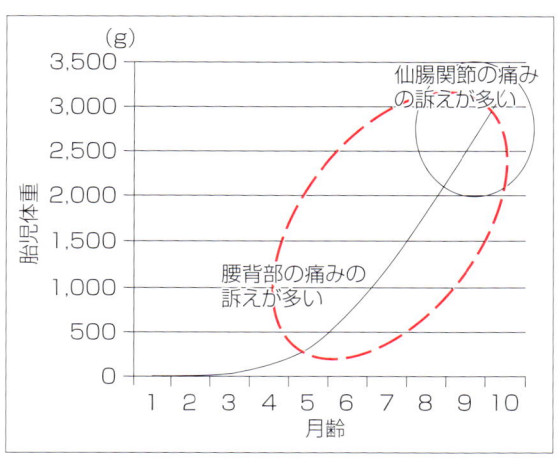

図1 妊娠経過による母体と胎児の身体変化

過換気症候群を起こすことがあり，非妊娠時に横隔膜が短縮している．過換気症候群などの横隔膜収縮が強い場合，横隔膜を通過する食道や動静脈が圧迫されることが要因として考えられる．

2．妊娠中期

腹部の膨隆が目立ち始め，胎児体重も急激に増加する（図1）．妊婦によってはこの急激な変化に対応できず腰痛になる時期である．そのため，腸腰筋筋力低下をはじめとする腰部アライメントを正常に保つための筋力が不十分であると腰部脊柱起立筋の持続的収縮による筋疲労から痛みが出現したり子宮が腰椎を圧迫して腰椎前弯が減少し，それに伴って神経圧迫や神経伸張が生じて痛みが出現することがある．腹部の重みを支えるために姿勢変化が起こることで胸椎後弯が拡大し，骨盤底に対するダメージが起こりやすい状態となる．腰椎前弯の増強では腰痛が引き起こされる可能性が高くなり，腰椎後弯・骨盤後傾・胸椎後弯拡大では骨盤底機能低下を引き起こす恐れが高くなる．これに伴い，痔，便秘，尿漏れを起こす人もいる．恥骨で子宮を支えるような姿勢をとる場合や，以前の妊娠・出産での恥骨離開や股関節内転筋筋緊張亢進などで恥骨にせんだん力が加わった場合，恥骨痛を引き起こす．

子宮の上方への拡大が横隔膜を圧迫し，胸郭横径は広がる．しかし，非妊娠時に胸郭周囲筋肉や横隔膜の短縮が起こっていた場合，該当筋肉の伸長痛を起こす．特に肋骨下端部痛を訴えることが多い．

また，胸椎後弯拡大と乳房の拡大に伴い，頸椎アライメント変化が起こる．この姿勢制御の変化に伴い頭部～肩アライメント変化による，頭痛・肩こり，上肢の浮腫が起こりやすい．

子宮の重みと拡大により鼠径部圧迫や，子宮円索の伸長，姿勢アライメント変化での腸腰筋筋力低下により鼠径部痛を引き起こすケースもいる．鼠径部痛に伴い筋ポンプ作用低下がある場合，左右差のある下肢の浮腫を認める．

3．妊娠末期

母体では妊娠終了を迎える準備が進む．それまで子宮底が横隔膜を押し上げていたのが胎児が骨盤内に降りていくため呼吸が楽になったり，胃の圧迫が軽減されるため摂食が容易になる．仙腸関節アライメントの左右差が大きく片側への仙腸関節への負担が大きい

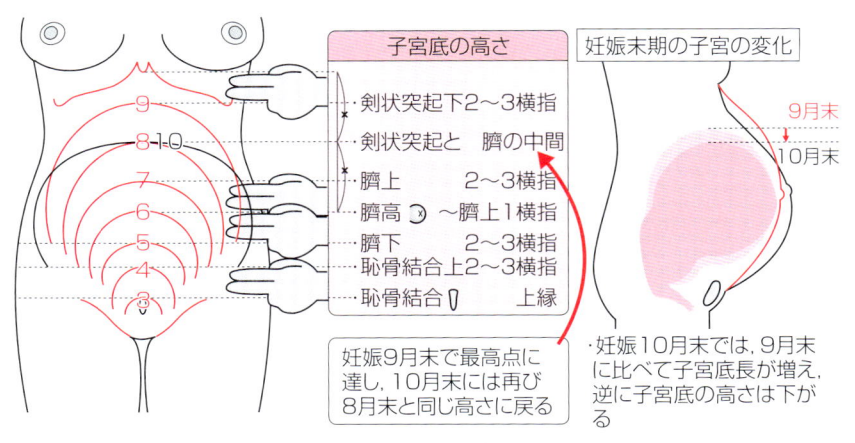

図2 妊娠中の子宮の経時的変化（文献1）より引用

表1 妊娠各月末における子宮の変化（文献1）より引用

妊娠月数	子宮底の高さ	子宮底長（cm）	
1月末	―	―	
2月末	―	―	
3月末	恥骨結合　　上縁	―	
4月末	恥骨結合上 2～3横指	12	妊娠月数×3
5月末	臍下　　2～3横指	15	
6月末	臍高 ～ 臍上1横指	21	妊娠月数×3+3
7月末	臍上　　2～3横指	24	
8月末	剣状突起と　臍の中間	27	
9月末	剣状突起下 2～3横指	30	
10月末	剣状突起と　臍の中間	33	

場合，仙腸関節痛を引き起こすことがある．また胎児が骨盤内から骨盤腔を押し広げるように刺激を加えることにより，膀胱を圧迫されて頻尿につながったり仙腸関節，恥骨の痛みを引き起こすことがある．

胎児を支えるのは恥骨を中心とした骨盤アライメントであるが，骨盤底が床面に対して平行になるようなアライメントでは骨盤底への負荷が大きい（**図2，表1**）．

体　重[35)～40)]

妊娠中の体重増加は，胎児の成長とそれに付随した子宮やそのほかの母体の恒常性を保ちながら胎児を育む生理学的反応である．体脂肪が過剰な場合，あらゆる疾患のリスクにも成りうるため体脂肪を減らすための患者教育は盛んである．一方で体脂肪はわれわれにとってきわめて重要な役割をもつ．偏食，急激な体重減少は脂肪率の減少だけでなく，筋肉量の減少を招く．妊娠時の時にやせ形であった場合（BMI 18.5以下）は低出生体重児が生まれやすいこと，切迫早産，早産になりやすい傾向にあるといわれている．

肥満女性（BMI 25以上）は妊娠高血圧症候群，妊娠糖尿病，帝王切開，死産，巨大児などのリスクが高い傾向があるといわれている．また，妊娠，出産，授乳は骨密度の低下やカルシウムの大きな喪失[41,42)]を伴う．特に授乳ではカルシウムの喪失，エストロゲンの

①出産後0～2日
起きている時間が長いと会陰部痛が強くなる傾向にあります。できれば、頭をひくく、足を高くして寝るようにしてみてください。
ゆったりとした時間が過ごせるといいですね。

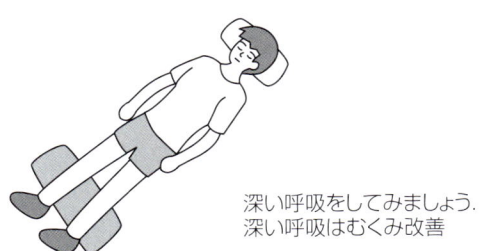

深い呼吸をしてみましょう。
深い呼吸はむくみ改善

②出産後3日
少しずつ動きやすくなる時期です。お腹はまだ大きいままかもしれませんが、戻るまでには1ヵ月程度かかりますのであまり焦らないようにしましょう。

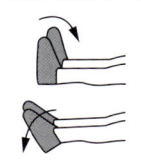

足首を回してみましょう。

効果：むくみ改善，
　　　骨盤まわりのリカバリー，
　　　お腹をひきしめる。

③出産後4日
股関節，足首を動かしてみましょう。

アキレス腱をのばしましょう。

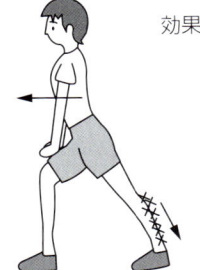

効果：お腹のひきしめ，
　　　足のつれ防止，
　　　むくみ改善，
　　　骨盤まわりのリカバリー

④出産後5日
おしりあげをしてみましょう。お腹とおしり，背中に力が入れられるようになります。

足と手で体を支え，おしりを浮かせます。
回数は5回～10回程度/dayから始めてみましょう。

効果：お腹をひきしめる，ヒップアップ，
　　　産後の体型のくずれ改善

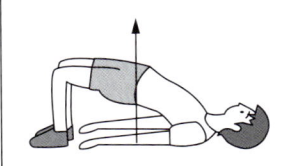

※おしりが上がらない場合、この動作はまだ時期が早いので無理をする必要はありません。

図3　産褥期体操の一例

低下やPTHrT（Parathyroid Hormone Related Protein）の上昇などが原因といわれ月に1～3％もの骨量の喪失を伴う。妊娠中は骨量が低下するが，分娩後3～6カ月頃からある一定の期間，急激に骨量の回復が起こる。過剰なダイエットや偏食などで20歳までに最大骨密度に達していなかった場合，低骨密度であることがあり，まれではあるが分娩時の骨盤骨折や妊娠後骨粗鬆症による椎体の圧迫骨折を認めることがある。このような場合，授乳を中断して骨密度の上昇のための加療となる。

産褥期[1～4,36～39]

　分娩を終えた女性の身体が非妊娠時の状態に戻ろうとすることを復古といい，復古の過程を産褥という。産褥期とは妊娠・分娩に適応するために変化した生殖器や生理的機能が，ほぼ非妊娠時の状態に回復するまでの期間をいい約6～8週間とされている。産褥期の女性の身体に起こる変化は，全身状態の回復に加え，子宮の退縮などの退行性変化（生理的復古現象），乳汁分泌に関連した進行性変化などがある。筋の弾性力が元の状態に戻ること，子宮が元の大きさに戻ること，血液量増大に対する反応に対する正常化などが起こるのもこの時期である。復古による反応と

ホルモンによる身体・精神的反応や育児によって体力的・精神的にも疲労がたまりやすい時期となるため，さまざまな変化が母体に起こる時期である．できることなら家族からの手助けや社会資源の活用など母体の回復をサポートできるような環境を検討することが望ましい（**図3**）．

理学療法士による介入

1．介入開始・終了時期[5,6,43,44]

妊娠中の女性に理学療法士が介入する場合，母親が妊婦健診に通っている産科医から許可を得て開始する．母体・胎児の健康状態を把握することだけではなく，妊娠中・産後の身体トラブルに対する理学療法士の介入内容を産科医が知っていることにより，患者が緊急を要する状況になった時の対応を含め連携体制がとれるからである．また，介入前には胎児・母体が運動に対応できる身体機能があるかを見極め安全な運動療法を行う前準備として必ずメディカルチェック（胎児心音の確認，母体血圧，脈拍，呼吸数，問診）をする．介入開始時期は16週以降とし，出産の前兆がみられたらいったん終了となる．産後は，入院中はリスク管理のもとに早期離床を目的に介入開始時期を産科医と相談する．筆者は産褥3日目から対応していた．退院後は産後経過を確認しリスク管理しながら対応する．

2．妊娠中の運動[5,6,43,44]

適度な運動は母子ともに好影響を及ぼすが，過度な運動は身体に悪影響を及ぼす場合もあり無理をしないことが肝要である．妊婦中に定期的に行われる適度な運動は，心機能を高め筋力や体力増強作用など全身の健康管理面からの効用は非常に大きい．しかし，妊娠中は胎児の存在がきわめて重要である．妊娠中の活動が過度となると子宮収縮が持続し，子宮血流量が減少する．その結果，胎児は低酸素状態となり，持続すると胎児の発育を障害する場合がある[6]．『産婦人科診療ガイドライン』[45]に則し，また産科主治医に運動実施の許可を得ることが必要である．切迫流・早産，妊娠高血圧症候群，多胎妊娠，羊水過多（症）などの各種産科異常がある場合には安静を必要とし，その治療が優先される．また，妊娠に伴う偶発合併症を有する場合には，原則として運動は禁止されている．胎児の条件としては，単体妊娠で身体発育や機能的発育状況になんらかの異常が認められない正常胎児であることが原則となる．

3．妊娠期・産後の評価[28〜35,46,47]

評価項目としては，姿勢観察，下肢自動伸展挙上テスト，パトリックテスト，骨盤アライメント（対称性・非対称性），仕事・生活習慣（どのような姿勢で，どのくらいの時間同一姿勢でいるのか），痛み，浮腫，感覚を行う．ほかの疾患同様，リスク管理や身体的負担を考え，トラブルとなる要因を探っていく．

4．妊娠中・産後の生活・社会環境[27,37,39,43,44]

妊娠時は胎児への栄養補給と排泄機能に伴う反応のため，母体では水分摂取が必須であり，血液量増加に伴い腎機能が亢進するため頻尿となりトイレへ行く回数が増えるはずである．仕事と関連するストレスとして，①4時間かそれ以上，交代するまでじっと立っている，②長時間歩き続ける，③長時間に及ぶ勤務，④よく重い物を持ち上げるなどの動作が重なることで妊娠女性が強い疲労感を与える条件であるとされ，早産の危険性が増すといわれている[5]．

これらのことから1時間に1回は水分摂取と排泄行為を行い，同一姿勢保持時間の短縮を心がけ，不良姿勢や左右不均衡になりやす

い持続的筋収縮を起こさない環境にする．
　それにより姿勢アライメント不良によるメカニカルストレスから引き起こされる痛みの予防，早産予防につながると筆者は考える．
　妊娠中および出産後いずれも，心身の変化とともに当事者を取り巻く生活環境および社会環境は大きく変わる．理学療法士が介入する場合，身体機能改善だけではなく社会生活復帰への糸口をみつけるきっかけや育児の悩みの改善につながることもあるため，患者の社会生活環境に対する情報収集することも大切である．

おわりに

　妊娠経過に伴い急速に分化・発育する胎児を保護し，栄養や酸素を供給し続ける母体は，妊娠維持のため機能的にも形態的にも非妊娠時に比較して著しい変化が現れる．妊娠，出産，産後は個人差が大きいことから，妊娠する以前からの生活習慣や生活様式，家族関係や環境も加味して関わることにより，よりよい介入を提供できると筆者は考えている．

Conclusion

　女性の身体は妊娠により姿勢，呼吸や代謝，循環機能など全身的に大きく変化する．それに伴い，妊娠初期，中期，後期と妊娠期により生じやすいトラブルも異なる．理学療法士が妊娠期の女性に介入する場合，必ず医師の許可を得てから開始する．また，妊娠期の女性に生じる解剖学的および生理学的変化を把握し，さらに運動経験の有無や妊娠経過，介入時の状態など個別性を考慮したうえで，母体および胎児のリスクを管理しながら介入することが必須である．

文献

1) 医療情報科学研究所（編）：病気がみえる vol 10　産科 第3版．メディックメディア，2013，p44，72，188，306，318
2) 村本順子，他（編）：周産期ナーシング．ヌーヴェルヒロカワ，2005，pp8-12，p52，381
3) 金山尚裕，他：イラストで学ぶ妊娠・分娩・産褥の生理．メディカ出版，2012，pp30-112
4) 日本助産診断・実施研究会（編）：マタニティ診断ガイドブック第3版．医学書院，2010，p12，15，pp32-66
5) Clapp J（著），目崎　登（監訳）：妊娠中の運動ハンドブック．大修館書店，2000，pp14-254，pp318-326
6) 目崎　登：スポーツ医学入門．文光堂，2009，pp286-341
7) 中村隆一，他：基礎運動学 第6版．医歯薬出版，2003，p332
8) 武田　要，他：妊婦の経時的姿勢，運動変化が腰部に与える影響．理学療法学　22：281-285，2008
9) 工藤　愛，他：歩行の体型的要因-妊産婦．理学療法　26：61-65，2009
10) 楠本秀忠，他：妊娠が歩行動態に及ぼす影響について．大阪経大論集　58：83-99，2007
11) 山本裕子，他：ヒールの高さが妊婦歩行に与える影響．理学療法科学　19：107-110，2004
12) 藤田康孝，他：ヒールの高さが妊婦歩行に与える影響と妊婦の歩行の特徴．理学療法科学　21：287-291，2006
13) 武田　要，他：妊娠末期の立ち上がり動作の介入効果の検討．理学療法科学　27：73-76，2012
14) 武田　要，他：妊娠末期における歩行時の身体負荷分析．理学療法科学　23：573-577，2008
15) 武田　要，他：妊婦の経時的姿勢，運動変化が腰部に与える影響．理学療法学　22：281-285，2007
16) 鈴木貞興，他：腰痛症に対する理学療法とバイオメカニクス—前屈型腰痛症に対する評価と運動療法．PTジャーナル　42：853-861，2008
17) 加藤　浩：変形性股関節症に対する姿勢・動作の臨床的視点と理学療法．PTジャーナル　40：179-191，2006
18) 上田英梨子，他：循環器，呼吸器系の変化とマイナートラブル．ペリネイタルケア　26：566-571，2007
19) 市橋則明（編）：運動療法学—障害別アプローチの理論と実際．文光堂，2014，p119
20) 福井トシ子（編著）：妊娠と糖尿病のケア学　基礎知識・ケアの実際・チーム医療．メディカ出版，2012
21) 砥石和子（編）：ハイリスク妊娠のマタニティケアプラン．メディカ出版，2013，pp7-264

22) 村井みどり：妊娠と姿勢．理学療法　**24**：56-62，2007
23) Kapandji A（著），萩島秀雄（訳）：カパンディ　関節の生理学Ⅲ．体幹・脊柱．医歯薬出版，2001
24) 大内　望，他：妊娠初期より長期に歩行障害を来たした仙腸関節炎の症例．日医大医会誌　**3**：147-150，2007
25) 長屋桂子：褥婦の腹直筋回復過程の筋活動電位による評価．日本看護科学会誌　**28**：69-78，2008
26) 渡辺　博：腰痛．周産期医学　**37**：152-155，2007
27) 桃井雅子：腰痛のある妊婦の日常生活の実態に関する研究．聖路加看護大学紀要　**25**：1-8，1999．
28) 石井美和子：腰部疾患に対する姿勢・動作の臨床的視点と理学療法―腰部脊柱管狭窄症に対する理学療法アプローチ．PTジャーナル　**40**：171-177，2006
29) 石井美和子：体幹の機能障害―体幹の機能障害がもたらす姿勢・運動への影響．理学療法　**23**：1394-1400，2006
30) Osborne C（著），形井秀一，他（監訳）：妊娠出産をケアする―妊婦マッサージ．医道の日本社，2014，pp103-109
31) 山嵜　勉（編）：整形外科理学療法の理論と技術．メジカルビュー社，2003
32) 小関博久（編）：外来整形外科のための退行変性疾患の理学療法．医歯薬出版，2010
33) Lee D（著），丸山仁司（監訳）：ペルビックアプローチ．医道の日本社，2001，pp39-105
34) 本間生夫（監），柿崎藤泰：呼吸運動療法の理論と技術．メジカルビュー社，2003，pp114-139
35) 田舎中真由美：骨盤底筋群機能障害に対するアプローチ．理学療法学　**35**：212-215，2008
36) 西脇美春：妊娠・授乳・離乳期における密度の変化と要因―文献による検討．山梨ナーシングジャーナル　**2**：3-13，2003
37) 永瀬つや子，他：産褥女性の日常生活身体活動量と不安・疲労の変化―初産婦と経産婦の比較．南九州看護研究誌　**3**：33-42，2005
38) 瀬尾理利子：分娩後発症腰痛遷延例の検討．日本腰痛学会誌　**10**：139-143，2004
39) 村上明美，他：産褥早期の母親に対する癒しケアが産後の疲労と母乳育児に及ぼす影響．日本助産学会誌　**22**：136-145，2008
40) 福岡秀興：胎児期の低栄養と成人病（生活習慣病）の発症．栄養学雑誌　**68**：3-7，2010
41) 平田　豪，他：妊娠後骨粗鬆症を巡る諸問題．*Clin Calcium*　**21**：1347-1352，2011
42) 栗野雅代（監）：おっぱいで赤ちゃんを育てたい人のための―母乳育児の教科書．マイナビ，2012，pp85
43) 福岡由理：家族ケア．総合リハ　**43**：25-30，2015
44) 福岡由理：産前・産後のかかわりと臨床評価基準．PTジャーナル　**47**：895-901，2013
45) 日本産科婦人科学会，日本産婦人科医会（編）：産婦人科診療ガイドライン―産科編2014．2014
46) 福林　徹，他：骨盤・股関節・鼠径部のスポーツ疾患治療の科学的基礎．ナップ，2013
47) 竹内孝仁：体表解剖と代償運動．医歯薬出版，2001

2 出産と理学療法

布施陽子[*1]

🔒 Key Questions

1. 妊娠・出産に伴う身体運動機能の変化とは
2. 妊娠・出産によって生じやすい身体トラブルとは
3. 理学療法評価およびアプローチは
4. 介入の際の留意点は

はじめに

女性は妊娠・出産によって大きな身体変化を経験する．当院で出産した女性102名に対し実施した腰痛・尿失禁についてのアンケート調査では，妊娠中には腰痛76%，尿失禁57%が生じており，そのうち産後も症状が残存している女性は，腰痛44%，尿失禁25%である事がわかった[1]．これらの症状はマイナートラブルと呼ばれ，理学療法効果が期待できるとされている[2,3]．

妊婦の理学療法を実施する際には，妊娠により変化する女性の身体機能を理解し，正常に機能しているか否かを評価することが重要である．本稿では，妊娠・出産に伴う身体機能変化，また筆者が取り組んでいる妊婦を対象とした理学療法の展開を紹介する．

妊娠・出産に伴う身体運動機能の変化とは

1. 妊娠

妊娠経過として，妊娠2～3カ月ごろより乳房の増大が始まり，乳頭・乳輪が黒くなる．妊娠4カ月ごろから腹部の評価で子宮を触知できるようになり，妊娠5カ月ごろには子宮上部が胃の下部に達する．妊娠5～6カ月ごろから胎動を感じ始めることが多く，腸蠕動が鈍ることで便秘になりやすくなる．妊娠7カ月ごろには子宮により腸が押し上げられ，消化不良や胸やけを生じる．妊娠8カ月ごろでは子宮は横隔膜を圧迫するため深い呼吸が困難になり，腹部増大に伴い妊娠線ができやすくなる．妊娠9カ月ごろに児頭が固定すると骨盤に圧迫感を感じ，腹部最大周径の位置が下がり出産へ至る．

2. 出産（分娩）

陣痛開始から娩出期に至るまでの時間，妊婦は息むことなく呼吸を続けることを求められる．子宮口が十分に開大していない状態で

[*1] Yoko Fuse／文京学院大学保健医療技術学部，東京北医療センターリハビリテーション室

の息みは，会陰部を含む骨盤底の損傷を引き起こしかねない．そのため，事前にリラクセーションを目的とした呼吸練習を妊娠期に行うことは，息みを回避する方法として有効であることが多い．

　娩出期では，陣痛に合わせて腹圧（息み）をかけることで娩出力が構成される．腹横筋を含め，腹圧を高める機能が必要となる．胎児の発露〔胎児先進部（児頭）が陰裂から絶えず見える状態〕に至るまで，腹圧を高めると同時に骨盤底（会陰部）の柔軟性が求められる．骨盤底（会陰部）の柔軟性が不十分な状態では会陰裂傷などを引き起こす可能性がある．そのため，事前にインナーユニットとして分類される腹横筋，骨盤底筋それぞれの分離した機能を獲得することが必要である．

3．姿勢変化

　妊娠月数とともに姿勢は変化する．乳房の発育，腹囲増大により徐々に後方重心となり，sway-back（骨盤前方偏位に伴う頭頸部前方偏位，過剰な胸腰椎後弯/前弯姿勢）姿勢になりやすい（**図1**）．産後も妊娠中の特徴的な姿勢が継続されている場合が多く，子どもを抱くことでsway-back姿勢が増強されてしまうことも多い．また，子どもを抱きながらドアの開け閉めなどの動作を伴う際に，上肢の負荷を軽減するため片側の骨盤に子どもをのせるような姿勢をとりやすく，左右のバランスが崩れる原因になることが多い（**図2**）．

4．腹部・骨盤機能変化

　出産に向けたリラキシンなどのホルモンバランス変化によって，妊娠早期から骨盤輪の靱帯が弛緩する．**図3**は妊娠月数に伴う側腹筋群超音波画像であり，腹部増大に伴い側腹部筋群は引き伸ばされ，筋厚が薄くなっていくことがわかる．骨盤底筋群についても妊娠経過に伴い下方への重さが増大されるため引き伸ばされる．これにより骨盤輪の支持性が低下し，筋肉や靱帯への負荷が増強し腰痛，骨盤帯痛，尿失禁などのマイナートラブルを引き起こしやすくなる．

5．動作変化

　妊娠経過に伴い動作も変化する．妊婦の歩行特性として，姿勢変化による前方への推進力低下やワイドベース歩行があげられる．ま

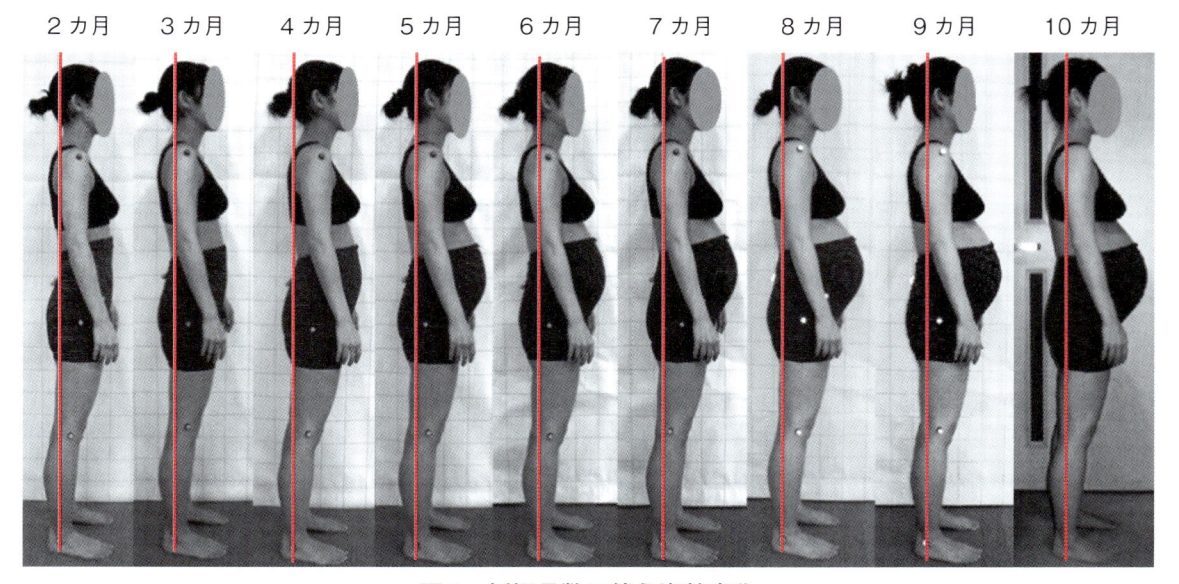

図1　妊娠月数に伴う姿勢変化

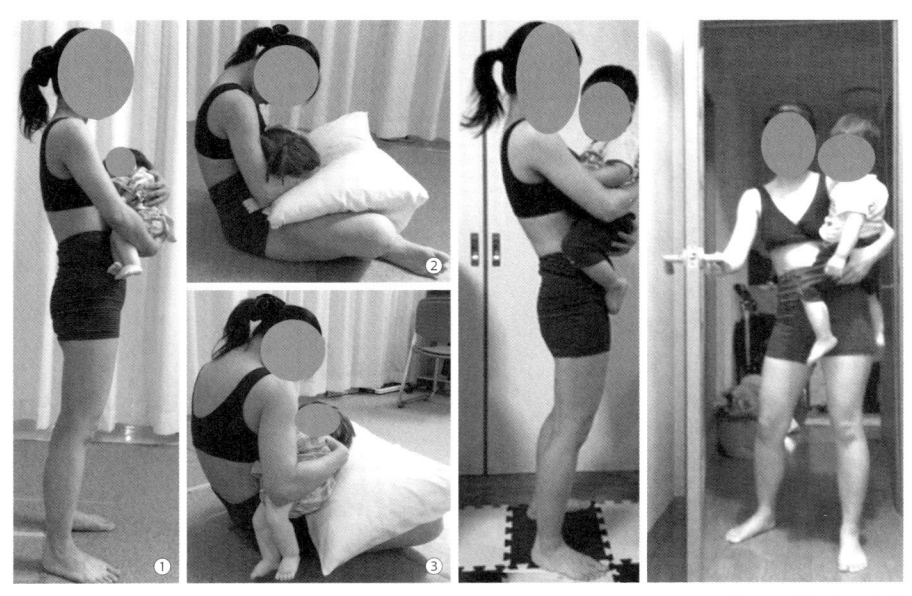

a．産後1カ月　　　　　　　　　　　　b．産後1年　　c．片手抱き（産後1年）

図2　子どもを抱く姿勢
a．妊娠後期の姿勢が継続されていることが多く，子どもを抱くことでより sway-back 姿勢となりやすい（①）．また，頻回な授乳により姿勢の崩れを生じやすく，産後の腰痛などの原因になる（②，③）
b．子どもの体重増加や活発な動きから sway-back 姿勢となりやすい
c．子どもを抱きながら動作を行うことで，左右のバランスが崩れた姿勢になりやすい

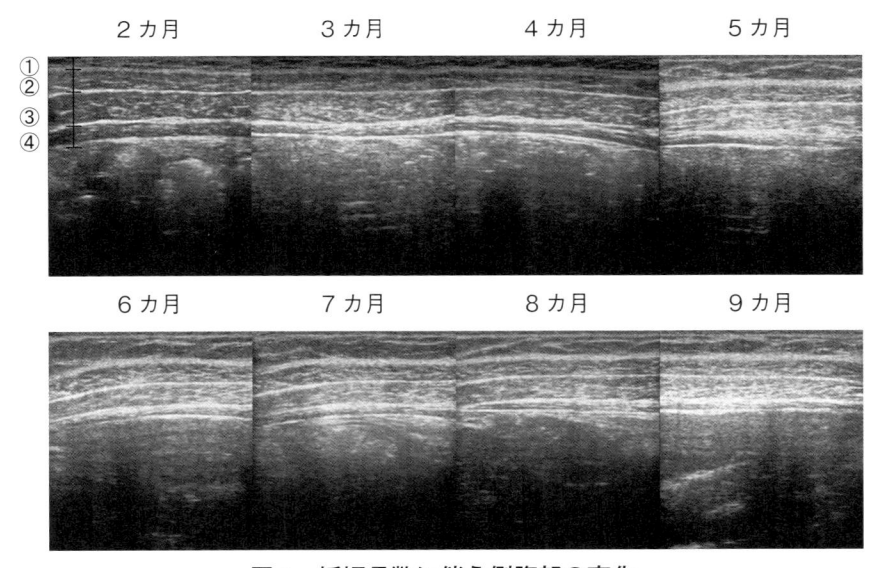

図3　妊娠月数に伴う側腹部の変化
①脂肪層，②外腹斜筋層，③内腹斜筋層，④腹横筋層

た，妊娠後期での寝返り動作では，母体内の胎児移動による腹部の形状変化が生じ，急激な姿勢変化は腰痛だけでなく腹部の張りを促してしまうこともある．転倒予防を含め，腹

3カ月　　　　　5カ月　　　　　7カ月　　　　　9カ月

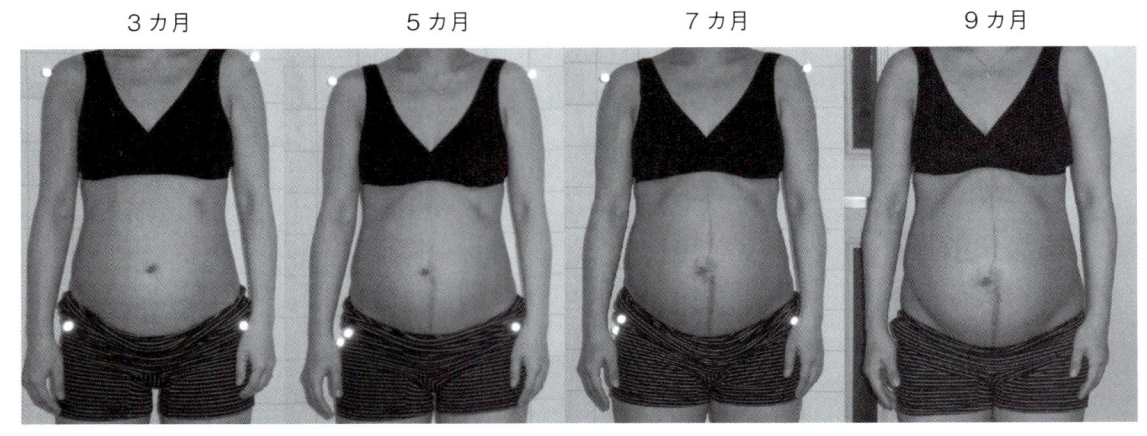

図4　妊娠月数に伴う腹部変化

部を保護する姿勢・動作指導が必要となる．また，産後の育児を想定した姿勢・動作指導も同時に行うことが望ましい．

妊娠・出産によって生じやすい身体トラブルとは

　妊娠・出産によって生じる身体トラブルはマイナートラブルといわれ，さまざまな身体症状が含まれる．理学療法士が主に対応する症状としては，運動器系（腰痛，骨盤帯痛，恥骨部痛，下肢関節痛）が最も多く，続いて泌尿器系（尿失禁）や呼吸循環器系（浮腫）などがあげられる．ホルモンバランスや自律神経の乱れによる精神的症状を生じることも多く，妊婦が抱えている現在の悩みや産後の不安などを話せる環境設定も大事であると考えている．また，出産時に吸引・鉗子分娩となった場合や会陰裂傷・切開を呈した場合には，その後尿失禁や骨盤臓器脱などのトラブルを引き起こしやすい．さらに，乳腺炎などの母乳トラブルの発生は産後の状況しだいであることも多いため，助産師と連携し産後のトラブル予防に努め，またトラブルが生じてしまった場合に備え，対処法を事前（妊娠期）指導することも，また大事であると考えている．

理学療法評価およびアプローチは

　理学療法実施にあたって，対象者が妊婦であることからリスク管理の徹底は必要であるが，通常われわれが行っている評価およびアプローチと基本的には変わらないと考えている．しかし，前述したように妊娠によって女性の身体は変化する．この変化に対応できない状況がマイナートラブルにつながるケースが多い．そのため，著明な変化のある腹部・骨盤帯に着目した評価・アプローチ内容を中心に，マイナートラブルとして発症率の高い腰痛，尿失禁を呈した妊婦のケーススタディを含めて紹介する．

1．理学療法評価およびアプローチ

　評価については通常の展開と同様，カルテ・問診による情報収集から始まる．初回時の問診では，身体機能についての主訴だけでなく，出産に対する不安や産後の不安など妊婦が抱えているさまざまな問題を把握するよう時間をかけて実施している．特に初産婦は，すべてが初めての経験となるため，できるだけ不安感を取り除くことも大事なアプローチの一つであると考える．

　身体機能評価・アプローチについては，い

つ痛む・尿漏れするのか，痛み・尿漏れの再現，どこにストレスを生じているのか，胎児のhold〔(胎児や臓器を) 適切な位置で保持させる機能〕機能（後述）は維持できているか，という点に着目して実施している．以下に，評価およびアプローチの流れを紹介する．

1）姿勢評価

姿勢観察により痛みのある部位に対して，どんなストレスが生じているのか，またどんな姿勢戦略をしているのかを評価する．また子宮が増大する際，左側にS状結腸が存在するため，子宮は自然と右側へ寄せられることになり，これを右軸旋回という．そのため，図4のように臍の位置変化を確認し，胸郭・骨盤による回旋と兼ね合わせて評価する．

2）動作評価

動き方，動きのタイミングを評価する．特に，妊娠数週によって形状が大きく変化する部位については，体重増加や胎児の位置なども考慮して評価する．多くの場合，局所的評価から全体的評価へ展開し，痛みの再現または痛みが軽減する動作パターンを評価する．

- 骨盤（寛骨・仙骨・仙腸関節）の柔軟性・動き方，前後傾のタイミング．
- 腰椎の柔軟性・動き方（屈伸運動・回旋運動）．
- 胸郭・肋椎関節の柔軟性・動き方．
- 股関節・足関節の柔軟性・動き方．
- 頭頸部の柔軟性・動き方．

3）リラクセーション評価

ポジショニングなどを実施しhold機能と同時に評価する．

4）hold機能評価・機能構築

Hold機能評価としては，インナーユニットである横隔膜・多裂筋・腹横筋・骨盤底筋群の機能評価を主に実施している．段階としては，まずはじめに呼吸様式を評価し，触診や超音波診断装置により筋収縮の感覚やタイミング，強さを評価する．腹横筋・骨盤底筋群については，超音波診断装置を使用することが多い[4]（図5）．次の段階として，ストレッチポールなどを使用し腹横筋の評価・アプローチを実施する[5]（図6）．ストレッチポール使用時には背臥位姿勢となるため，仰臥位低血圧症候群に十分に注意し実施時間を定め，ストレッチポールから下りる際には左側へ下りるよう（下大静脈は脊柱の右前方を走るため）介助している．超音波診断装置やストレッチポールによる評価にて，機能低下を呈する筋の左右差も同時に評価する[6]．アプ

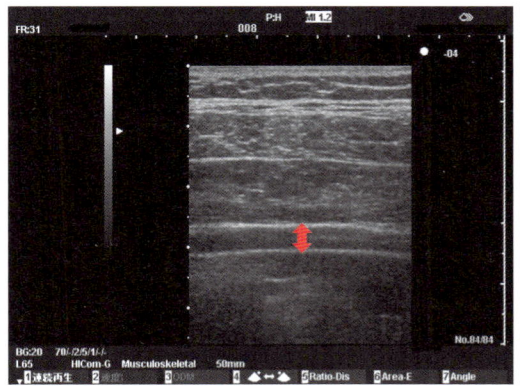

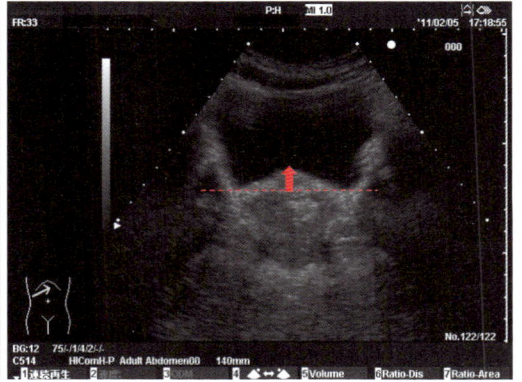

a．腹横筋（矢印：腹横筋厚） b．骨盤底筋群（矢印：膀胱底の挙上量）

図5 超音波診断装置による腹横筋・骨盤底筋群評価画像
a．腹横筋：筋厚変化により収縮の強さやタイミングを評価する
b．骨盤底筋群：膀胱形状変化（膀胱底の挙上量）により収縮の強さやタイミングを評価する

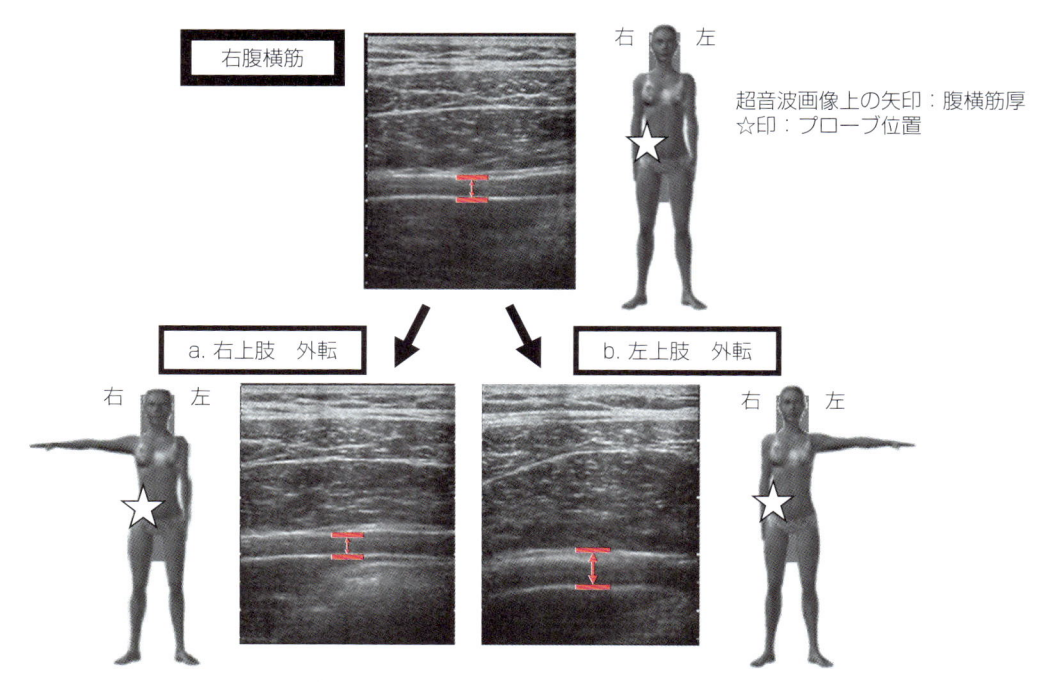

図6 右腹横筋評価（ストレッチポール上背臥位による評価）
a．右腹横筋厚は右上肢外転位（同側）では，開始肢位と比べて大きな変化はない
b．右腹横筋厚は左上肢外転位（反対側）では，開始肢位と比べて筋厚が増大する
　本症例では左上肢外転時にバランス不良を認めたため右腹横筋収縮の低下と評価した

ローチとしては評価の延長と考えて実施しているが，基本的に安静時呼吸の時点で機能低下を認めるインナーユニットが無意識下でも働ける段階になってから次の段階へと移行する．そして，徐々にダイナミックな動作を行う際にも無意識下でインナーユニットの収縮を伴った動きとなるよう練習していく．次に移行する際に，必要があればベルト・さらしなどを使用し，外部からhold機能向上を促すこともある．

5）抗重力位でのhold機能維持

姿勢変化としては，背臥位→側臥位→寝返り→四つ這い→正座→座位→立位→立ち上がり→歩行の順でhold機能を評価・アプローチする．

以上，流れとして記載したが，実際はそのつど痛みの評価や姿勢・動作評価を繰り返しながら理学療法を展開していく．自主トレーニングとしては，呼吸法を中心におのおのの段階に合ったレベルの運動を提示しており，最終的には妊婦自身が自主トレーニングを自己評価により選択し，実施できることを治療目標としている．

次に腰痛・尿失禁を呈した妊婦のケーススタディを紹介する．

2．ケーススタディ1―左腰痛を呈した妊婦（初産婦）

立ち上がり・立位時に，常に左腰痛を呈する（**図7**）．

①姿勢観察・触診により，左最長筋を常に収縮している状態のため収縮時痛と評価．
②座位から立ち上がる際に，左最長筋を収縮させる戦略をとっていると評価．
③超音波診断装置・ストレッチポールにより，腹部を支える機能（hold機能）を評価．

図7 ケーススタディ①―左腰痛を呈した妊婦（初産婦）
a．初回介入時：介入前後での姿勢変化（矢状面，前額面）
b．コンディショニング：介入3・6・9回目介入後の姿勢（全9回介入）

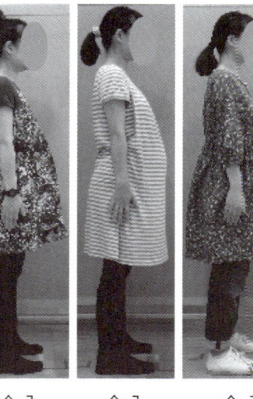

④呼吸（呼気）時の右腹横筋の収縮低下，ストレッチポールでの評価により左上肢外転時にバランスの崩れを認めた．つまり，右腹横筋の収縮低下と評価した．
⑤右腹横筋の収縮低下に起因する腹部hold機能の低下により，左最長筋に過剰収縮が生じていると評価．
⑥右腹横筋の収縮が促されるよう骨盤を補助することで，痛みなく立ち上がりが実施可能であることを確認．
⑦右腹横筋をターゲットにアプローチを実施．超音波診断装置を使用して視覚的フィードバックを利用しつつ収縮感覚を促通．
⑧座位姿勢→立ち上がり・立位姿勢にて右腹横筋の機能維持を目的にアプローチを実施．
⑨自宅で行える自主トレーニング指導を実施（初回時終了：腰痛なしにて終了）．
⑩コンディショニングとして出産直前まで介入．

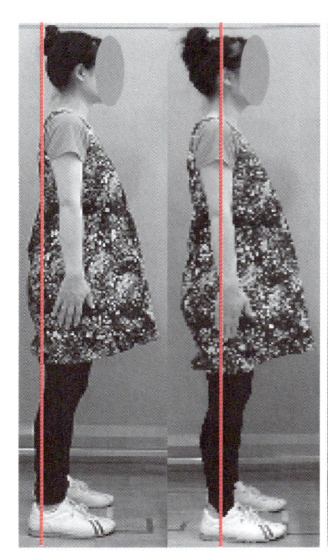

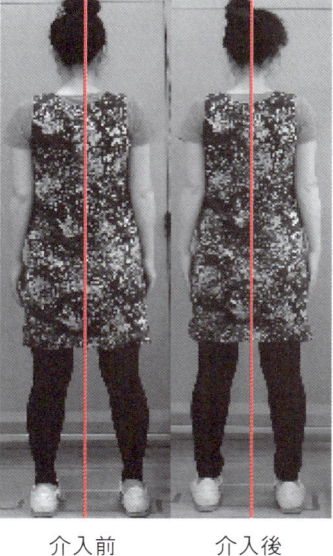

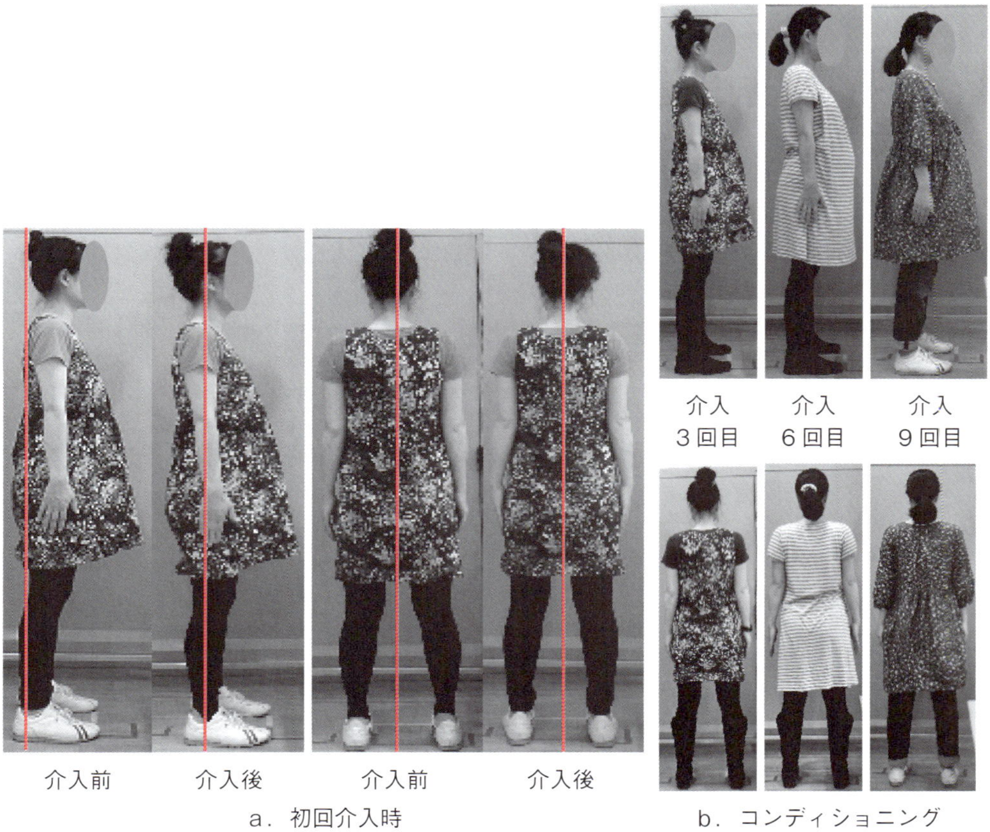

3．ケーススタディ2―腹圧性尿失禁を呈した妊婦（経産婦）

咳やくしゃみで尿漏れを呈する．
①超音波診断装置により，骨盤底筋群・腹横筋の評価．
②骨盤底筋群の機能低下，および骨盤底筋群と腹横筋の分離収縮[※1]が不十分と評価（図8）．

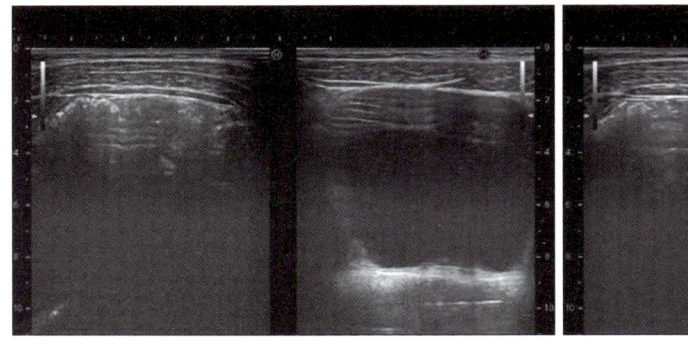

a．腹横筋・骨盤底筋群ともに弛緩　　b．腹横筋のみ収縮（分離収縮）

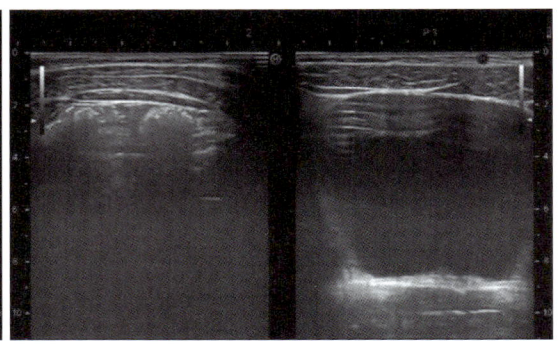

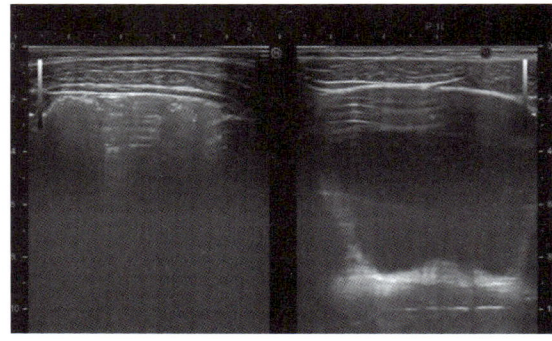

c．骨盤底筋群のみ収縮（分離収縮）　　d．腹横筋・骨盤底筋群ともに収縮（同時収縮）

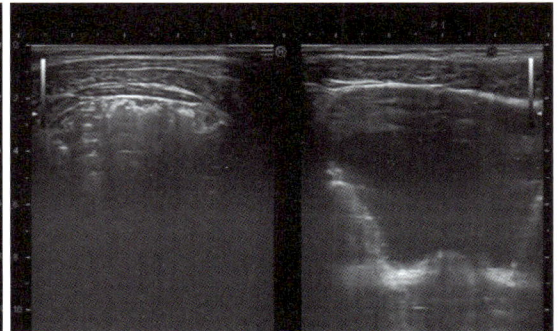

図8　腹横筋・骨盤底筋群の超音波画像による同時・分離収縮評価
プローブを側腹部・下腹部に同時に当て腹横筋（左）・骨盤底筋群（右）の収縮を確認する

③骨盤底筋群・腹横筋の収縮感覚も低下していると評価．
④超音波診断装置により，収縮感覚を促しつつ視覚的フィードバックを利用したアプローチを実施．
⑤自宅で行える自主トレーニング指導・生活指導（**図9**）を実施（初回時終了）．
⑥経過観察・コンディショニングとして，出産直前まで介入し腹圧性尿失禁を改善．

介入の際の留意点

理学療法を実施するか否かについては，産婦人科医が頸管長測定を含め診察を実施し，問題がない場合に適応としている．頸管長測定は，妊娠後期の日常生活において，腹部が張る頻度が増す中で，介入による切迫兆候の有無を確認するテストバッテリーとして実施している．妊娠24週未満で頸管長が30 mm以下であれば切迫早産の徴候であり，25 mm以下では標準的な頸管長に比べ6倍以上早産になりやすいとされている[7]．理学療法実施後にも産婦人科医による頸管長測定を含めた診察を行い，過剰な腹圧がかかっていないかなどの問題がないことを確認し終了としている．

介入中の留意点としては，妊娠初期ではつわりの配慮，後期にかけては腹部の張り・胎動・頻尿に対する配慮などを心がけている．

※1　分離収縮：排便時・分娩時については，腹横筋収縮により腹圧を高める一方で骨盤底筋群は弛緩することで会陰部の怒張を軽減させる必要があると考えられる．同時収縮だけでなく，分離収縮の獲得も大事なアプローチであると考える．

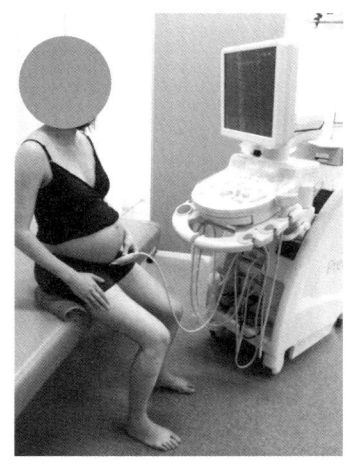

a．視覚的フィードバックを用いつつ骨盤底筋群の収縮感覚を練習

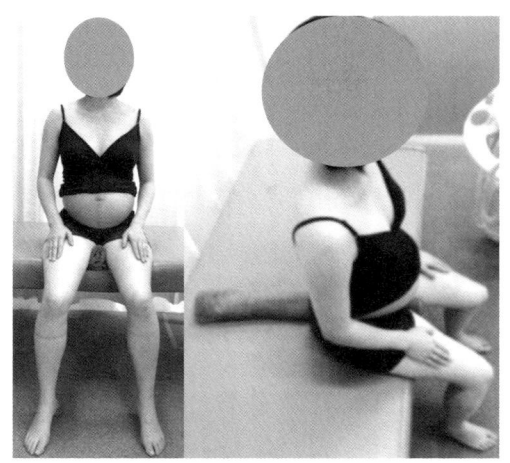

b．会陰部にタオルを当てての骨盤底筋群の収縮練習

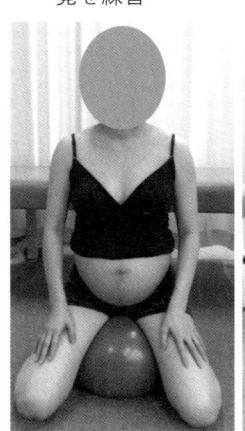

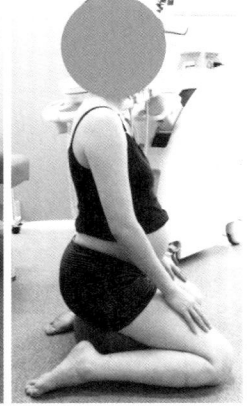

c．会陰部にボールを当てての骨盤底筋群の収縮練習

d．自主トレチェック表（1セット10回骨盤底筋群を収縮させることとし，日常生活で10セット以上を目標にチェック表を利用して実践する）

日付	1/3	1/4	1/5	
①起床時	ー	ー	ー	
②食事の前後	正	正	ー	
③テレビCM中	正下	正正	下	
④トイレ後	正	正下	正正	
⑤就寝時	ー	ー	ー	
合計	17	24	16	

図9　ケーススタディ②—骨盤底筋群に対する介入

　腹部の張りについては，事前に張り止めの薬が処方されていないかなどを確認し，介入中は体位変換などの際に，特に注意を要する．妊婦の自覚症状により対応できることがほとんどであるが，張っていることに気づかない妊婦もいるため注意が必要である．触診によって判断できるものではあるが，腹筋群が収縮した状態とは感覚が異なるため経験を要する．また，腹部の張りが生じやすい時期は，胎動が始まっていることも多いため，常に胎動を妊婦自身に意識してもらい，胎動が感じられない時間が長いと感じたらすぐに知らせてもらうよう指示している．

　自宅指導の一つである会陰マッサージについては，施設によっても指導に差があるものであるが，その行為自体が腹部を張らせてしまう可能性を含むため，開始時期や体の状態を考慮して指導する必要がある．

Conclusion

　妊娠・出産は病気ではないことからマイナートラブルに対するケアが十分行えていないことが多い．妊娠中は腰痛があって当たり前ではなく，また無事に子どもを出産できればよいというわけではない．出産に何十時間もかけて体力を消耗した直後から，昼夜問わずに授乳やオムツ替えといった24時間の育児が始まる．産後は育児の始まりであり，産後の女性へのケアが大事であると同時に，出産前である妊娠期に産後の生活を予測したケアを行うことも大事であると考える．妊娠・出産は，女性にとって一大イベントであり，毎日の育児もイベントである．よりよい妊婦生活・産後の育児を送る女性が増えるために，この領域での理学療法がさらに発展することを期待したい．

文　献

1) 布施陽子：出産と理学療法．PTジャーナル　47：888-894，2013
2) Vleeming A, et al：European guidelines for the diagnosis and treatment of pelvic girdle pain. *Eur Spine J* **17**：794-819, 2008
3) Nilsson-Wikmar L, et al：Effect of three different physical therapy treatments on pain and activity in pregnant women with pelvic girdle pain：a randomized clinical trial with 3, 6, and 12 months follow-up postpartum. *Spine* **30**：850-856, 2005
4) 布施陽子，他：超音波診断装置による腹横筋厚計測の信頼性の検討．文京学院大学保健医療技術学部紀要　**3**：7-12, 2010
5) 布施陽子，他：安静背臥位とストレッチポール上背臥位における腹筋群筋厚の検討．理学療法科学　**27**：77-80, 2012
6) 布施陽子，他：腹横筋機能に着目した体幹・骨盤帯エクササイズ．福井　勉（編）：ブラッシュアップ理学療法．三輪書店，2012，pp108-113
7) Iams JD, et al：The length of the cervix and the risk of spontaneous premature delivery. National Institute of Child Health and Human Development Maternal Fetal Medicine Unit Network. *N Engl J Med* **334**：567-572, 1996

3 産後女性の機能健診

田舎中真由美[*1]

🔒 Key Questions
1. 産後女性の機能健診とは
2. 機能健診の進め方は

妊娠中および産後のマイナートラブルの現状

　妊娠により女性の体は大きく変化し，多くのマイナートラブルが生じやすくなる．なかでも腰痛の発症率は高く，妊娠中の腰痛発症率は50〜70％であると報告がある[1〜3]（図1）．これは胎児の重さを支えるために生じる姿勢性腰痛と，分娩に向けて骨盤輪の靱帯を緩めるリラキシンが分泌されるようになることで生じる骨盤輪不安定症に大別される[4]．しかし分娩を終えても必ずしも妊娠中に生じたマイナートラブルが消失するわけではない．妊娠中と同様の症状が継続または憎悪するケースもあれば，新たなマイナートラブルを生じるケースもある．

　褥婦の腰痛の実態調査によると，産後1カ月までの褥婦の約50％に腰痛が認められ，そのうち23.9％は妊娠以前に発症していた．8.6％は以前の妊娠から軽快しないまま妊娠しており，産褥4日目の腰痛自覚者のうち21.5％が産褥2カ月まで遷延したとの報告もある[5]．

　現在，産科医院の産後1カ月健診時に褥婦の機能健診を実施している．2014年11月からの5カ月間に分娩した褥婦への質問調査データによると，妊娠中になんらかのマイナートラブルがあった症例は88.5％，全体の76％は分娩直後になんらかのマイナートラブルがあり，内訳は腰痛が39.6％，首痛や肩こりが37.7％，便秘が20.9％，お尻・骨盤痛が16.5％，尾骨痛が10.3％であり，腹横筋・骨盤底筋群の機能不全による問題と考えられるものが上位を占めていた．さらに，1カ月健診時に産後のマイナートラブルが継続している人は58.9％であった．そのうち，産後のマイナートラブルに対して骨盤底筋群や骨盤調整の指導を受けた人は1割程度であった[6]．今回は産後に起こりうるマイナートラブルを確認するとともに，機能健診で実施している評価および運動指導を紹介する．

産後機能健診時の評価

　産後のマイナートラブルには，①運動器の問題（恥骨痛や仙腸関節痛，尾骨痛，股関節痛），②骨盤内臓器の排泄・生殖機能の問題，③産後うつがあげられる．このうち，理学療

Mayumi Tayanaka／フィジオセンター

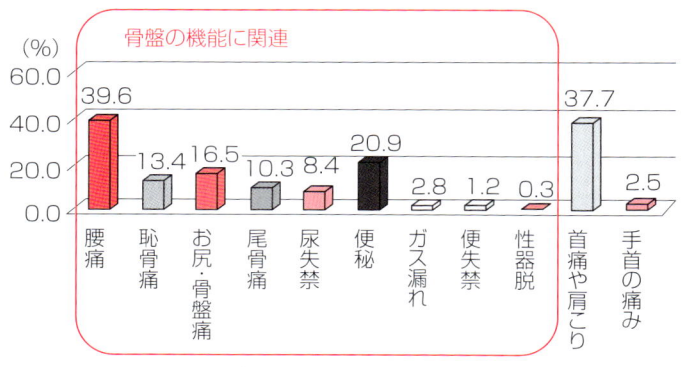

図1 産後のマイナートラブルの内訳

法士による機能健診では①と②に焦点をあてて実施している．産後うつは，産後のホルモンの急激な変化により生じる[7]といわれている．しかし，産後に身体にマイナートラブルを生じている褥婦の初診時の表情は暗く，不安を強く訴えている．初めての育児を前にして自分の不調を抱えていれば，不安が強くなるのは当然である．産後うつと一つにまとめられてしまいがちであるが，身体機能を早期に回復させることで改善できる産後うつもあると考えられる．

褥婦の産後状態を把握するために，退院時に問診票を渡し，妊婦健診時に持参してもらうようにしている．1カ月健診では，まず医師による健診で子宮の復古や会陰部および腹部の創部の回復状態が確認される．同時に問診票を確認し，産後のマイナートラブルが健診時に継続しているケースに対して理学療法士による機能健診と指導の指示が医師から出される．

1．問診と基礎情報の確認

問診票では，妊娠前の腰痛などの有無，妊娠中および産後のマイナートラブルの有無と具体的に健診時に継続しているトラブルを確認している．1カ月健診時に継続しているマイナートラブルを直接確認し，マイナートラブルを引き起こしている可能性のある原因を確認していく．妊娠前から症状が継続している場合は，既往歴を十分に確認する必要がある．妊娠中から症状が出現している場合は，これまでの姿勢や体の使い方に加え骨盤輪不安定症の症状が継続している可能性がある．産後に症状が出現，または憎悪している場合は分娩状況を把握する．分娩方法が帝王切開なのか，または圧出や吸引分娩，鉗子分娩を実施したのか確認する．吸引分娩や鉗子分娩の場合，腟裂傷や会陰裂傷の合併頻度が高くなる[7,8]．よって経腟分娩の場合，分娩時の腟裂傷，会陰裂傷の程度を必ず把握する．会陰裂傷は第1〜4度に分類され，第1〜2度の裂傷に比べ第3〜4度の裂傷は便・尿失禁の発症率が2倍以上になる[9]との報告もある．第2度の裂傷であっても尿失禁やガスの漏れ，便のコントロール不良などのマイナートラブルを訴える症例も多い．したがって，裂傷のレベルを確認する際には裂傷部位も十分に把握しておく必要がある．

2．姿勢と動きの評価（図2）

機能健診では，静止立位におけるアライメント評価，疼痛の訴えがある場合は疼痛を引き起こす姿勢や動作を評価する．褥婦の多くは抱っこ姿勢と同様の姿勢をしている．例えば，右利きの場合は左に乳児の頭がくるように抱っこをすることが多いため，前額面では

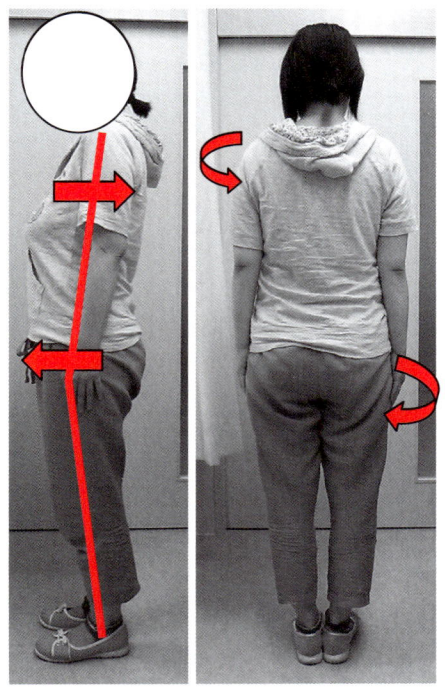

a．矢状面　　b．前額面
図2　機能健診時の褥婦の姿勢

上部体幹は左回旋していることが多い．矢状面では妊娠中と同様に，骨盤が前方偏位し，胸部は後方シフト，頭部は前方シフトしていることが多い．静的アライメントで短縮筋の予測を立てたうえで，さらに前屈，後屈，スクワット，片脚立ち動作から股関節の運動性，体幹の安定性を確認していく．

3．腹部・骨盤帯-股関節の評価
1）恥骨痛，仙腸関節痛，尾骨痛

疼痛を引き起こす動作を確認した後，局所の評価を行う．疼痛部位を圧迫して疼痛の有無を確認し，さらに骨盤輪不安定症に対する関節不安定性の評価を行い陽性または陰性かを確認する．また，テスト時に骨盤底筋群または腹横筋の随意収縮を入れて，その疼痛が変化するか，骨盤帯の圧迫により疼痛の変化があるかを確認していく．恥骨は正中に痛みを生じている場合もあれば，左右どちらか一側に生じている場合もある．左右差がある場合，恥骨結合へ付着する長内転筋の筋緊張を確認する．疼痛がある側の長内転筋の緊張が高いことが多い．骨盤の前傾，前方偏位が強く腰背部の疼痛を訴える場合は，大腿直筋の過緊張が考えられ，股関節の伸展の可動性が低下している．骨盤後傾位で前方に偏位し腰部痛を生じている場合は，ハムストリングスの過緊張が考えられる．さらに股関節外旋位での姿勢制御を行っている場合は，股関節外旋筋群の過緊張も考えられる．過緊張を生じている筋にリリースを行うことで，股関節の柔軟性を向上させることができる．骨盤内回旋があり，骨盤後傾と仙骨および尾骨が回旋している場合は，尾骨筋の一側性の過緊張を認めることが多く，リリースにより股関節の屈曲の可動性を改善できる．

2）腹直筋離開の有無

骨盤輪不安定症があるケースの多くは，腹直筋離開を伴っていることが多い．腹横筋の線維は臍下付近では腹直筋の上方を白線で交差するように走行している．腹直筋離開が重度に残っている場合は，腹横筋の収縮が入りにくく，腰痛や骨盤輪不安定症の原因にもなるため，腹直筋離開の有無とその程度を評価する．経産婦は初産婦に比べて腹直筋離開が健診時に残っていることが多い．

4．コア機能に対する評価―骨盤底筋群の機能評価を中心に

産後の運動器の問題と排泄・生殖機能の問題の共通点として，骨盤底筋群や腹横筋の機能不全が考えられる．妊娠・分娩により，両者の筋肉は過度に伸張または損傷される可能性がある．したがって，コア機能の評価は十分に行う必要がある．

1）骨盤底筋群の静的位置確認（図3）

側臥位にて両坐骨結節を結んだ線に対する会陰腱中心の位置を確認する．機能不全例では，骨盤底筋群の筋機能は十分に回復してい

ないため，両坐骨結節を結んだ線と同程度までの状態であることが多い．

2）呼吸時の骨盤底筋群の位置確認

呼吸パターンを評価する．排泄トラブルがある場合，妊娠後期に引き続いて胸式呼吸を行っていることが多い．胸式呼吸では会陰腱中心の動きは小さい．腹式呼吸を行うと会陰腱中心は吸気で下がり，呼気で元に戻るのが確認できる．

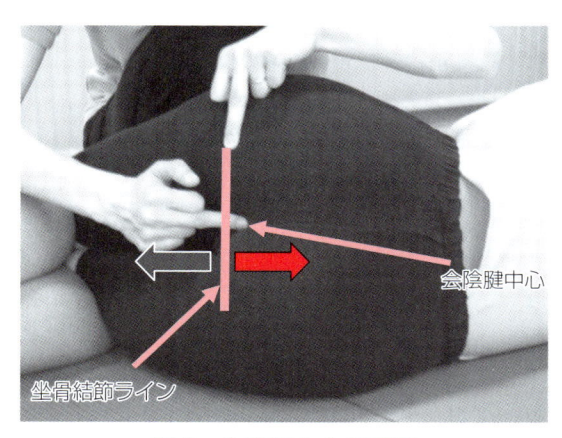

図3　会陰腱中心の評価

骨盤底筋群の静止時の筋緊張は，良好の場合は両坐骨結節を結んだ線よりも会陰腱中心が1～2 cm 頭側に位置している（赤矢印方向にある）．筋緊張の低下の可能性がある場合は，会陰腱中心が尾側にある（黒矢印方向にある）．妊娠後期より会陰は下降するため，1カ月健診時には坐骨結節のライン上に位置しているケースが多い

3）骨盤底筋群の随意収縮の可否を確認

会陰腱中心を触診して随意収縮時に腱中心が頭側に挙上するのを確認する．腱中心の動きが確認できない，または収縮感覚が低下している場合は，超音波画像診断装置を用いて骨盤底筋群の随意収縮時の挙動を確認している．排泄トラブルがある例では，逆に腱中心を下方に押し出す動きが触診でき，超音波画像診断装置をみても膀胱の後下面が下方に押し出されるのが確認できる（**図4**）．この時，腹部を確認すると外腹斜筋の過剰収縮を高めて下腹部を膨隆させている，または腹部全体を膨隆させているのが確認できる（**図5**）．

4）腹横筋収縮時の骨盤底筋群の位置を確認

腹横筋の随意収縮を行い，会陰腱中心の動きを確認する．正しくできていれば腱中心の位置はあまり変化しないか，わずかに挙上する．誤って腹斜筋群を使用している場合は，会陰腱中心は下方へ押し出される．

5）下肢挙上時の骨盤底筋群の位置を確認（図6）

両下肢を交互に挙上させる．この時，骨盤底筋群をはじめとするコア機能が十分機能できていない場合は，骨盤の回旋や下腹部の膨隆が確認できる．さらに超音波画像診断装置を用いて確認すると，下肢の挙上時に膀胱が

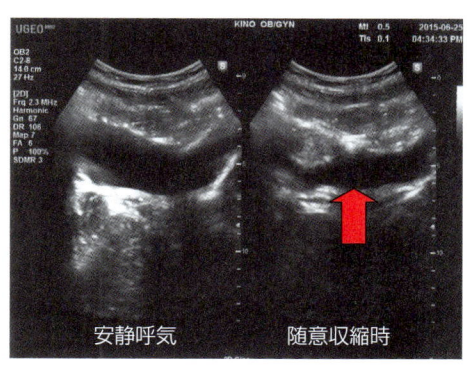

a．適切な骨盤底筋群の随意収縮　　　　b．誤った骨盤底筋群の随意収縮

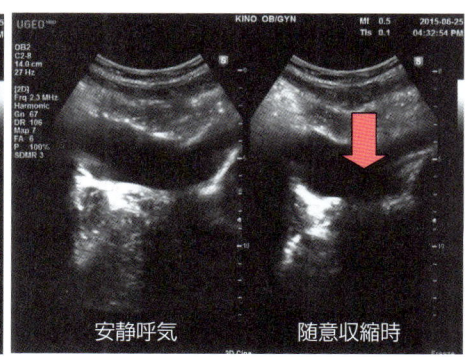

図4　超音波画像診断装置を用いた骨盤底筋群の随意収縮
　a．適切な骨盤底筋群の収縮ができていれば，膀胱の後下面は上昇する
　b．誤った骨盤底筋群の収縮では，膀胱全体が下方に押し出される

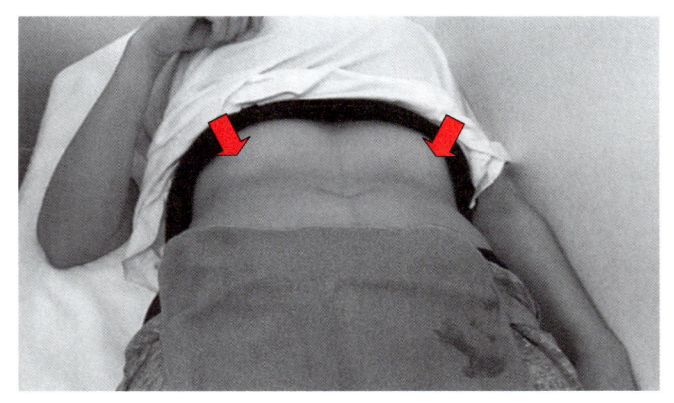

図5　誤った骨盤底筋群の随意収縮時における腹壁の動き

誤った骨盤底筋群の随意収縮の際は，外腹斜筋の収縮が優位に認められ，下腹部は膨隆する．または腹部が全体的に膨隆する．図は外腹斜筋の収縮が早期に起きている

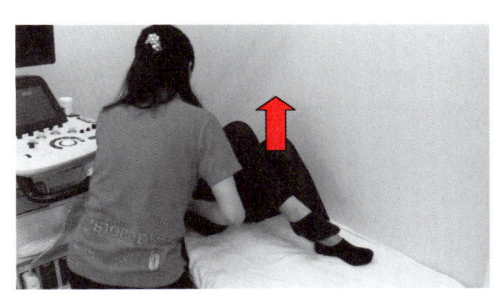

a．膝関節屈曲位での下肢挙上　　　b．膝関節伸展位での下肢挙上

図6　超音波画像診断装置を用いた腹圧上昇課題時の骨盤底筋群に対する評価

骨盤底筋群の機能不全がある場合，下肢または上肢の挙上時に骨盤底筋群は下降する．図では超音波画像をモニターし，骨盤底筋群の位置を保持したまま下肢の挙上運動の可・否を確認している

下方に押し出されるのを確認できる．尿意コントロールがうまくできなかった症例では，立ち上がりや手を上げるなどの腹圧上昇課題により膀胱が下方に押し出される時に尿意切迫があった．立ち上がりや下肢の挙上，上肢の挙上動作前に骨盤底筋群の随意収縮を行うと尿意切迫を消失させることができた．

5．胸椎-上肢の評価

1）肩こりや腱鞘炎

連続する，または誤った抱っこ姿勢により過度な胸椎の後弯と頭部の前方シフトが認められるため，胸椎の伸展の可動性を確認する．また，deep front arm line[10]が短縮している可能性があるので，小胸筋，上腕二頭筋，前腕屈筋群の筋緊張を確認していく．

産後機能健診時の運動指導

1．胸椎の可動性（図7）

頸部痛や肩こりを生じているケースは胸椎の後弯，頭部の前方偏位が乳児の抱っこにより増強しているため，胸椎の伸展可動性を図るエクササイズを実施している．必要なケー

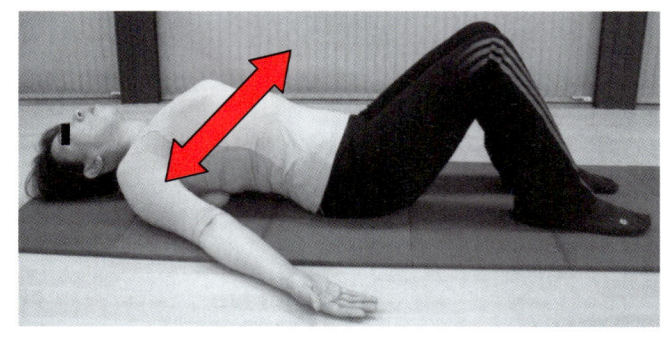

図7 胸郭のリリース
胸郭後面にボールを置き,ボールに胸郭を当てるように胸郭を左右に動かし,腹斜筋を間接的にリリースする.また,deep front arm line を意識してリリースすることもできる

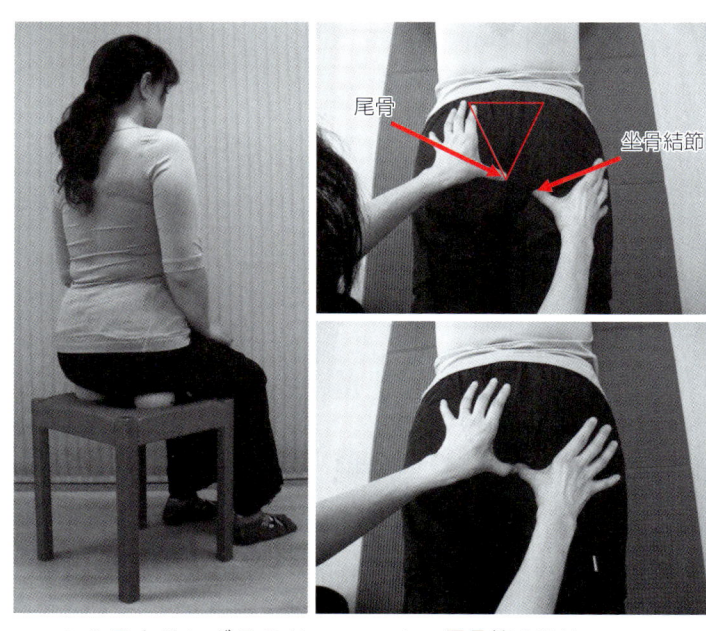

a. ハムストリングスのリリース

b. 尾骨筋のリリース

図8 股関節周囲筋のリリース
a はハムストリングスのリリースを示している.坐骨結節の前にボールを置き,自重でリリースを行っている.b は尾骨筋のリリースである.尾骨および坐骨結節の位置を確認し,尾骨筋のリリースを行う

スには大胸筋・小胸筋のリリースを行う.軽度の腱鞘炎であれば,胸椎部へのアプローチのみで症状が消失することもある.腱鞘炎の症状が重度の場合,前腕屈筋群の筋緊張が高いことが多く,手部が前腕に対して掌側に偏位しているので,前腕屈筋群をリリースする.

2.股関節の可動性(図8)

骨盤輪不安定症は,股関節の可動性低下により骨盤輪が過剰に可動することで生じる.骨盤の後傾を引き起こすハムストリングスや内転筋群,梨状筋,尾骨筋のリリースにより骨盤内回旋が改善する.産褥期は骨盤輪が依

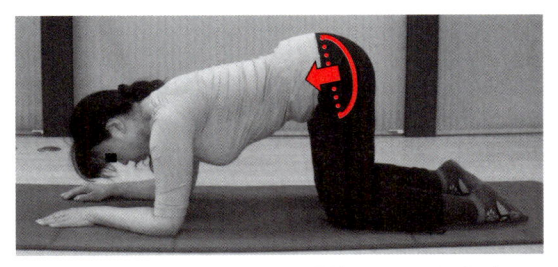

図9 骨盤底筋群・腹横筋エクササイズ

肘を床面についた四つ這い位での骨盤底筋群のエクササイズ．骨盤底筋群を収縮させると下腹部もへこむのが確認できる

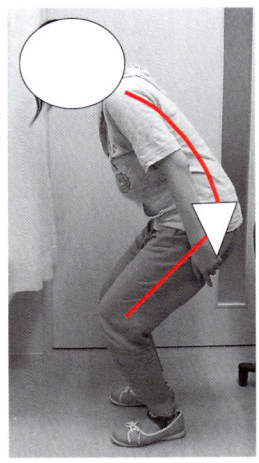

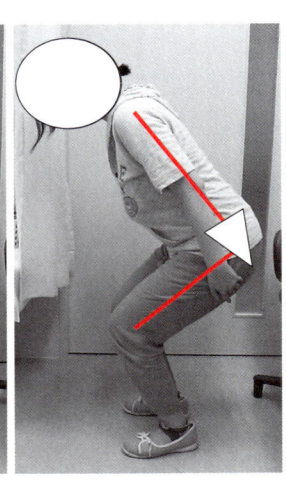

a．骨盤後傾が早期に生じ，腰椎の屈曲を伴うスクワット

b．腰椎-骨盤をニュートラルに保ち，股関節を適切に屈曲させたスクワット

図10 日常生活動作の指導

産褥期において，骨盤帯疼痛を伴うケースの多くは左図の戦略パターンを用いた立ちしゃがみ動作を行っていることが多い

然として不安定であるため，内転筋のリリースをする際は，骨盤を圧迫するなど安定化させたうえでリリースを行う必要がある．

3．コア機能エクササイズ（図9）

重度の機能不全例に対しては，呼吸法の指導から実施し，骨盤底筋群を介したエクササイズを指導する．超音波画像を見ながらバイオフィードバックを行い，初回から筋肉の収縮感覚の獲得につなげることが重要である．しかし，骨盤底筋群のエクササイズが困難であっても，腹横筋の収縮により骨盤底筋群が挙上する場合は，腹横筋の収縮を介して指導を行う．回復状況に合わせて，10秒以上の収縮コントロールや下肢の挙上や上肢の挙上などの腹圧上昇課題時の収縮エクササイズを実施する．

4．日常生活の指導

1）授乳姿勢の確認と指導

産後1カ月健診時には誤った授乳姿勢により，腰痛や肩こりをきたしているケースが多い．したがって，脊柱はニュートラルに保ち，体を乳児に近づけるのではなく，授乳クッションを有効に用いて授乳を行うように指導する．

2）骨盤ベルトの装着指導

産後1カ月では，まだ骨盤輪は妊娠前の状態にまで回復していないことが多い．特に，骨盤帯疼痛のある症状に対しては装着を指導する必要がある．また，装着していても誤った装着をしている場合もあるので，上前腸骨棘より下方で恥骨結合を圧迫するように骨盤ベルトを装着するように指導する．

3）適切な体の使い方（図10）

産後骨盤ベルトを装着していても，寝返り動作や立ち上がり動作時に骨盤帯疼痛を訴える症例は多い．腹横筋・骨盤底筋群の指導を行うと同時に，痛みを生じる動作の際に，事前に前述の筋群の収縮を行うように指導する．

骨盤を後傾，脊柱を屈曲させた姿勢でのオムツ替えや，立ちしゃがみ動作の繰り返しにより，腰痛・骨盤帯疼痛が引き起こされることも多い．したがって，動作時には，股関節を適切に屈曲させ，脊柱はニュートラルに保つことが重要である．

4）衣服の指導

産後に骨盤輪が十分に回復するまでは，股関節の動きを阻害するような股上の浅いジーンズなどは控えるほうがよい．股関節の動きが抑制されるため，腰部や仙腸関節部にストレスが加わりやすくなる．

> **Conclusion**
>
> 現在，産科医院にて産後の1カ月健診時の褥婦に対して医師による診察と質問紙による問診をもとに，マイナートラブルの症状が継続している症例に対して機能健診および指導を実施している．機能健診で対応する褥婦のマイナートラブルは腰痛，恥骨痛，仙腸関節痛，尾骨痛などの運動器の問題と尿失禁や便失禁，骨盤内臓器の排泄・生殖機能の問題であり，妊娠・出産による腹横筋・骨盤底筋群の機能不全により生じている問題と考えられる．症状によっては健診時の指導だけでなく，数カ月に及ぶ継続指導が必要な場合もある．医師・助産師との連携により，産後早期に理学療法士による機能健診および指導を行うことで，マイナートラブルの遷延や将来的に引き起こされるトラブルを防ぐことができると考える．

文献

1) Ostgaard HC, et al：Prevalence of back of pain in pregnancy. *Spine* **16**：549-552, 1991
2) Wang SM, et al：Low back pain during pregnancy, prevalence, risk factors, and outcomes. *Obstet Gynecol* **104**：65-70, 2004
3) Kristiansson P, et al：Back pain during pregnancy：A Prospective Study. *Spine* **21**：702-708, 1996
4) Ostgaard HC, et al：Regression of back and posterior pelvic pain after pregnancy. *Spine* **21**：2777-2780, 1996
5) 福山智子：褥婦の腰痛の実態と介入第1報　質問紙調査による腰痛の特徴と関連要因の検討．母性衛生　**55**：136-143，2014
6) 田舎中真由美，他：産後の骨盤機能の実態調査とその分析—理学療法士による褥婦321名の質問紙調査から見えてきたもの．母性衛生学会，2015
7) 医療情報科学研究所（編）：病気がみえる10 産科．メディックメディア，2008
8) 坂元正一，他（監）：プリンシプル産婦人科学2 第2版．メジカルビュー社，2002
9) 坂口けさみ，他：分娩時の第3～4度会陰裂傷を引き起こす要因とその後の臨床的排便・排尿機能に及ぼす影響について．母性衛生　**47**：153-160，2006
10) Myers TM：Anatomy Trains Myofacial Meridians for Manual and Movement Therapists. Churchill Livingstone, Edinburgh, 2001, pp159-165

4 腹直筋離開と産後女性の体幹
―その形状と機能の関係

Diane Lee[*1]
訳：高橋堅太郎[*2]

> 🔒 **Key Questions**
> 1. 腹直筋離開とは
> 2. 腹直筋離開に対する機能的評価とは
> 3. 理学療法アプローチによる機能的改善とは

はじめに

　腹壁は，体幹機能において重要な役割を担っており，妊娠や出産によって外見的にも機能的にも重篤かつ長期的な影響を生じる可能性があることは，よく知られている（**図1**）．

　腹直筋離開（DRA：Diastasis Rectus Abdominis）として周知されている白線の幅の増大や腹直筋間の亀裂は，腹部の外観や体幹機能に大きく影響することから，機能改善に向けて離開した腹直筋を閉じることが必要であると多く考えられてきた．

　DRA を有する女性は，その離開が手術適応となるか疑問を抱くことが多い．しかし保存療法が適応なのか，手術が適応なのかを判断するための臨床家向けのガイドラインは現在存在しない．

　2006 年，どの症例を治療の対象とするべきなのか，医師に照会するべきなのか，さらにはどうやって離開した腹直筋を閉じるべきなのかという疑問が湧き，そこからこのような

図1　腹直筋離開（DRA）を有する症例の腹壁
DRA は，腹壁の形態（外観）と機能に影響を及ぼすため，多くの産後女性にとって懸念するところである

症状を呈する産後女性に対する研究[1]を進めるに至った．

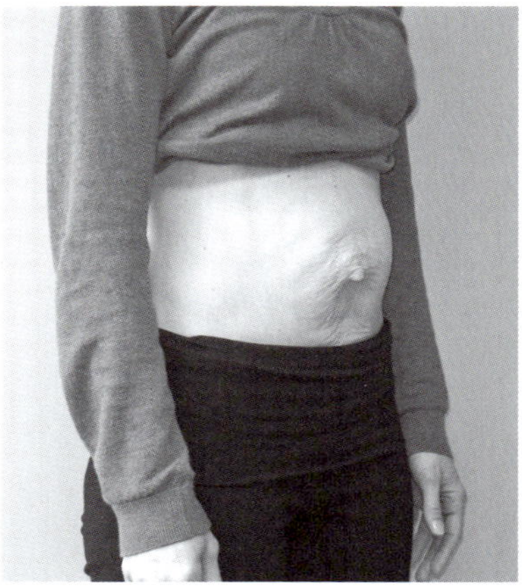

① 白線の幅がどの程度までなら腹壁としての機能を十分に果たせるのか？
② 腹部の外観と機能を修正するために DRA を閉じる最良の方法はどのようなものか？
③ DRA を呈する産後女性に対して手術を勧めるうえで，鍵となる客観的所見は存在するのか？

[*1]Diane Lee/Diane Lee & Associates
[*2]Kentaro Takahashi/愛宕病院リハビリテーション部

妊娠に関連する腰部骨盤帯痛と腹直筋離開

妊娠に関連する腰部骨盤帯痛はよくみられるもので，その有病率は妊娠中が45％，そのうちの25％は産後も痛みが継続する[2]．産後に痛みが改善することもよくあり，継続的な疼痛や能力障害を呈する女性は5〜8％にとどまる[2,3]．

妊娠に関連する腰部骨盤帯痛の原因には，さまざまなシステム（要素）が関連し，その中に関節系（仙腸関節や恥骨結合），神経系〔体幹の深部筋群と表在筋群の運動制御障害や，神経因性疼痛，神経痛様疼痛症候群（neuralgic pain syndromes）〕，内臓系（内臓系の位置を維持する構造の変容），筋・筋膜系（白線や骨盤内筋膜の断裂やゆるみ）などが含まれる．これらのシステムの不良が最終的には，体幹における力の伝達不良や種々の症状，機能的な愁訴などにつながる．

妊娠中および産後のDRAの発生に関する研究はわずかである．Boissonnaultら[4]は，初産婦71名に対して1年間の追跡調査を行い，66％が妊娠後期にDRAを呈し，そのうち36％は産後7週まで離開の幅が異常に大きな値を示していたことを確認した．さらに小規模の研究では，6名の調査対象全員に妊娠30週でDRAを認めたという報告がある[5]．Fernandes da Motaら[6]も84名を対象に同様の調査を実施し，妊娠35週の時点で対象の100％にDRAを認め，うち40％には産後6カ月の時点においても認められたと報告した．Coldronら[7]は，産後の女性115名の調査を行い，超音波画像を用いて腹直筋間距離（IRD：Inter-Recti Distance）を産後1日，2カ月，6カ月，12カ月の時点で計測した．初産婦の腹直筋および白線の幅を69名の同年齢未産婦と比較した結果，4時点すべてで初産婦の幅が大きかった．これらの値は，産後8週の時点で変化がみられなくなり，12カ月の時点においてもコントロール群と同等の値にはならなかった．Liawら[8]は，IRDの減少と腹壁の機能改善は産後6カ月までみられるが，正常値までには至らなかったと報告している．

このようにDRAは妊娠中，出産後ともによく認められる所見である．しかし，この筋・筋膜系の障害と持続する腰痛や骨盤帯痛とを関連づけた研究は現在のところ見当たらない[6]．また，前述した研究論文には人種に関する記述がなく，日本人女性を対象とした研究の情報について筆者は把握していない．

白線と腹直筋鞘の解剖

腹筋群が分節間や骨盤内の剛性に関与するメカニズムの一つとして，筋膜系の張力があげられる[9,10]．白線の完全性と機能が腰部骨盤帯のフォームクロージャー（閉鎖位）やフォースクロージャー（閉鎖力）モデルに関与していることは示唆されているが[11〜14]，現在のところ体幹に負荷がかかっている時の白線を対象とした研究は実施されていない．

腹筋群は，体幹の深部筋および表在筋システムの両方に属し，体幹内もしくは体幹の局所間において骨盤内や分節間の動きのコントロールに必要な力を発揮する．グレイの解剖学書[15]によると，白線は腹横筋（transversus abdominis），内腹斜筋（internal oblique），外腹斜筋（external oblique）の筋膜の連続体である（図2）．

Tuplerら[16]は，この筋膜性連結は腹横筋が収縮した時，コルセットの紐を締める時のようにIRDを狭める働きをすると唱えた．その理論や画像はすばらしかったが，その背景にある解剖学が正確性を欠くものであったため，支持できるものではなかった．

Axerら[17,18]は，共焦点レーザー顕微鏡（confocal laser microscopy）を用いて内側腹直筋鞘

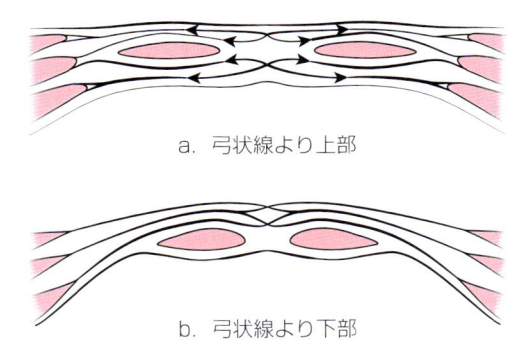

図2 グレイ解剖学による白線における腹筋群の筋膜性連結（文献15）より引用）

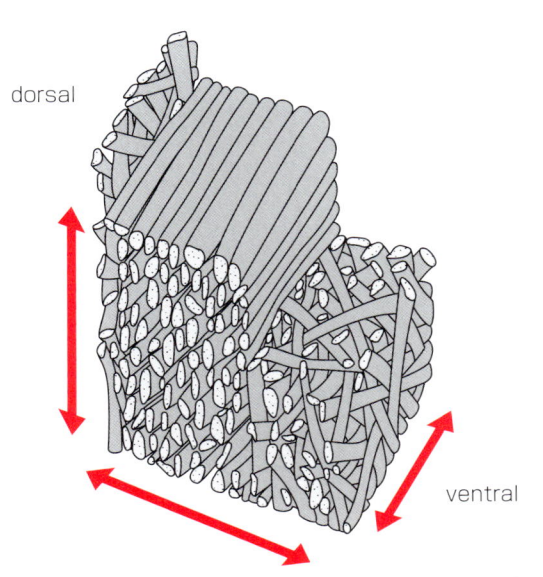

a. 弓状線より上部
b. 弓状線より下部

図3 共焦点レーザー顕微鏡検査で観察した白線の状態（文献17, 18）より改変引用）

背側のコラーゲン線維の走行に対して，腹側のコラーゲン線維の走行が乱雑であることが確認できる．白線の後壁の整列した水平線維は腹横筋由来のものであり，乱雑な線維配列をしている腹側は内腹斜筋と外腹斜筋由来の線維である（Diane G. Lee Physiotherapist Corp より許可を得て再投稿）

と白線のコラーゲン線維の配列を研究し，多少の個体差は認められたが，おおよそ一定の細線維の配列パターンが認められたと報告している．

基本的に白線は，前後方向で3つ，頭尾側方向で4つの領域に分けることができる．

前後方向においては前方から後方へ，細線維が斜走する表層腹側領域，水平方向に配列する中間領域，斜走する薄い背側領域と並ぶ（**図3**）．

頭尾側方向においてはコラーゲン線維の形態学的特徴に基づき，4つの領域に分類できる．まず1番目の臍上部領域は，すでに述べたとおり細線維構造を有する．2番目の臍部領域には，臍部の輪状のコラーゲン細線維束があり，それは白線の細線維束と織り交ざる．3番目は移行部領域と呼ばれ，斜走する細線維が主であり，横走する細線維の層が薄くなっている．この領域は背側腹直筋鞘の細線維束が腹側腹直筋鞘に分布するようになる領域に相当する．4番目の弓状下部領域は，最も尾側に位置し，臍上部領域と同様の線維配列をなしている．

Axerら[17,18]は，また細線維束の平均直径（厚み）が臍上部領域のほうが小さく（したがって，白線がより薄い），これが一次性のヘルニアが臍下部領域ではなく臍上部領域と臍部領域にのみ出現する理由であると推察している．

臨床的にDRAは，4つの領域すべてで生じうるが，臍部領域と臍上部領域に生じやすい．白線の領域別の線維数は男女間で有意な差がみられ[19]，またコンプライアンス（変形のしやすさを示す）についても水平面，斜面のどちらか一方で男女間に有意な差が認められた．女性においては，臍下部領域で水平線維のほうが斜走線維と比較して多く（60.4% vs 39.6%），男性では逆に斜走線維のほうが水平線維よりも多かった（62.5% vs 37.5%）．男女共通して，白線のコンプライアンスが最大であったのが長軸方向（頭尾側方向）で，最小は臍下部領域における水平方向であった．臍下部領域において女性は，男性と比較して多くの水平線維を有していた（60.4% vs 37.5%）．

コンプライアンステストでは，女性の臍下

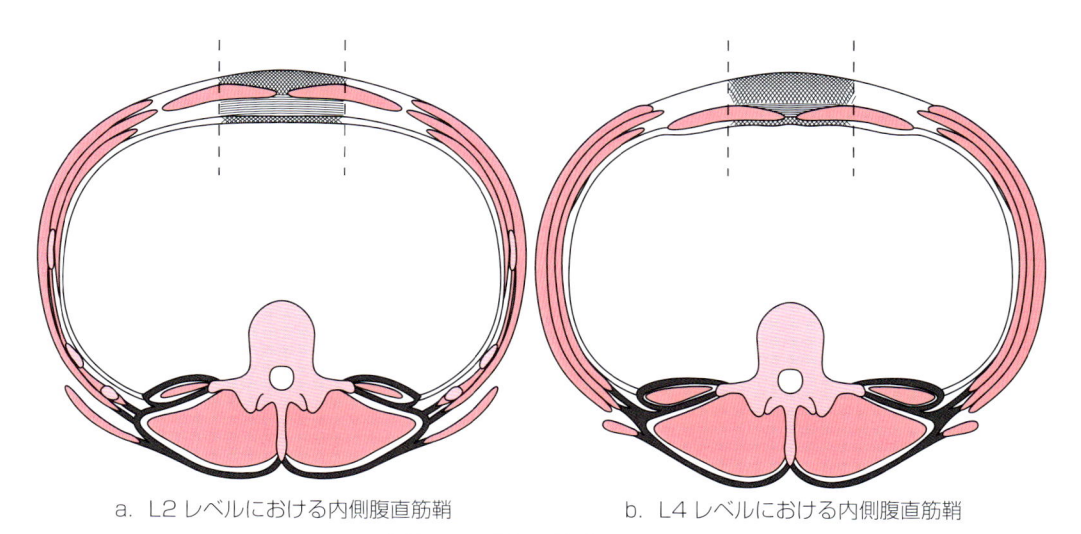

a. L2レベルにおける内側腹直筋鞘　　　　b. L4レベルにおける内側腹直筋鞘

図4　白線および胸腰筋膜の形態の模式図
Axerら[17,18]は腹直筋鞘の外側面とその筋鞘に関連する筋膜のコラーゲン線維の配列については調査をしなかったため，この領域については図示されていない（Diane G. Lee Physiotherapist Corpより許可を得て再投稿）

部領域が水平面におけるすべての領域の中で最小であった．本研究において調査対象となった女性のうち1名は未産婦で，彼女の水平面における線維走行分布とコンプライアンスは男性群のものと類似していた．Gräßelら[19]は，白線が妊娠中の腹圧増加に伴い，その線維数と線維サイズを増大して適応していると推測している．しかし，この仮説を支持するエビデンスは，まだ存在していない．

外腹斜筋，内腹斜筋と腹横筋の筋膜は，左右の腹直筋を包み込む封筒のような鞘を形成する．「グレイ解剖学（**図2**）」[15]によると，次のとおりである．内腹斜筋の腱膜は，腹直筋の外側縁で2つの層板に分かれ，そのうちの一方は外腹斜筋の腱膜と交わりながら腹直筋の前方を通る．もう一方は，腹横筋の腱膜と交わりながら腹直筋の後方へ向かう．そして，これらは腹直筋の内側縁で再びつながり白線に入る．この腱膜の配列は，肋骨縁から臍と恥骨結合の中間点までの範囲で存在し，筋鞘の後壁は軽く下に凹のカーブを描く腹直筋鞘弓状線で終わる．このレベルより下位では，3つの筋の腱膜はすべて腹直筋の前方を通り，それより下位では腹直筋の筋鞘は欠如しているため，腹直筋は横筋筋膜により腹膜と隔てられている．内腹斜筋と腹横筋の腱膜は肋骨縁のところまでにしか存在しないので，それより上位では腹直筋鞘の後方はなくなり，筋は直接肋軟骨の上に付着し，外腹斜筋の腱膜に覆われるだけである．

Axerら[17,18]は外側腹直筋鞘の調査を行っていないため，この部分においてコラーゲン線維の配列は不明である．しかし，内側腹直筋鞘に関してはコラーゲン線維の配列を調査しており，興味深いことを発見した．内側腹直筋鞘は，臍上部領域，移行部領域，弓状下部の3つの領域に分けることができる．臍上部領域（**図4a**）に関しては，内腹側腹直筋鞘では線維が，互いに織り交ざりながら斜めに走行しているのに対し，内背側腹直筋鞘では主に水平に走行している．内腹斜筋の腱膜が，この領域において腹直筋を囲むように分離するかという点に関しては記載されていない．2番目の領域である移行部（臍下部）領域では，背側水平線維束が腹直筋鞘の腹側へ移行し始める．この移行は急に始まるものではな

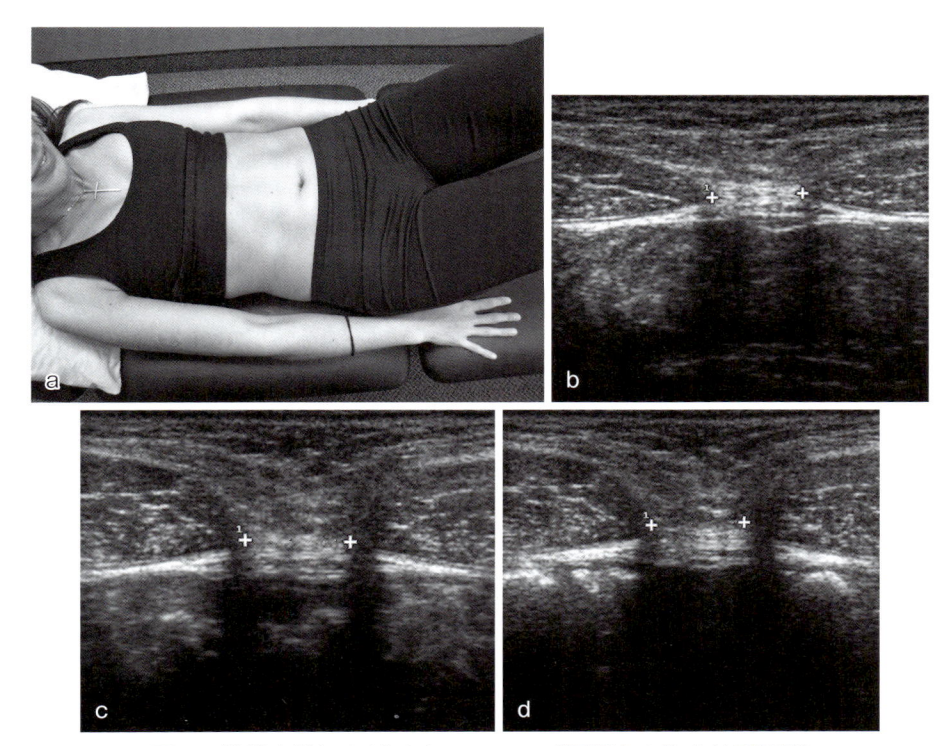

図5 健常女性におけるカールアップ課題中の腹直筋間距離

a．正常では，Auto-CU課題中に胸骨下角の角度は変動しない（増大も減少もしない）．白線に関しても膨隆や凹みなどは生じない（視診または触診にて）．白線は，CU課題中，常に剣状突起・恥骨間で張力が発揮されていなければならない

b．これは安静時における臍上部の左右腹直筋とそれに付随する白線の超音波画像である．腹直筋間距離（IRD）は1.09 cmであり，Beerら[20]によると正常値である．後方腹直筋鞘と白線の，安静時エコー輝度（明るさ）に注目してほしい

c．Auto-CU課題中，IRDが広がらず，ゆがみも示さない状態がよい

d．CU課題に対して先行的に腹斜筋を収縮するよう指示されても，白線動態に変化は認められない

く，むしろ臍の数cmにわたって生じる[17,18]．弓状下部（**図4b**）では，背側の腹直筋鞘はごくわずかなコラーゲン線維であるのに対し，内側は厚みを増していく．この研究者らは，弓状線や半環状線に類似するようなものはどの領域にも存在せず，弓状線に関してはまさに移行地帯であり，その線維は高い可変性を有すると示唆している．白線の幅を異常と特定できるためには，正常値もしくは未産婦における平均値を特定することが重要である．

Beerら[20]は，2009年に超音波画像診断を用いて，20〜45歳の健常未産婦150名の白線の幅に関する研究報告を行った．IRDの計測は白線上の剣状突起部，臍上3 cm，臍下2 cmの3カ所で実施された．彼らは3カ所ともに共通して数値にばらつきがみられることを発見し，IRDの平均値を剣状突起部で7 mm±5，臍上3 cmで13 mm±7，臍下2 cmでは8 mm±6であったと報告している．なお，幅がこれら以上である場合は異常と判断された．

健常者の腹直筋間距離

われわれは，MyLab25超音波画像診断装置（Biosound Esaote）と12MHz直線型プローブを用いて，健常男性と未産女性17名のIRDを3点（臍部，臍上部，臍下部），3課題下で計測した[1]．

2.55 cm：安静時

1.99 cm：カールアップ中（腹横筋の動員なし）

2.85 cm カールアップ中（腹横筋の動員あり）

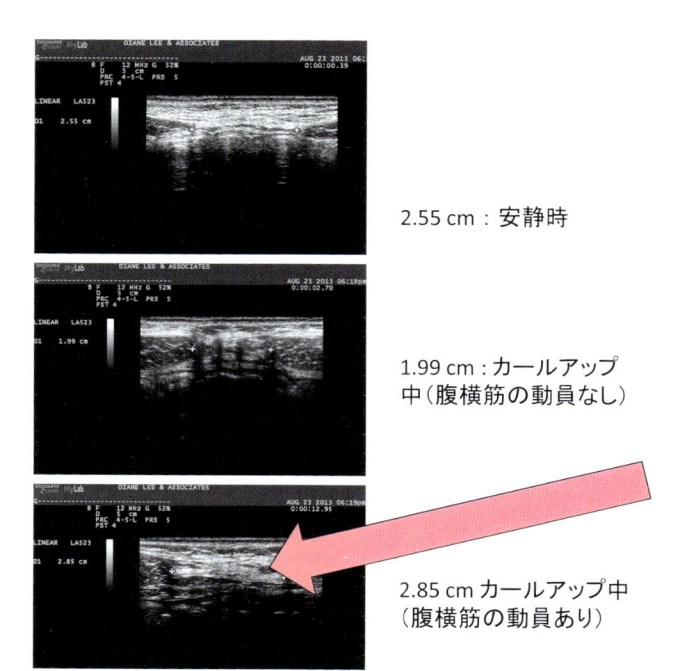

カールアップにおける白線の形状と張力に注目してほしい
張力＝フォースクロージャー

図6　機能的腹直筋離開

これらの超音波画像はDRAを有する女性の臍上部の白線と腹直筋内側部を安静時（上），Auto-CU中（中），TrA-CU中（下）に撮影したものである．注目すべき点としては，彼女の戦略が改善されるにつれて，白線のゆがみが変化している点とエコー輝度が増強している点である．さらに注目すべきは，腹直筋間距離が2.85 cmまで腹筋群の同時活動により拡大している点であり，これは彼女の無意識下での戦略の時（1.99 cm）よりも約1 cm広がっている（Diane G. Lee Physiotherapist Corpと文献21）より許可を得て再投稿）

①安静膝立て臥位．
②具体的な指示を与えずに頭頸部屈曲のみのカールアップ課題（以下，Auto-CU）．
③先行的に深部体幹筋群（骨盤底筋・腹横筋を含む）の収縮を行った状態での，頭頸部屈曲のみのカールアップタスク（以下，TrA-CU）．

健常被験者17名全員に，白線の張力と最小限のゆがみが確認された（エコー輝度の増加と左右腹直筋間の垂直線）．なお，白線の張力は安静時と両方の戦略時（Auto-CUとTrA-CU）ともに触知可能であった．これらコントロール群におけるIRDとゆがみに関しては，安静時・課題間で違いがみられなかった．**図5**は被験者1例の，白線上のある一点（臍部）においてみられた所見を示している．

腹直筋離開を有する女性における腹直筋間距離と白線の動態

DRAを有する女性26名を対象に，前述した2種類のカールアップ課題を行った時の白線の動態について比較検討した[1]．さらに白線の体幹における力の伝達に関わる能力を，以下の3つの課題下にて確認した．

①一側股関節を屈曲した片脚立位．
②背臥位で下肢伸展位挙上．
③先行して深部筋システムの収縮を入れたカールアップ課題TrA-CUと，入れていないカールアップ課題Auto-CU

DRAを有する女性のAuto-CU課題では，安静時と比較してIRDの減少が認められたが（**図6**）[21]，白線のゆがみは増加が認められた．それに対して腹横筋に先行的に収縮を入

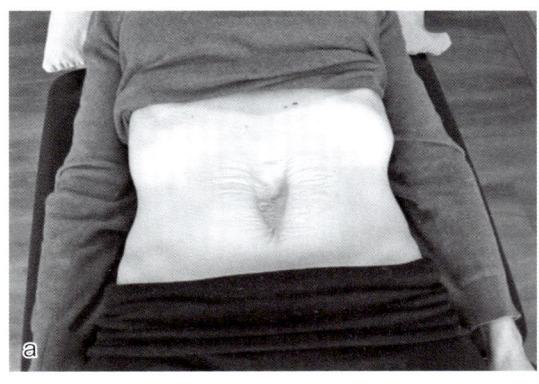

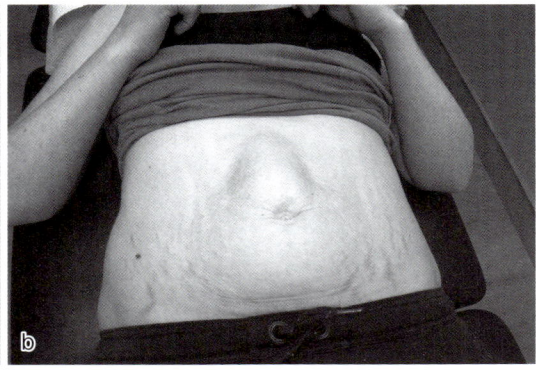

図7 カールアップ課題における腹直筋離開の外観
a．DRA を有するこの女性は，内腹斜筋が著しく優位な戦略を用いており（胸郭が広がるのが確認できる），カールアップ時に横隔膜を上方に引き込み，つまりは腹腔内圧を減少させている．結果として，ゆがんでいる白線の陥入が生じる
b．こちらの DRA を有する女性は，外腹斜筋が著しく優位な戦略を用いており，カールアップ中，横隔膜を腹腔へ押し下げている．そのため腹腔内圧は上昇．結果として，ゆがんでいる白線のドーム状の膨らみが生じる

れている TrA-CU では，IRD の幅は減少したが，Auto-CU に比べて幅は大きかった．白線のゆがみは減少した．これらの発見は，DRA を有する産後女性に対して IRD を挟める運動戦略が白線のゆるみを増強し，ゆがみ（ドーム様，陥没様）を生み出す可能性を示している．

これらの臨床的意義として，従来のリハビリテーションにおいて IRD を増大させる因子として否定されてきた腹横筋の収縮は，IRD を増大させることは懸念されるが，機能的にも美容的にも改善につながることが考えられる．

臨床家は，IRD を狭めることを中心とした運動戦略にばかり焦点をあてるべきではない．特に，その運動戦略が白線のゆがみを増強するのであれば，なおさらである．

今回の研究では，DRA を有する被験者全員で3つの課題すべてにおいて体幹を介した力の伝達が最適でなく，一つないし複数の関節・領域で力の伝達不良が認められた．超音波画像を併用し触診と観察を実施したところ，いずれの課題においても，最もコントロール不良の所見を示した領域は，IRD が最も大きく，かつ白線の張力が最も低い領域と関連性があるように見受けられた．しかし，これらは臨床的観察から得た所見であり，実際に調査したわけではない．

腹直筋離開を有する者のカールアップ課題における戦略

DRA を有する被験者は，それぞれカールアップ課題をさまざまな戦略で行っており，その多くは最適な腹筋群の協働作用ができていないことが確認された．内腹斜筋の収縮が著しく優位で，外腹斜筋あるいは腹横筋の同時活動は，あったとしてもごくわずかであるという所見が数名で認められた（これらは臨床的観察に加え超音波画像を用いて確認された）．

その他の被験者においては，腹横筋の同時活動の有無に関係なく外腹斜筋が優位であった．

横隔膜が胸郭内に引き上がっている場合，白線が背側へ落ち込み（腹腔へ陥入する；図

7a），逆に腹腔内圧を著明に増加させる戦略の場合は，白線が腹側へドーム状に膨らむ傾向があった（**図7b**）．両方の戦略において，白線に著明なゆがみが認められた．なかには，カールアップ課題で明らかに理想的な腹筋群の同時収縮戦略が確認されたが，白線の張力はごくわずかであったという被験者もいた．

白線の評価

カールアップ課題は，臨床的に白線の機能とその完全性を評価するために用いられる（ビデオを参照：https://learn.dianelee.ca/free-resources）．

① 患者は頭の下に枕を敷き，膝立て臥位をとる．
② 白線の安静時張力は，臍部・恥骨結節間にて確認する．
③ 続いて患者に，頭部を胸に向かって屈曲し，そのまま肩上部（肩甲骨）がベッドから離れるまでカールアップを行うよう伝える．

注意点は以下のとおりである．

① 白線の膨らみや陥入（白線の張力の低下やゆがみを示唆する；**図7**），もしくは腹壁全体の膨らみ（腹横筋の先行的収縮の不足を示唆する）．
② 胸骨下角の角度変化（角度の増加は内腹斜筋が優位であることを示唆し，角度の減少は外腹斜筋が優位であることを示唆する）．
③ 臍部・恥骨結節間の白線の全4領域において張力を発揮する戦略を無意識下で実行できるかどうか．

なお，Auto-CU課題中の腹部の戦略に対する評価は，臨床的診断および超音波画像診断の両方を実施した（可能なケースのみ）．

① 腹壁の触診に関しては，両母指を腹横筋の深さまで沈め，ゆるみが増強してゆ

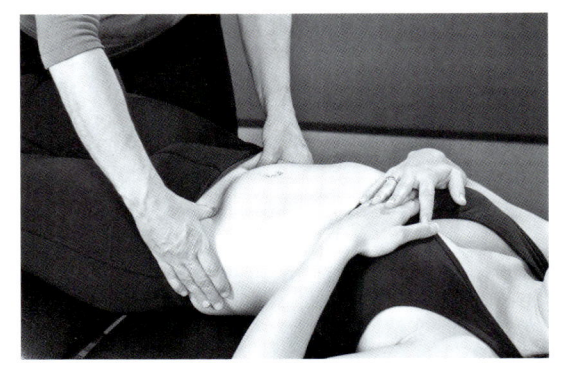

図8 腹壁筋群の動員戦略を評価するための手の置き方

触診では深さはきわめて重要であり，腹横筋筋膜と同様の深さで実施する．患者が骨盤底筋をわずかに収縮させると，両側に腹横筋筋膜の張力が増えるのが触知できる．さらに骨盤底筋の活動を強めると，両側内腹斜筋が活性化され，検者の母指を腹部から押し出す

んでいる白線を触診する．その深さを維持したままセラピストは，両母指間で筋膜の張りを触知できるまで左右へ引き離す（**図8**）．患者には骨盤底筋を収縮してもらう（肛門から恥骨後面に糸が伸びていることをイメージし，徐々に肛門括約筋を収縮しながら肛門を前方の恥骨に向かって引き上げる）．

② 理想的反応
（ア）初期より腹横筋の筋膜の左右対称的な張力により母指が中に引き込まれる．
（イ）直後に母指の外側で内腹斜筋の膨らみ（この収縮により母指は腹部から押し出される）と外腹斜筋の筋膜張力が触知できる．

③ 理想的でない反応
（ア）両側，ないし左右どちらかの腹横筋の動員が認められない．
（イ）腹横筋の先行的収縮の有無に関係なく，内腹斜筋・外腹斜筋の筋活動に左右の非対称性が認められる．

腹横筋の先行的収縮の反応を評価するため

a．Auto-CU

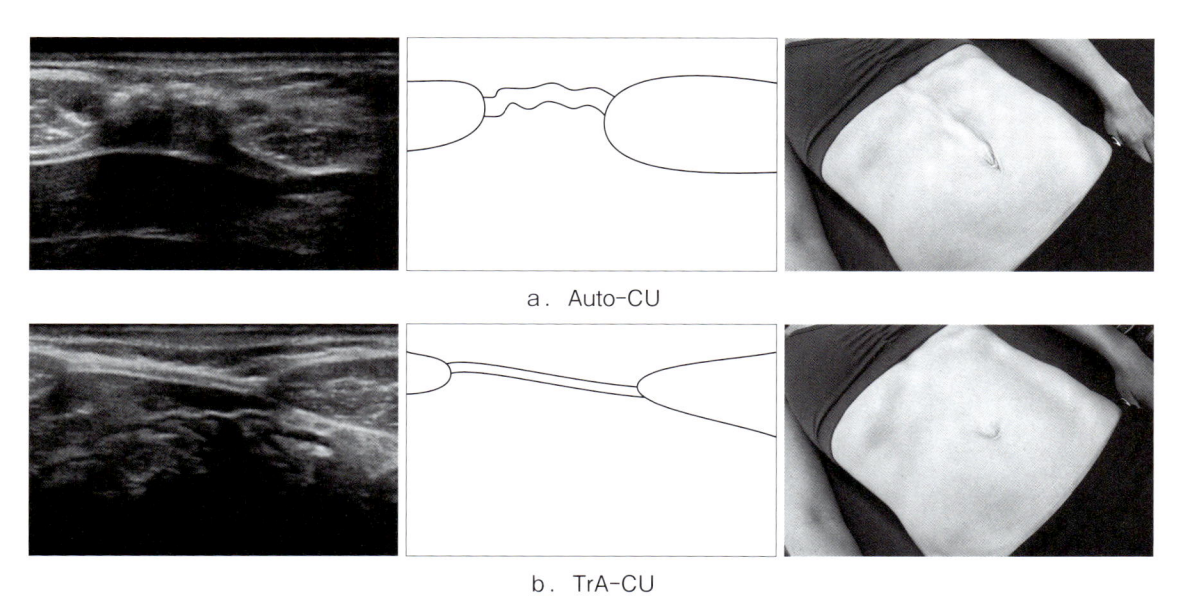

b．TrA-CU

図9 2種のカールアップ課題における白線の形状の違い
　このDRAを有する女性の，Auto-CU（内腹斜筋優位，わずかな腹横筋の活動）とTrA-CUにおける白線の形状・機能の違い（緊張の発生，ゆがみの減少）に注目してほしい．bの写真ではDRAが閉じたようにみえるが，IRDは広がっている．

には，患者が腹横筋を両側ともに動員し，それを維持したままカールアップ課題（TrA-CU）を実行できるかどうかを確認する．もし，これら（腹横筋の先行的収縮とカールアップ）が可能であれば，臍部から恥骨結節間の白線における張力を再度触知することが可能である．もし，患者がこの理想的なカールアップ戦略を用いることで白線に張力を発揮させることが可能であり，かつゆがみを減少させることができるのであれば，理学療法介入は腹壁を外見的にも機能的にも改善させる有効な手段である（**図9**）．しかし，もし腹筋群の動員が不十分で，理想的な戦略のように白線に張力を発揮させることや，ゆがみを減少させることが困難な場合は，理学療法の介入が有効でないことが考えられる．このような場合，外科的な白線の修復が必要となる可能性が高い（腹直筋縫縮による腹壁形成術；下記参照）．

腹直筋離開に対する治療

　一つの治療あるいは運動プログラム，プロトコルだけですべてのDRAを形態的・機能的に改善することはできない．筆者らは，これまでDiane Lee & Associates（https://www.dianelee.ca/）においてこのような状態を呈する数多くの女性，男性，子どもを統合システムモデル（ISM：Integrated System Model）を用いて助けてきた（2007〜2013年[22]，2013年〜現在）．

　ISMは個人を多面的に捉えるプログラムであり，個々の患者のさまざまな課題に適用できるものである．したがって，さまざまな課題において，機能的な体幹の力の伝達が可能となるよう最適な腹壁の動員戦略を獲得することがゴールであるDRAを有する者にも適している．

　治療は，神経筋系の抑制によって生じる胸部（胸部リングに起因するもの），腰椎，骨盤のねじれを修正するテクニックや，体幹（第

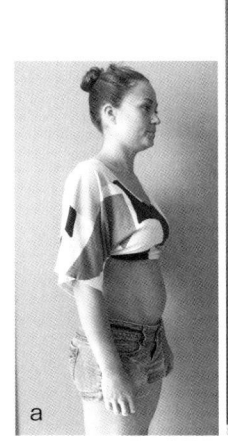

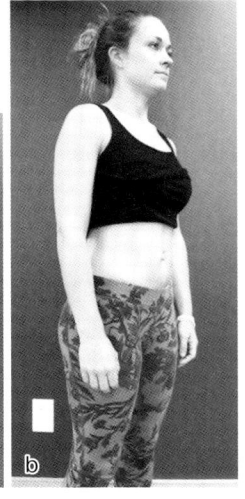

図10 腹直筋離開を有する女性への介入側
a．こちらは産後13カ月の女性で，右外腹斜筋が著しく優位であることと，右腹横筋の活動低下が確認された．この女性の超音波画像は図6に示してある
b．これは腹壁のバランスのとれた協働活動を再獲得するためにISMを用いて4週間トレーニングした後の腹壁である

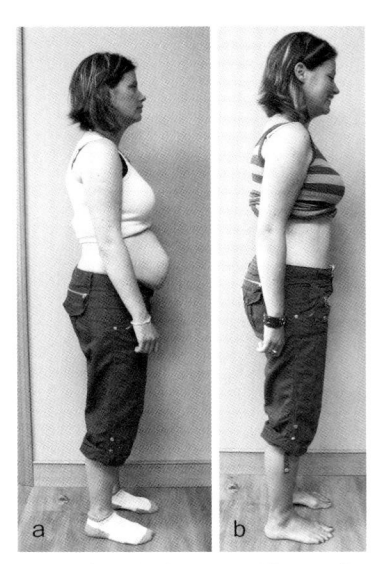

図11 腹直筋離開を有する女性への介入例（外科的修復実施）
a．この女性には積極的な理学療法介入を行ったが，外観的にも機能的にも腹壁の改善が認められなかった．外科的な修復が勧められ，白線に対する腹直筋縫縮術と，腹部の皮膚に対する腹壁形成術が施行された
b．5週間後にISMトレーニングを開始することができ，腹壁に対して外観的にも機能的にも満足な結果を得た

3胸部リングから骨盤底と股関節まで）のすべての筋の活動を調和させ，協働作用を促通するテクニック，さらに意味のある課題における体幹の最適な力の伝達を可能にするシナプスの再結合を促通するための動作練習や教育などが含まれる．

　注目すべきは，最適な戦略を獲得した時のカールアップ課題実施時にみられる白線動態の変化である．多くの女性が適切な個別指導後に，白線の張力を維持し，ゆがみを減少させた状態でカールアップ課題が実施可能となる．加えて，初期に確認されていた関節・局所の力の伝達不良は4～6週の治療プログラムの末，コントロール可能となった．彼女らの多くは外観的にも姿勢的にも改善を実感しており，産前の状態まで機能回復が得られた．（**図10**）

　特徴的であったのは，これらの治療を実施したことにより，IRDが一部の女性では広が

り，逆に一部では狭まり，また何名かでは不変であったことである．しかし，なかにはDRAを有する者で，カールアップ課題を実施する際に腹筋群の最適な動員戦略ができるようになったにもかかわらず，白線の張力発揮やゆがみ減少に結び付かなかったケースも存在する．これらの女性は，これらのプログラムでは腹部の外観的・機能的な改善を得ることはできなかった（**図11a**）また，これらの女性に共通して確認されたことは，次のとおりである．

①複数の機能的課題の遂行時に，胸部と腰椎さらに骨盤を含む（もしくは含まない），関節のコントロールが不良．
②理学療法介入後は，腹部キャニスターを構成する深部・表在筋群の理想的な神経・筋機能を獲得．

③一見，理想的な戦略を獲得した後も，単独ないし複数の該当関節のコントロール能力は欠如したままである．
④深部筋群の収縮やわずかなカールアップタスクでは，白線に張力を発揮させることもゆがみを減少させることも不可能であった．

これらの女性のうち多くは，その後，腹筋に対する外科的縫縮術と腹壁形成術を施行し白線の修復を行っている（**図11b**）．その後は全員が数回のISM理学療法セッションにより腹壁の理想的な戦略をとることが可能となり，全員が完治した．

謝 辞

DRAの有無を問わず白線の動態に関する研究に対してサポートおよびご教示をしていただいたPaul Hodges教授に感謝いたしております．さらにQueensland大学のClinical Centre of Research Excellenceにこれらのコンディションに対する研究環境を提供していただけたことに感謝いたします．そして，QOL（Quality of Life）改善のためのよりよい方法を求めて，われわれのところを訪れていただいた方々には，おのおのの物語と筆者が負うべき挑戦を教示していただいています．今もなお，クリニックと患者一人ひとりから筆者に最高の学びを与えていただいていることに感謝いたします．

Conclusion

DRAは白線と左右腹直筋を含む筋・筋膜系の機能障害であり，胸郭・腰椎・骨盤間における力の伝達メカニズムを損なうことにつながるおそれがある．機能的には，IRDを変化させることよりも，白線で張力を発生させ，ゆがみを減少させることが重要である．これまで行ってきた研究をとおして，われわれは相当な臨床的知識を習得した．そのため，現在は仮説段階である疑問に対してより正式な臨床研究を発展させることが可能となっている．まず，白線の幅がどの程度までであれば手術を検討せずに済むのか？　白線に十分な張力を発揮させ，かつゆがみを最小限に抑えることで，腹部キャニスターを構成する関節に対して機能的にフォースクロージャーを成立させられることを考えると，それが腹直筋間距離となんらかの関連性があるとは考えにくい．次に，DRAを閉じ，体幹の機能を改善させる最善の方法は？IRDやDRAを閉じることが，機能やパフォーマンスを改善させるための必須要素ではない．必須要素として考えられるものは，左右腹直筋間におけるゆがみを減少させることと張力を発生させることであり，つまりはそれが体幹の制御をはじめとする機能を満たすための要素である．DRAを有する者には，その個人の神経筋系の異常に対する個別的なプログラムが必要である．そのため，単純なDRAに対するプロトコルや一般的な運動プログラムなどが全員に対して有効なわけではない．

文 献

1) Lee DG, et al：Behaviour of the linea alba during a curl-up task in diastasis rectus abdominis：an observational study.（submitted）
2) Wu WH, et al：Pregnancy-related pelvic girdle pain（PPP），I：Terminology, clinical presentation, and prevalence. *Eur Spine J* **13**：575-589, 2004
3) Ostgaard HC, et al：Postpartum low-back pain. *Spine (Phila Pa 1976)* **17**：53-55, 1992
4) Boissonnault JS, et al：Incidence of diastasis recti abdominis during the childbearing year. *Phys Ther* **68**：1082-1086, 1988
5) Gilleard WL, et al：Structure and function of the abdominal muscles in primigravid subjects during pregnancy and the immediate postbirth period. *Phys Ther* **76**：750-762, 1996

6) Fernandes da Mota PG, et al：Prevalence and risk factors of diastasis recti abdominis from late pregnancy to 6 months postpartum, and relationship with lumbo-pelvic pain. *Man Ther* **20**：200-205, 2015
7) Coldron Y, et al：Postpartum characteristics of rectus abdominis on ultrasound imaging. *Man Ther* **13**：112-121, 2008
8) Liaw LJ, et al：The relationships between inter-recti distance measured by ultrasound imaging and abdominal muscle function in postpartum women：a 6-month follow-up study. *J Orthop Sports Phys Ther* **41**：435-443, 2011
9) Hodges P, et al：Intervertebral stiffness of the spine is increased by evoked contraction of transversus abdominis and the diaphragm：in vivo porcine studies. *Spine (Phila Pa 1976)* **28**：2594-2601, 2003
10) Richardson CA, et al：The relation between the transversus abdominis muscles, sacroiliac joint mechanics, and low back pain. *Spine (Phila Pa 1976)* **27**：399-405, 2002
11) Vleeming A, et al：Relation between form and function in the sacroiliac joint. Part Ⅰ：Clinical anatomical aspects. *Spine (Phila Pa 1976)* **15**：130-132, 1990
12) Vleeming A, et al：Relation between form and function in the sacroiliac joint. Part Ⅱ：Biomechanical aspects. *Spine (Phila Pa 1976)* **15**：133-136, 1990
13) Snijders CJ, et al：Transfer of lumbosacral load to iliac bones and legs. Part 1：Biomechanics of self-bracing of the sacroiliac joints and its significance for treatment and exercise. *Clin Biomech (Bristol, Avon)* **8**：285-294, 1993
14) Snijders CJ, et al：Transfer of lumbosacral load to iliac bones and legs. Part 2：Loading of the sacroiliac joints when lifting in a stooped posture. *Clin Biomech (Bristol, Avon)* **8**：295-301, 1993
15) Williams PL：Gray's Anatomy 38th ed. Churchill Livingstone, New York, 1995
16) Tupler J, et al：Lose Your Mummy Tummy. Da Capo Press, Cambridge MA USA, 2004
17) Axer H, et al：Collagen fibers in linea alba and rectus sheaths. *J Surg Res* **96**：239-245, 2001
18) Axer H, et al：Collagen fibers in linea alba and rectus sheaths. I. General scheme and morphological aspects. *J Surg Res* **96**：127-134, 2001
19) Gräßel D, et al：Anisotropy of human linea alba：a biomechanical study. *J Surg Res* **124**：118-125, 2005
20) Beer GM, et al：The normal width of the linea alba in nulliparous women. *Clin Anat* **22**：706-711, 2009
21) Lee D, et al：Postpartum thoracolumbar pain associated with diastasis rectus abdominis. Jones MA, et al (eds)：Clinical Reasoning for Manual Therapists 2nd ed. Elsevier (at press)
22) Lee D：The Pelvic Girdle 4th ed. Churchill Livingstone, Edinburgh, 2010

理学療法士へのメッセージ 3

内科における性差の考慮

田中美緒[*1]

はじめに

　筆者の外来には女性が多い．女医であるためか，女性社員が多い職場の嘱託産業医を複数つとめるためか，特に女性外来と銘打っているわけではないが，いつしか携わる内科診療，健康相談のほとんどが女性になった．

　内科を訪れる女性の身体症状の訴えは実に多彩で，ライフスタイルや社会的背景も多岐にわたることが特徴の一つであるが，その根底に女性特有の病態が隠れていないかどうかを判断するため，女性に多い疾患を把握しておくことが重要と考える．

　女性をみることが多い医師の立場から，女性の健康管理に携わる折に知っていてほしい病態，特に理学療法の現場において筋骨格系の異常につながる可能性がある疾患3つを最近の知見と私見を交えて解説する．

鉄欠乏・鉄欠乏性貧血

　近年，わが国では女性の鉄欠乏が増加の一途をたどっている．厚生労働省が行う国民健康・栄養調査では，月経周期がある10〜40代女性の実に2人に1人が鉄の摂取不足とされている．

　鉄の欠乏というと，まず「貧血」が思い浮かぶ．確かに体内の鉄のおよそ3分の2は赤血球のヘモグロビンとして存在するため，鉄欠乏の代表的な病態の一つが鉄欠乏性貧血ではある．全身に酸素を届けるヘモグロビンが不足するため，動悸や息切れ，めまい，易疲労性が出現することが知られているが，健康診断などで鉄欠乏性貧血を指摘されていても，慢性的な症状がほとんどのため，よほどの症状がなければ放置していることが多い．もちろん貧血の状態になっていれば，全身が酸欠になるため，さまざまな不具合が起こってくることは予測できるが，健康診断で貧血の基準にあてはまらなくても潜在的な鉄欠乏が起こると，実に多彩な症状を呈することは意外と知られておらず，最近話題になっている．

　鉄は，アデノシン三リン酸を生み出す電子伝達系において必須酵素の活性に関わっている．つまり，鉄が足りないと栄養をとっているにもかかわらずエネルギー生産が十分にできなくなり，倦怠感，脱力感，冷え症などの原因になると考えられている．この機序により，ダイエットをしているにもかかわらず体重が減らないことも鉄不足に由来する可能性がある．

　また鉄は，脳の神経伝達物質であるドーパミン，セロトニン，ノルアドレナリンの合成プロセスにも関わっており，鉄不足によりこれらがうまく合成されないことで，前向きな思考ができなくなったり，憂うつな気分が続いたりする「うつ状態」が起こることが示唆されて

[*1] Mio Tanaka／医療法人社団隆記会田中医院

いる．足に文字どおり，むずむずした異常感覚が生じる「むずむず脚症候群（restless legs syndrome）」は鉄欠乏により生じることが知られているが，これも鉄がドーパミンの合成とレセプターの機能に関与するためと考えられている．

さらに，鉄はコラーゲンの再合成にも関わっており，欠乏によりコラーゲン不足が生じ，身体の痛みや肌や髪，爪の質の低下につながる可能性もある．また，不妊につながる可能性も示唆されており，卵子のエネルギー産生低下や抗酸化作用の低下が原因ではないかといわれている．そういった意味でも，女性にとって鉄はしっかり補うべき重要な栄養素といえる．

このように，女性のいわゆる「不定愁訴」とされる身体的な訴えに，実は鉄欠乏が隠れていることがある．実際，鉄を補うことにより症状が軽減し，快適に生活できるようになるということを日常診療で経験しており，見落としてはいけない病態と考えている．一般的な血液検査でのヘモグロビン値が基準値内で貧血と診断されなくても，貯蔵鉄であるフェリチン値が 80 ng/ml 以下であると，なんらかの症状を呈することがあるともいわれており，症状から鉄欠乏が疑われる場合には精密検査としてフェリチンの測定を行っている．

頭　痛

頭痛も女性に多い症状である．月経時には 4 人に 1 人がなんらかの頭痛を自覚しているとのデータもある．器質的な異常を伴わない機能的な頭痛を「一次性頭痛」と呼ぶが，これは「片頭痛」「緊張型頭痛」「群発頭痛」の 3 つに分類される．特に片頭痛は明らかに女性に多く，日本頭痛学会によるとその有病率は男性の 3.6％に対し，女性は 12.9％と 3.6 倍も多く片頭痛を有するとされている．片頭痛の特徴としては，ズキズキする拍動性の痛みが左右どちらか一側の前頭側頭部および眼窩域に生じる．日常生活の動作で増悪し，悪心・嘔吐，光がまぶしい光過敏，音がうるさい音過敏などを伴うのが典型的である．典型例では頭痛の性状から診断はつけやすく片頭痛治療薬での治療に進みやすいが，実際には典型的でない例も多い．締めつけられるような痛みが両側の後頭部に起こるとされる緊張型頭痛とは，本来は大きく性状が異なるはずであるが，一部の片頭痛患者では，後頭部に痛みが生じたり頭痛とともに肩こりのような後頸部の重さが生じたりし，明確に鑑別することが難しい場合もある．さらに 40 代以降の女性では，両者が混在する混合型頭痛となる場合も多い．的確な治療法を選択するためにも正確な診断が必要であり，また危険な頭痛をみつけるためにも早い時期で専門医を受診することを勧めたいが，「頭痛くらいで仕事は休めない」「いつものことなので病院には行かない」と，いまだに頭痛の「病気」としての認識は低く，社会の理解も十分でない場合が多い．こういった背景から自己判断で薬を服用したり市販薬を頻用する人も多く，最近では薬物の過剰摂取による薬物乱用頭痛も目立つようになってきた．これも女性に多い病態であるが，頭痛が家事や仕事に支障をきたさないように，「早目に」「念のために」頭痛薬を頻用することにより，連日のように慢性的な頭痛が起こる状態である．特に市販の複合鎮痛薬は，非常によくできており効果も高いが，カフェインや鎮静薬が含まれることが多く，薬物乱用頭痛となりやすいと考えられている．例えば「市販の"イブ"は効かないが，"イブ A"と"イブクイック"はよく効くので，頻繁に飲んでしまう」といった訴えが診察で

もたびたび聞かれるが，含まれる解熱鎮痛剤の量は同じにもかかわらず効き方が違うのは，後者に鎮静作用をもつ成分やカフェインが含まれるからであり，中毒のように頻用してしまう心配がある．これを防ぐためには頭痛の的確な治療が必要であり，早めに医療機関を受診してもらいたい．

🔴 うつ病

　最後に，「うつ病」について解説する．うつ病は精神科が専門の疾患ではあるが，実は最初に内科を訪れることも多く，日常診療で関わることが多い疾患の一つである．うつ病もまた女性に多い疾患であり，男性の約2倍かかりやすいといわれ，有病率は10〜25％とされている．女性に多い原因として，もともとの生物学的な脆弱性，ホルモンの影響やライフスタイルの大きな変化が考えられているが，決定的なことはわかっていない．女性のうつ病の特徴としては，身体症状を前面に訴えることが多く，頭痛，めまい，ふらつき，肩こり，身体の痛み，食欲不振，動悸，倦怠感などが主訴となる．「仮面うつ病」といわれることもあるが，本人にも周りにも典型的な「憂うつな気分」がわかりづらく，不眠や早朝覚醒，気分の落ち込み，意欲低下などの典型的な症状を呈さない場合もあるため，うつ病の診断を遅らせる要因ともなりうる．訴える身体症状に対して，内科的な治療を進めても一向に改善せず，根本的なうつ病の治療により症状が軽減することも多く，身体症状の器質的原因がはっきりしない場合，うつ病を疑う必要もある．

　「痛み」として症状が現れることも多く，理学療法の現場でも問題になりうる．75％のうつ病患者が頭痛，腹痛，背中の痛みなど，なんらかの「痛み」を訴えており，うつ病患者における慢性疼痛の割合は健常人の4倍になるともいわれている．うつが関与することで複雑な病態を呈し，痛みの閾値が低下し，痛みに過敏になっているためと考えられている．このような状態では，一般的な治療や理学療法を施しても改善は難しいと思われ，もしかすると患者本人も気づいていないかもしれない，心の問題が根底にないかどうか考えなければならない場合もある．もし，身体症状に加え，憂うつな気分，興味の減退，体重の変化，睡眠の異常（不眠，過眠），集中力や決断力の低下，気力の減退などがある場合には，うつ病が隠れている可能性を考え，専門医を受診することを勧めたい．

🔴 おわりに

　これらの疾患は慢性的な症状であることから，わかっていても放置することや，本人が気づかないことも多く見受けられる．思わぬ症状の原因となり理学療法の妨げになったり，深刻な症状に進展したりすることもありうるため，早期の診療が望まれる．

　女性に限ったことではないが，理学療法を進めるうえで築かれた信頼関係により，医師には伝えられなかったことが明らかになり，それが治療に関わる新たな足がかりとなることも多くある．内科的な診療が必要な状況に気づくことがあれば，受診を促してもらい，より深い連携をとれることを願っている．

第4章

女性のがんと理学療法

　乳がん・婦人科系がんの治療では運動機能に影響が生じるほか，リンパ浮腫を併発するリスクが高まる。それらに対する理学療法の詳細とリンパ浮腫への対応をより深く理解するために必要な基礎知識について紹介する。

1 乳がん術後と理学療法

眞田尚法[*1]

> 🔒 **Key Questions**
> 1. 乳がん術後の身体状況とは
> 2. 理学療法評価およびアプローチとは
> 3. リンパ浮腫への取り組みとは

はじめに

　乳がんは，がんの中でも女性が罹患することが最も多いものである．性ホルモンが関係しているため治療により性ホルモンにも影響が及ぶ．その結果，どのライフステージで罹患するかにより治療中にも多くの問題を生じる疾患である．

　また，がんという疾患は治療に多くの副作用を伴うことが多く，生命に関わる疾患である．治療期間も長く高額の治療費が必要となる場合もあり，経済的な面でも問題が生じることがある．つまり，理学療法だけでは解決できない多くの，そして深刻な問題を抱えている方を対象としているということをセラピストは肝に銘じておかなければならない．

　われわれが対象とするのは，突然，乳がんという病名を告げられ，治療法の選択を迫られ，手術，化学療法，ホルモン療法，放射線療法などで，がん組織とともに自分の身体を切除，もしくは破壊される治療を受け疲れ果て，さらに今後の人生になんらかの不安を抱えている人々である．

　そのうえで，理学療法でセラピストとして何ができるのかを考えていく必要がある．単に関節可動域を改善することに没頭するのも間違いではないかもしれないが，最終的な目標は，個々の生活の質（QOL：Quality of Life）の低下を防ぎ，そしてその向上につなげることである．理学療法を受けることが苦痛になるような事態は避けなければならない．

乳がん術後の理学療法

　乳がんの手術・術後の治療に関してはバリエーションが多く，術後の治療に対する副作用もさまざまである．そのため，問診時に手術とは関係ないと思われることでも，すべての愁訴に耳を傾ける必要がある．

　乳がん術後の理学療法について以下の時期に分けて述べる．
　①術後～ドレーン抜去．
　②ドレーン抜去～創部治癒．
　③創部治癒後～．

[*1] Takanori Sanada／日本DLM技術者会九州支部

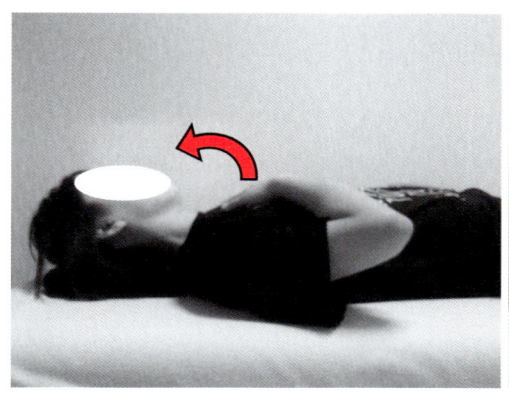

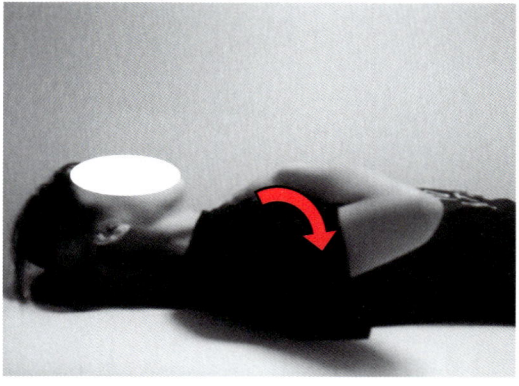

a．安静位→吸期　　　　　　　　　　　　　b．吸期→呼気

図1　深呼吸
胸部を意識してゆっくりと呼吸する．胸部の可動域改善と胸管への刺激を目的として行う

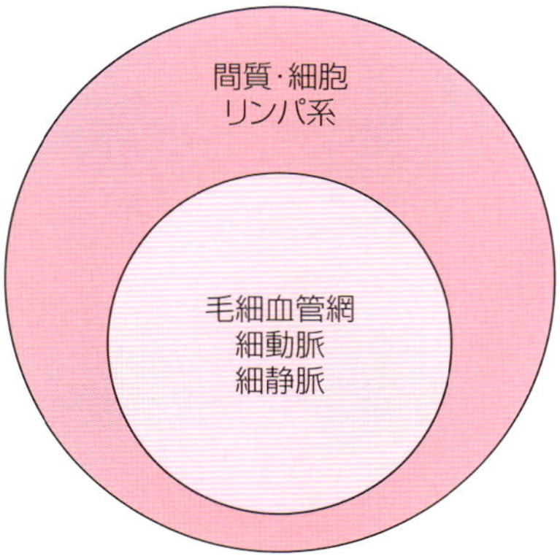

図2　微小循環
毛細血管網と細動脈，細静脈に，間質と細胞，リンパ系を加えた代謝に関わるすべての組織を含めて考える

1．術後～ドレーン抜去

　この時期は，手術により侵襲を受けた組織の修復を最優先に考えて理学療法を行う．創部やドレーンの刺入部位に感染などがないか注意し，ゆっくりと深呼吸を行う（**図1**）．静脈角と創部周囲からの微小循環（**図2**）の改善を目的とするアプローチとして創部周囲にDVTM[※1]のポンペのテクニックを行う（**図3，4**）．
　ポンペはセラピストの手でコンタクト[※2]し，やさしくゆっくりと組織に対して垂直な圧を断続的に加えるテクニックである．
　初めは，セラピストの手でコンタクトするか，触れるか触れないかのところまで近づけ，セラピストの手からの輻射熱を感じてもらうだけでもよい．痛み以外の感覚を感じることで，過剰な痛みの感覚を低下させ異常感覚を防ぐ効果も期待できる．患者自身でも行えるため，セルフエクササイズとして実施できる．これは組織の回復だけでなく，術後の創部の痛みや創部に触れられることへの恐怖心を軽減する目的も含んでいる．
　退院後，人がぶつかってきて胸部が痛むことへの恐怖心から人通りが多いところを歩くことに不安を訴えることがあるため，早い時期から創部へ触れられることへの過剰な恐怖心を軽減しておくことは退院後のQOL低下を防ぐことへつながる．

2．ドレーン抜去～創部治癒

　ドレーン抜去後に注意することは間質液の再貯留である．リンパ管や組織の回復が不十分なままドレーンを抜去すると，再び過剰に

※1　DVTMとはDynamisation Vasculo-Tissulaire Manuelleの略で，フランスの理学療法士ジャック・ド・ミカ氏により開発されたテクニックである．表層のリンパ管だけでなく，深部のリンパ管やその他の血管や組織を治療対象とする
※2　コンタクトとは，圧を加えずにただ触れること

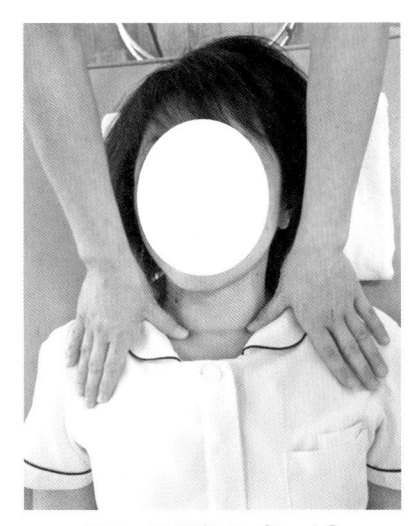

図3 静脈角のポンペ①
鎖骨上窩へセラピストの母指もしくは四指で尾側へ圧をかけてポンペを行う．施術前よりも組織が軟らかくなるのを感じる

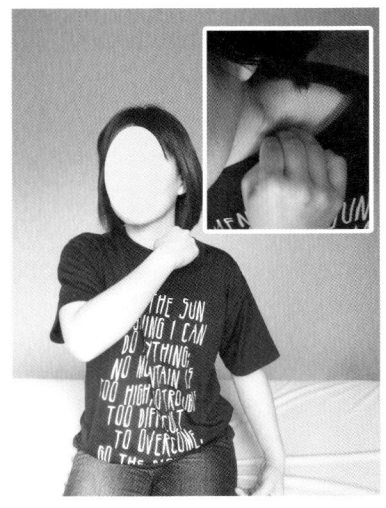

図4 静脈角のポンペ②（セルフドレナージ）
指先で術側の鎖骨上窩に軽めに断続的な圧を加える

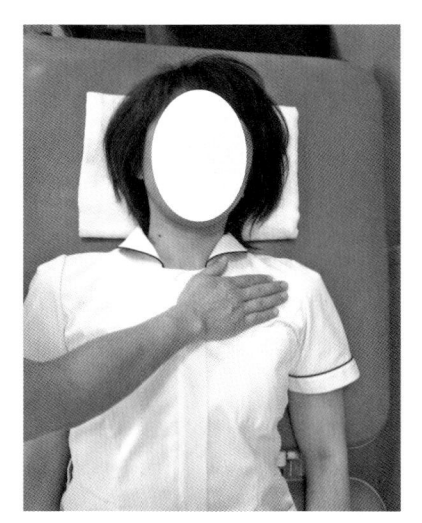

図5 創部周囲へのポンペ①
創部周囲へ手掌でコンタクトしポンペを行う．刺激が強い場合は，軽く手を衣類の上にのせ，輻射熱や触れた感覚を感じてもらうだけでもよい

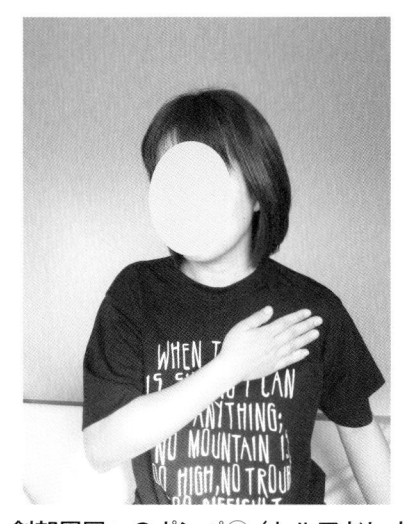

図6 創部周囲へのポンペ②（セルフドレナージ）
創部周囲に手掌全体で優しくポンペを行う．痛みや恐怖心がある場合は，手掌で触れて温かさや触れている感覚を感じるだけでもよい．創部が治癒したら，同様に創部へのポンペも行う

間質液が貯留してしまうことがある．一度は回復しても，ドレーン抜去後すぐに運動を行うと組織を損傷し，結果的に過剰な間質液が貯留する可能性がある．運動を開始する時は，運動中および運動後に痛みや腫脹の増悪がないかを注意深く確認する必要がある．そう

いったリスクを回避するため，ドレーン抜去後1～2日間は様子をみて組織の回復と再貯留の有無を確認する．

再貯留がないことを確認できたら，創部周囲までポンペを行い，創部が治癒したら創部にもポンペを行う（**図5, 6**）．恐怖心がある場

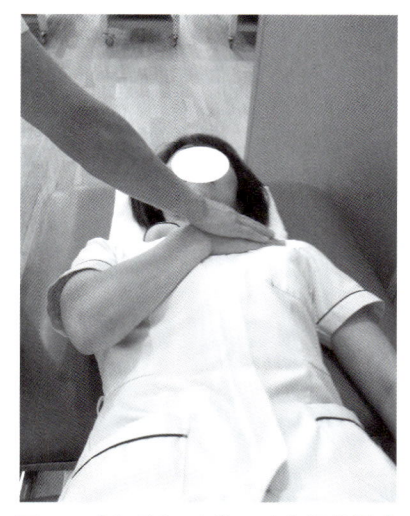

図7 手を重ねてポンペを行う場合
創部周囲に触られることに対し恐怖心がある場合や刺激の仕方を指導する場合に，本人の手の上からセラピストが施術を行う

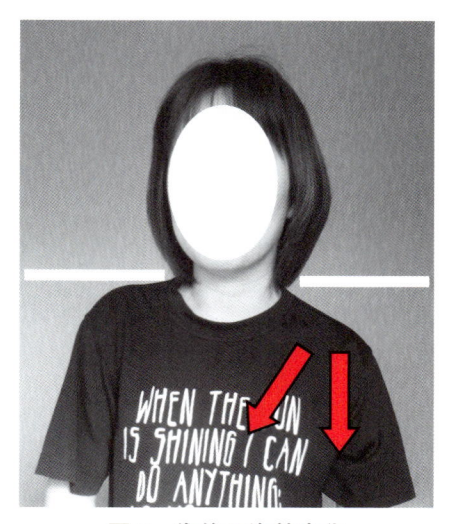

図8 術後の姿勢変化
術側（左）の肩は下がって前方へ偏位していることがある

合は患者本人の手を介して手技を行う（**図7**）．これは，そのままセルフエクササイズとして実施できる．

ここまでの治療では，微小循環を改善することで創部の治癒を促進し，炎症メディエーターの過剰な集積と貯留を防ぎ，炎症と組織の線維化を軽減し，術後の疼痛や関節可動域の制限などの予防に努める．

決して，無理やり動かして痛みや組織の損傷を引き起こすようなことがないよう注意する．

3．創部治癒後〜

創部，リンパ管などの組織も回復してきたこの時期の理学療法の目的は，日常生活や職場復帰に必要な機能を回復することである．

1）姿勢

術側の肩が下がって前方へ引かれていないかを確認する（**図8**）．術創周囲組織の緊張や短縮が原因で肩甲骨や上腕骨が位置異常を生じているようであれば，正しい位置へ修正する．経過が長い場合は，胸郭の動きや下肢への荷重のかけ方なども変化している可能性もあるため，全体的な評価とアプローチが必要となる．

2）関節可動域

乳がん術後の上肢の関節可動域制限の主な原因は，胸部と腋窩の軟部組織の伸張性が低下することである．そのため屈曲や外転といった動きが制限されやすく，活動の制約を生じる．制限域のエンドフィールは軟部組織の伸張のことが多いため，関節モビリゼーションなどのテクニックを使用することは少ない．筋肉などの組織の緊張であればリラクセーション，短縮であればストレッチ（**図9，10**）を実施する．マッサージやDVTMのテクニックは組織の緊張と短縮のどちらにも応用できる．その際，疼痛を生じないよう行うことが重要である．

経過が長く，制限域のエンドフィールが筋肉の短縮や緊張よりも硬めの伸張感で，関節包や靱帯が制限因子で，その伸張が必要と判断される場合[※3]は，関節モビリゼーションを

※3 乳がん術後の可動域制限の原因は，皮膚，皮下を含めた軟部組織の緊張や短縮が原因となることが多いが，術後数カ月経過した可動域制限の場合は，関節包や靱帯の短縮が生じている可能性もある

行う（**図11〜13**）．その際，痛みを出さないように注意し，肩甲上腕関節の制限域での牽引や，制限域付近での並進運動を促すテクニックを使用する．

3）筋　力

関節可動域が改善している範囲で，強化を目的とした運動を行う．活動する筋線維を増員するため収縮時間は7〜10秒は行う．組織に負担をかける運動様式なので，回数は1〜3回程度とする．過剰な筋活動は多くの代謝産物を生成し，それを回収するリンパ系への負担も増大させる可能性があるため，大きな負荷で運動を行う場合は，回数を少なめに設定することが望ましい．

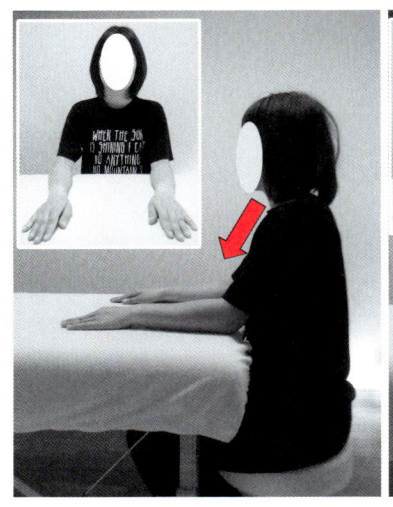

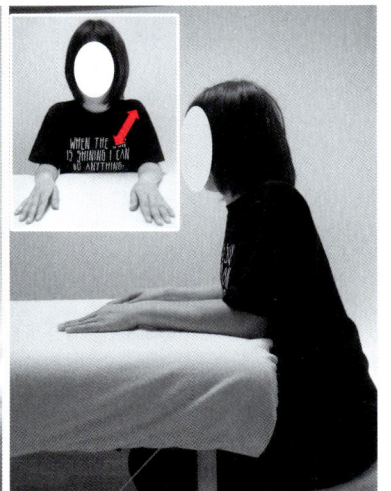

a．スタートポジション　　　　b．ストレッチポジション

図9　胸部のストレッチ

前腕をテーブルに着いた状態で体幹を前傾させていく．相対的に肩甲骨が後方挙上し，胸部がストレッチされる．痛みの出ない範囲で行う

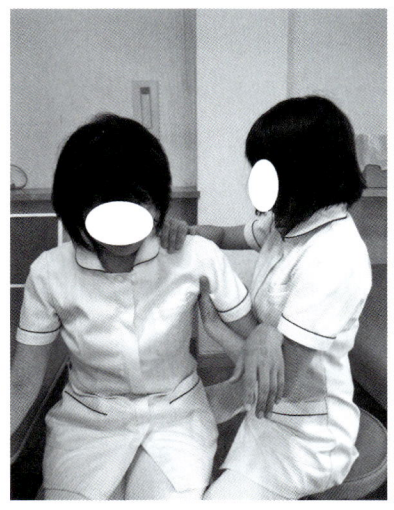

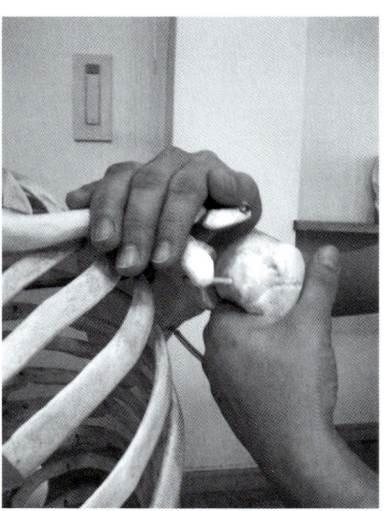

a．セラピストの位置　　　　b．手の位置

図10　肩甲上腕関節のモビリゼーション①

関節の後面が硬い場合，牽引もしくは背側への滑りを行う

手術部位に近い大胸筋や腋窩を構成する筋群にも筋力の低下が認められやすいため，浮腫や疼痛が増強しないかに注意して運動を行う．筋の随意性を向上させることで過剰な緊張を抑える効果が期待できる．

経過が長い場合は，肩甲骨を下制・上方回旋させる僧帽筋下部線維や，上肢の運動時に肩甲骨の動きをコントロールするのに重要な前鋸筋などの活動性が低下していることがある．動きを評価して必要であれば個々の筋に対して強化を目的とした運動を行う．

4）協調性

ここでいう協調性とは，手術侵襲により影響を受けた個々の筋の協調性と，肩の動きに必要なそれぞれの関節の動きをコントロールする筋群の協調性を意味する．

それぞれの動きで，筋の求心性・遠心性・静止性の筋活動が円滑に行えるように運動を行う．

肩関節では，まず内旋・外旋の運動を行うことでローテーターカフの機能を活性化させる．これにより，動きに伴う関節の適合性を高めることができる（図14）．

姿勢の改善にも関連する肩甲骨の動きや位置を修正するために固有感覚受容性神経筋促通手技（PNF：Proprioceptive Neuromuscular Facilitation）のリズミックイニシエーションやレプリケーション，コンビネーションオブ

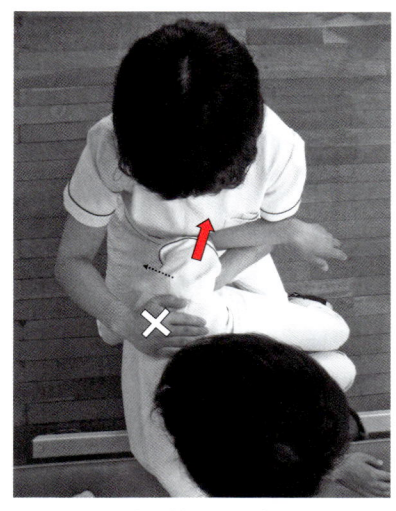

図11　肩甲上腕関節のモビリゼーション②
×が固定，矢印が牽引方向，点線が背側滑り方向．肩甲骨の位置により治療方向が変化することに注意

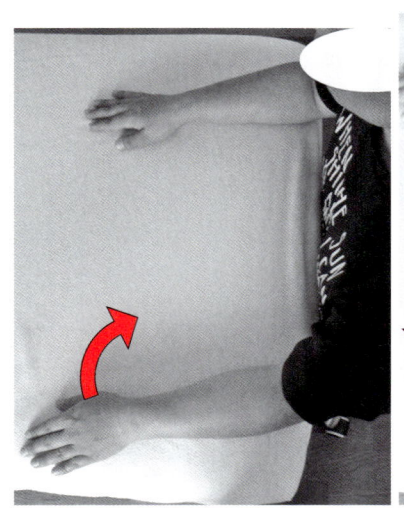

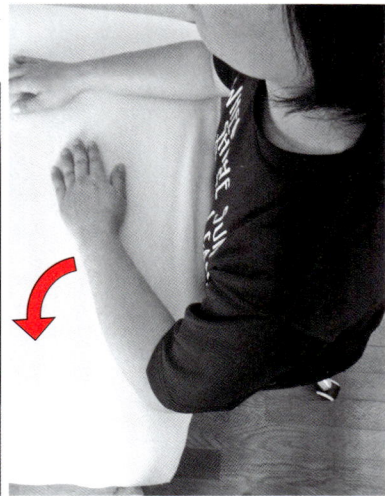

a．内旋　　　　　　　b．外旋
図12　ローテーターカフのエクササイズ
テーブルに前腕を置き，テーブルを拭くように内旋・外旋を行う．摩擦を減らすためにタオルなどを敷くとよい．慣れてきたら徐々に可動範囲を大きくする

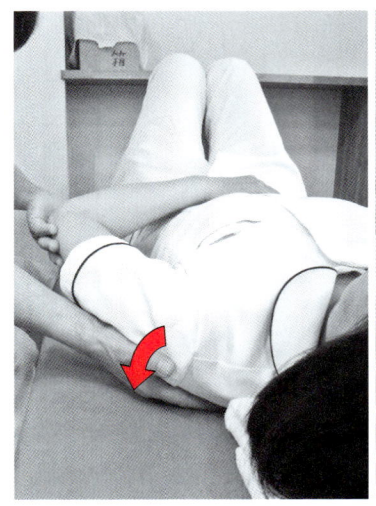

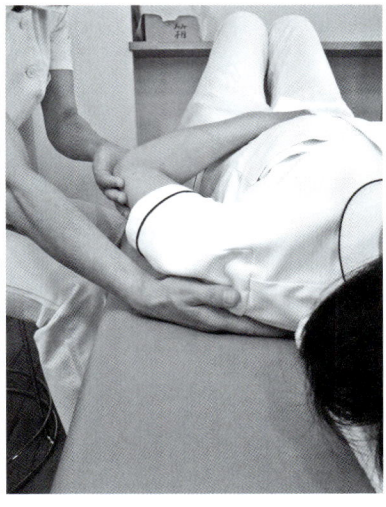

a．徐々に背側へ　　　　　　b．背側で保持
図 13　肩甲骨の位置を戻すエクササイズ①
術創の影響により肩甲骨が前下方へ引かれていることが多い．セラピストの手で介助，もしくは抵抗を加えながら背側（矢印）への可動性を高める

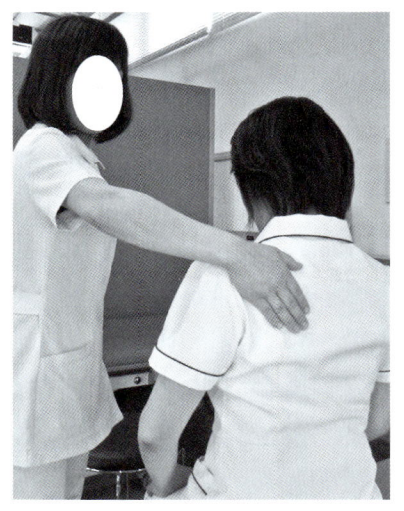

図 14　肩甲骨の位置を戻すエクササイズ②
座位でも同様に行い，正しい位置での筋活動を学習する

アイソトニクスといったテクニックを利用することもできる．

5）持久力

持久力は，いろいろな場面・形で必要とされる．例えば，物を持ち続ける必要がある場合，筋力を持続的に出力し続ける運動が必要となる．また，たくさんの洗濯物を干す際には動作を繰り返し行うために，筋力を断続的に出力し続ける運動が必要となる．

入院生活，療養生活で心肺機能が低下している場合には，エルゴメーターや散歩などの有酸素運動を行うとよい．個々に必要とされる持久力を高めていくことを考えて運動を実施する．

リンパ浮腫発症後の取り組み

リンパ浮腫治療には，2つの大きな柱がある．一つは微小循環の恒常性回復と維持，もう一つは圧迫療法である．リンパ節郭清の有無に関わらず手術による侵襲があれば，リンパ浮腫を発症する可能性はある．リンパ系の詳細やリンパ浮腫とその他の浮腫の違いについては，本章の第3節「リンパ浮腫の理解に必要な基礎知識」を参照いただきたい．

乳がん術後にリンパ浮腫を発症した場合，手術による影響が大きい胸部や腋窩周囲でリンパが流れにくい環境になっており，回収能力と輸送能力が低下している可能性が高い．

ここで治療に関して考え方が分かれる．一つは，手術を行い機能の低下している部位とは別の部位へ過剰な間質液を流していくという考え方で，右の腋窩リンパ節が機能低下している場合，左の腋窩リンパ節に過剰な間質液を流すといった方法である．もう一つは，手術により機能が低下している部位へ刺激を与え，潜在する機能を回復させるといった考え方である．

　術後，ゲル状に硬くなった組織をポンペや揺らし[※4]といったテクニックで柔軟にし，リンパ管だけでなく動脈や静脈などの脈管と組織を活性化していくDVTMの考え方がこの代表である．そして，現段階での最良の方法は，この2つの考え方を組み合わせて臨機応変に使いこなすことである．治療者がどちらかの考え方に固執することは，治療を受ける側にとっては有益とはいえない．

　リンパ浮腫の治療を始めるにあたり大切なことは，上肢に浮腫みがあっても上肢より先に静脈角（鎖骨上窩周囲）と体幹（特に胸部と腋窩）へ施術することである．体幹へのアプローチをすることで，上肢の浮腫みが減ってきたのであれば，上肢と体幹との脈管のつながりが回復し，間質液の回収能力が改善してきていることを示している．

　これを確認できたら上肢への施術を行い，必要であれば圧迫療法を開始する．上肢と体幹との脈管のつながりが機能していない状態で，上肢からのリンパをセルフドレナージやバンテージにより腋窩へ流し込もうとすると，腋窩周囲でリンパや間質液の流れが停滞してしまいリンパ管内の内圧が上昇し，リンパ管の平滑筋への負荷も高くなる．

その結果，腋窩より末梢のリンパ管も機能低下を生じ，リンパ浮腫を悪化させてしまう可能性があるため，治療を開始する時期と部位の選択をすることが重要である．

　診療報酬改定によりリンパ浮腫指導管理料が認められたことは，リンパ浮腫が医療保険の対象として認知されるようになってきたということで，すばらしい進歩である．

　しかし，退院までの期間が短く術後1週間前後であることが多いため，セルフドレナージの方法を指導するには，時期が早すぎるように思われる．一度の指導では，ドレナージ手技を覚えるには時間的にも不十分であり，状況に合わせて自分で判断して行うことは困難である．不十分な理解で拙い手技を自分で行うことで，リンパ浮腫の発症を促進してしまう可能性もあることをセラピストは忘れてはならない．

　この時期のセルフドレナージは，術後の理学療法の項に記載してある静脈角から腋窩周囲までの施術で十分である．上肢へのセルフドレナージは，退院後の複合療法で状態を確認したうえで必要と判断した場合に，時間をかけて丁寧に繰り返し指導することが，リンパ浮腫発症の抑制には重要なことと思われる．

　今後は，退院後に各地で外来通院ができる複合療法を実施する施設が増え，そこへ円滑に移行できるシステムが構築され，リンパ浮腫発症の抑制や治療がより効果的に行えるようになることを期待する．

　本稿を執筆するにあたりご協力いただいた，すべての皆さまに感謝いたします．

[※4] 揺らしとは，両手で交互に皮下へ垂直な圧を加え，組織を揺らすことで緊張をほぐし柔軟にするもので，DVTMの特徴的なテクニックである

Conclusion

　乳がん術後の状態は，手術の術式や範囲，術後の治療内容とその副作用，周囲の環境などによりさまざまである．丁寧な問診を行い，問題点をあげ，理学療法で対応できるものに対し評価を行い，治療を実施し治療の効果判定を行う．この一連の流れの中で，痛みや不快感などを増強しないよう細心の注意を払うことが大切である．術後に問題となる肩関節は，可動範囲が大きく，動きに関わる関節が複数あり，代償動作による二次障害が出現しやすい部位である．本稿では，それを防ぐために必要な，負荷の少ないアプローチを中心に紹介した．今後は，術後早期と退院後のフォローに関して多方面でのシステムが整備され，術後機能障害の改善とリンパ浮腫発症の抑制・治療がより円滑に行えるようになることを期待する．

文　献

1) DVTM インストラクター研修テキスト．日本 DLM 技術者会，2014
2) Hildegard W，他（著），木部真知子（訳）：Vodder 式リンパドレナージュ手技．日本 DLM 技術者会，2012
3) Földi M，他（著），藤村　朗（監）：リンパ学─医師，理学療法士とマッサージ師のために．日本 DLM 技術者会，2013
4) 富　雅男，他：整形徒手理学療法．医歯薬出版，2011
5) Susanne Hedin（著），市川繁之（訳）：PNF─基本的手技と機能訓練 原著第 2 版．医歯薬出版，2012

2 婦人科系がんと理学療法

佐藤朋枝[*1]

> 🔒 **Key Questions**
> 1. 婦人科系がん術後の身体状況は
> 2. 理学療法評価およびアプローチは
> 3. リンパ浮腫への取り組みは

はじめに

　婦人科系がんは，骨盤腔内の解剖学的位置関係からもさまざまな合併症状が起こりうる．さらに手術によって神経・血管・靱帯の切断およびリンパ節の郭清などが必要に応じて行われるため，術後の状態は一様ではない．筆者も婦人科系がん術後の介入を始めて間もない頃は，戸惑いの連続であった．
　本稿では，術後の身体状況の変化や，それらに対する理学療法評価からアプローチ，また術後合併症として代表的なリンパ浮腫について述べる．

婦人科系がん術後の身体状況を把握

　術形式にもよるが，ドレーン抜去の翌日か数日以内に退院する方がほとんどのため，入院中に関われる期間はごく限られている（**図1**）．そのため，退院後からリンパ浮腫予防の正し

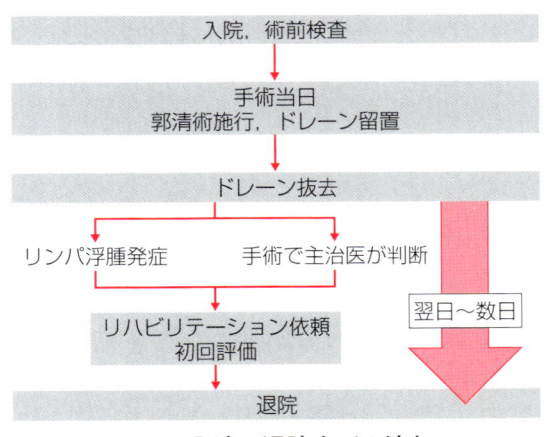

図1　入院〜退院までの流れ

い管理ができるように，評価と生活様式の情報収集および指導をする．
　術直後の身体状況を理解するために，合併症の有無について知っておく必要がある．介入前および介入時のチェック項目を**表1**に記載した．術後患者の心理状況（**図2**）によって，聴取できる内容は異なり，配慮と注意が必要となる．また，合併症状については無自覚な場合もあり，的確にかつ具体的に聴取できるかどうかで，その後の評価およびアプローチが変わる．術後の身体状況はさまざまであるが，理学療法士が行うことは早期の段

[*1]Tomoe Sato／鶴川リハビリテーション病院リハビリテーション科

表1 チェック項目

介入前	診療記録	術中記録や病棟での様子など
	血液検査結果	血栓症の有無や可能性の確認
介入時	動作チェック	下肢の運動麻痺の有無 神経症状の有無
	聴取	排尿排便障害の有無や状態 その他，術後の身体変化について

表2 合併症状についての訴え

自覚あり	下肢の痺れや痛みに近い感覚，動かしにくさ，下肢の重量感，浮腫みなどとして聴取されることがある
自覚なし	・自覚がない場合もある ・注意深く観察および情報収集をする

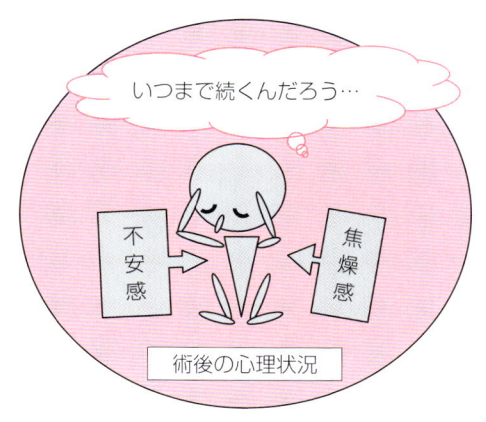

図2 術後の心理状況

表3 初回介入時の評価項目

聴取	問診によるチェック
視診	創部の確認 炎症反応の有無 皮膚の色調の違い （下着以外の衣類を外して全体を観察） 湿疹の有無
触診	熱感の有無 張りなどの質感の違い 粗大的運動評価
測定	周径測定 体重測定

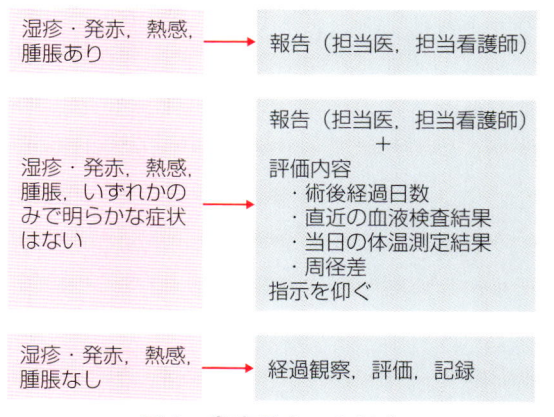

図3 炎症反応への対応

- 湿疹・発赤，熱感，腫脹あり → 報告（担当医，担当看護師）
- 湿疹・発赤，熱感，腫脹，いずれかのみで明らかな症状はない → 報告（担当医，担当看護師） ＋ 評価内容
  - ・術後経過日数
  - ・直近の血液検査結果
  - ・当日の体温測定結果
  - ・周径差
  指示を仰ぐ
- 湿疹・発赤，熱感，腫脹なし → 経過観察，評価，記録

階に患者自身から身体状況を聴取し，執刀医の手術記録とのマッチングにより，重篤な合併症を見逃してはいないか，リンパ浮腫を発症してはいないか，詳細に観察することだと考える（**表2**）．また，退院後の生活スタイルなども聴取し，リンパ浮腫予防の指導を行う．聴取や指導には時間を要することも多いが，ここを省略すると，後に現れる症状や状態を増悪させる可能性がある．具体的に浮腫が生じやすい部位として，鼠径部や大腿内側面，膝関節部，足関節部，足背があげられるが，肢全体にまんべんなく現れることもある．また，術直後などでは下腹部や陰部周辺などに限局していることもあり，手術方法や術後の期間によってさまざまである．

理学療法評価

前項では，術後の身体状況と起こりうる合併症について述べた．では，どのように評価しアプローチをすればよいのか．

術直後で，入院中に依頼があった場合の初回介入時の評価項目を**表3**にあげた．介入開始時には評価を行い，炎症反応があればすぐに治療を行うことが，その後のリンパ浮腫を予防することにつながる（**図3**）．しかし，前述のような術直後からの依頼は少なく，多く

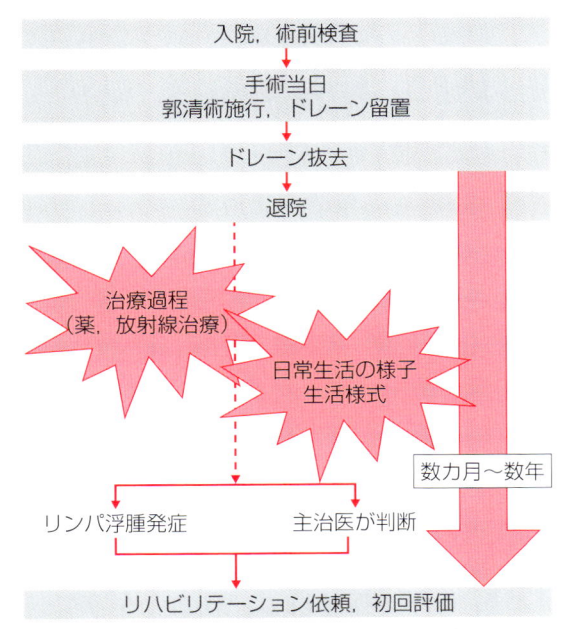

図4 退院後の浮腫発症によるリハビリテーション依頼までの流れ

は術後数カ月〜数年経過し，すでにリンパ浮腫を発症している，あるいは治療過程で発症後の場合である（**図4**）．このような場合でも，まずは現状を確認し評価するが，違いは発症における要因がさらに複雑な点である．発症に至るまでの過程を術直後から治療過程，あるいは日常生活の様子まで，さまざまな角度から聴取を行い，要因を分析しつつ要因がわかれば，それらの対応・指導を確実に行う．前項でも述べたが，ここを省略することは適切な治療につながらないと考え，的確かつ具体的に聴取および指導を行うように努めている．

実際の手順は，**表3**の項目を上から順に評価・測定することになる．周径測定は必ず実施する．非常に単純であるが，周径値の集積は実際に客観的で患者によい指標となるため，評価項目としては必須である．また，体重測定も合わせて行う．これだけでは状態把握には不十分であるが，ほかの評価と合わせることでよい指標になる．浮腫の客観的指標を数値でわかりやすく患者に提示できるのは，この2点である．長期的な取り組みになる治療だけに，患者のモチベーション維持も治療に必要な重要な要素と考える．

運動機能については，まず姿勢や基本動作，歩容から全体像を捉える．例えば，下腹部を突き出した胸椎レベルでの脊柱の円背と頭部の前方偏位という女性特有の姿勢からは，骨盤の後傾や腹筋および股関節周囲筋力の低下，股関節の可動性の低下を疑う．腹部の筋力低下や股関節の可動性の低下は，下肢のリンパ浮腫を助長する要因となりうるため，評価が必要である．基本動作からは，起き上がりや立ち上がりで四肢の筋力や脊柱の伸展を優位にした動作になっていないか，歩容からは患肢の振り出し方や体幹動揺の有無など，やはり腹部や股関節の位置と動きに注目した評価を行う．そして局所的な両下肢の運動麻痺の有無，筋力の左右差の有無，関節可動域の有無を評価する．これらの評価は，術直後や痛みがある場合には本来の動作や筋力発揮ができないことを考慮したうえで行い，時間経過とともに再度評価を実施する．腹式呼吸の可否も評価として重要である．

解剖学的側面に少し触れると，骨盤腔内では腹部大動脈や下大静脈，そこから枝分かれした総腸骨動静脈に沿って多数のリンパ節が存在している．下肢からのリンパ流路は，大腿輪から骨盤内に入って外腸骨動脈および総腸骨動脈の腹側を通り，傍大動脈節に運ぶ経路がある．大腿輪は，鼠径靱帯や裂孔靱帯，恥骨筋，大腰筋，腸骨筋にその周囲を囲まれている．姿勢の変化や運動によって，これら動静脈の循環が促進または賦活することは，リンパ循環の改善につながる．さらに腹部および両下肢からのリンパ循環を受ける乳び槽への働きかけを促す．

前述のような評価を一通り終えると，腹部から下肢の身体状況がおおよそみえてくる．この段階で，両下肢周径の左右差，あるいは

両下肢の明らかな周径増大がある場合は，次項のリンパ浮腫への取り組みを参考にしていただきたい．明らかな違いがない場合は，生活に合わせた予防策と運動の継続を伝え自己管理ができる状態へとつなぐ．

リンパ浮腫への取り組み

リンパ浮腫の治療は，複合的理学療法（CDT：Complete or Complex Decongestive Therapy），CDP（Complex Decongestive Physiotherapy）がある．①スキンケア，②用手的リンパドレナージ，③圧迫療法，④運動療法を複合的に行う．状態が改善されない場合は，①〜④のどこかで不都合が生じている可能性が高い．下肢のリンパ浮腫に対する治療は，『リンパ浮腫診療ガイドライン』[1]でもエビデンスが非常に乏しい．その中でも弾性包帯はA4の推奨評価を得ていて，「弾性包帯は下肢のリンパ浮腫に対する標準治療として勧められる」とされている．下肢の弾性着衣については，「根拠を示すデータが乏しい」というD1の推奨評価である．このように現状では質の高いエビデンスがない．

弾性包帯には，ショートストレッチ〜ロングストレッチがあり，それらを組み合わせ，または単独で多層に巻くことを多層包帯圧迫療法という．対象者や病期・状態に合わせて包帯を選択し，適切な圧力配分を行うものである．重要なのは巻き方の熟練度ではない．圧力配分や素材の選択で，圧迫によるよい結果が得られない場合は，包帯の選択や圧迫圧が適切ではない可能性がある．弾性包帯の基本的な巻き方は，足部から大腿に向けて何層にも包帯を重ねて巻き上げるが，ラ・プラスの法則により圧迫圧は大腿に向かうほど減圧させる．

圧迫をする際に特に注意したいのは「圧迫を急がない」ことである．「急がない」とは，すぐに強い圧迫をかけないという意味である．何度も繰り返しになるが，「どれくらいの期間，どのような経過でいまの状態になっているのか」によって，必要な対応やアプローチが変わる．

以下に症例をあげ，評価およびアプローチの流れを具体的に記載する．

1．症例1

症例1（年齢40歳）．卵巣がんのため，他院にて開腹子宮全摘術，両側付属器切除術，大網部分切除術，骨盤内リンパ節郭清，膨大動脈リンパ節郭清などを施行し，術直後から右下肢全体が腫れ，退院半年後に依頼があった．術直後から，右下肢の腫れについては他院の医師からセルフドレナージを勧められ，患者自身で実施していたものの一向に改善せず，腫れは増悪していった．

初回介入時の周径は，健肢に比較して患肢で8cm（大腿鼠径部）の増大を認めた．介入のはじめの時期は，呼吸などを利用して腹部のコンディショニングとドレナージを繰り返し，便秘に注意して下腹部の鈍い感覚やむくみの回復に努めた．その間，弾性ストッキングを装着し，術創部の回復がみられ，腹式呼吸ができるようになったころから患肢のドレナージを始めた．初回介入時から患肢周径が2cm減少し，ボリューム変化が止まったところで圧迫療法を1週間行ったところ，患肢周径がさらに2cm減少した．周径変化がみられなくなったところで，弾性ストッキングのサイズを小さくした．その後，リンパ管細静脈吻合術（LVA：Lymphaticovenular Anastomosis）を受け，現在浮腫のコントロールは順調である．

2．症例2

症例2（年齢30歳）．子宮頸がんにより広汎子宮全摘術後3カ月が経過し，リハビリ

表4 症例詳記

	初回介入時の評価項目	
聴取	・問診によるチェック	【退院時の様子】 ・ドレーン抜去後から右鼠径部に痛みに近い違和感やしびれのような感覚があった ・(排尿も問題なく行えていたため) そのうち治るだろう,と思っていた 【現在の様子】 ・少し前から,下腹部の張りを感じるようになった ・排尿,排便は定期的なので,太ったせいだと思っている ・鼠径部の痛みはよくなるどころか,術直後より強い痛みになっている ・衣服が肌に触れるだけでも痛みを感じている
視診	・創部の確認 ・炎症反応の有無 ・皮膚の色調の違い(下着以外の衣類を外して全体を観察) ・湿疹の有無	・創部にはケロイド化を防ぐテープが付着 ・その他問題なし ・湿疹,発赤なし,色調も左右で差なし ・全体の周径差は大きくなさそうであるが,鼠径部内側でポコッとした局所的な腫脹あり ・下腹部は,ボテッとした腫脹あり
触診	・熱感の有無 ・張りなどの質感の違い ・粗大的運動評価	・熱感なし ・張り感は大腿内側近位1/3の範囲内で左右差あり ・下腹部の張り感あり ・下腹部の刺激による痛みなし ・圧痕が残る浮腫なし ・粗大的運動発揮に問題なし,麻痺症状なし ・セラピストが触れるのにも,慎重な対応が必要な程度の痛みが鼠径部(特に内側)にあり ・「我慢はできます」「少し触れるだけでも,たくさん触れるのも,痛みの強さは変わりませんが,痛いです」と表現された
測定	・周径測定 ・体重測定	・周径差:大腿部で最大+1cm(※鼠径腫脹部) ・体重:入院時の記録との比較で+5kg

テーション依頼があった.詳細は前項の**表3**に沿って記録したものを**表4**にまとめた.まず腹式呼吸などで腹部のコンディショニングを行ったところ,1週後には鼠径部の痛みは消失した.しかし,下肢の周径差に変化はなかったため圧迫を開始したところ,1週後に腫脹は軽減し,下肢の周径差は最大0.5 cm程度へと減少を認めた.

リンパ浮腫の治療を施行していると,必ずといっていいほど患者からセルフリンパドレナージについて「どうすればいいのか」「本もいろいろあるが,どれをすればいいのか」などの質問を受ける.必要な場合は,セルフドレナージの方法を繰り返し指導し,練習を実施する.しかし時間と手間がかかるためか,面倒になり自己判断で中止してしまう場合や,都合のよいよう部分的に抜粋して行っている場合がある.後者では,反対に悪化を招く原因となる恐れがあるため,事態がわかった時点でセルフドレナージは中止している.これらを踏まえて,必要なければ前述の内容を説明し指導していない.しかし,セルフケアの必要性は大きく,日常生活上の注意について十分な理解を促す.また適度な運動習慣の利点を賞賛し,推奨している.

ここで「運動」について触れたい.術直後でも数年経過でも,運動をどの程度行ってよいのか,あるいは行うべきなのかわからないと問われることが多い.術直後であれば医師への確認を得て指導をする.術後数カ月～数

年が経過している場合は，ある程度の運動は行うべきである．「ある程度」というのは，下半身に現れる疲労の蓄積量を感じながら，また翌日に残る疲労感や下半身の状態で決定する必要がある．「疲れ」を大きく残すことは，浮腫の発現要因となりうるため，運動を行った当日あるいは翌日などに筋肉痛が出るほどの運動はやりすぎである．筆者が指導をする時は，導入としてストレッチやラジオ体操など手軽で継続できそうなものから取り入れるようにしている．ウォーキングやジョギング，自転車エルゴメーターなどの運動もよいが，あくまでも負荷量に注意し，一気に高負荷で始めないことを説明している．

理学療法士が直接行う運動療法としては，先の評価であげた姿勢や動作，歩容から個別の評価を行うが，多くの場合に腹部や股関節の働きが不十分である．その要因は術直後の痛みであったり，増悪した浮腫の状態などさまざまであるが，これらを改善するためにも腹部や股関節に対するコンディショニングが必要となる．簡単に行える腹部の運動として，取り入れやすいのが腹式呼吸である．年配の方では腹式呼吸を知らないことも多いので，評価と指導を合わせて行うことがある．これは術直後にも有効で，他の動作や運動では痛みがある場合でも実施可能なことが多い．方法は背臥位で両膝立て位を基本にし，意識しやすいように下腹部に両手を添える．下肢の浮腫が強く膝立て位が保持できないような場合には，枕を使用し左右同様のポジションがとれる状態にする．膝立て位が保持できないほどの股関節周囲筋力の低下，あるいは可動性が低下している場合は，下肢から腹部へのリンパの流れを阻害する因子となるため改善が必要である．股関節の筋力強化のために反復運動も実施するが，筋肉の正しい収縮−弛緩運動と関節運動をリズミカルに疲れが残らない程度に行う．また，運動は体幹から末梢に向かって展開する．

おわりに

がん患者は療法士と出会う前からがんと闘っている．婦人科がんに限ったことではないが，若年化によって小さなお子さんを持つ方も多い．制限することばかりを指導するのではなく，どのように工夫すればいままでの生活を守れるか，または新しい生活を始められるのか，提案できる理学療法士を目指したい．

本稿の執筆にあたりご協力いただいた木部真知子先生（日本DLM技術者会）に感謝の意を表します．

Conclusion

日々変化する浮腫に対して，病態に合う治療内容を施す必要がある．これには経験も必要になるため，初回介入時は医師の確認を必ず得て，経過を注意深く観察する必要がある．心疾患や腹水の有無など症状悪化につながることがないか，適応や禁忌を必ず確認する．また，患者のライフスタイルは治療の進行に関係する大きな因子である．そのため，解剖学や生理学を基礎（縦軸）とし，病理病態の十分な理解（横軸）を指針に，そのうえで病態・状況の把握・整理ができれば，患者それぞれに合った現実的な指導が可能になる．アプローチについては，まだまだエビデンスとして不十分とされる点も多く，経験による部分も多いのが実際であるが，本稿に記載した評価項目やチャートが参考になれば，これ以上うれしいことはない．

文　献

1) 日本リンパ浮腫研究会（編）：リンパ浮腫診療ガイドライン 2014 年版．金原出版，2014，pp1-62
2) 辻　哲也：リンパ浮腫の取り扱い．産科と婦人科　80：172-181，2013
3) 宮越浩一（編）：がん患者のリハビリテーションリスク管理とゴール設定．メジカルビュー，2013，pp188-192
4) 加来恒壽，他（編）：婦人科がん患者の臨床と看護．医学出版，2013，pp111-117
5) Sara Booth，他（編）：婦人科がんの緩和ケア．医学書院，2011，pp53-81，pp143-186

3 リンパ浮腫の理解に必要な基礎知識

公森隆夫[*1]

> 🔒 **Key Questions**
> 1. リンパ循環とは
> 2. リンパ浮腫とは
> 3. リンパ浮腫への取り組みの現状と課題は

はじめに

　リンパ浮腫とは，体循環の一つであるリンパ系の機能低下によってリンパの排液能力が低下し，皮下組織に水分が過剰に貯留した状態である．通常皮下において毛細血管とリンパ管，そして間質の細胞との間で水分や栄養素の交換が行われ恒常性が保たれている．このことは微小循環と呼ばれ，微小循環の理解はリンパ浮腫の病態を鑑別し治療をするうえで非常に重要である．

リンパ循環とは

1．微小循環とリンパ回収

　体液の循環は血管系とリンパ系の2つの経路がある．血管系は閉鎖循環と呼ばれ，動脈→細動脈→毛細血管動脈→毛細血管静脈→細静脈→静脈へとつながりポンプである心臓へ流入する．リンパ系は開放循環と呼ばれ，心臓のようなポンプが存在せず，末梢にある毛

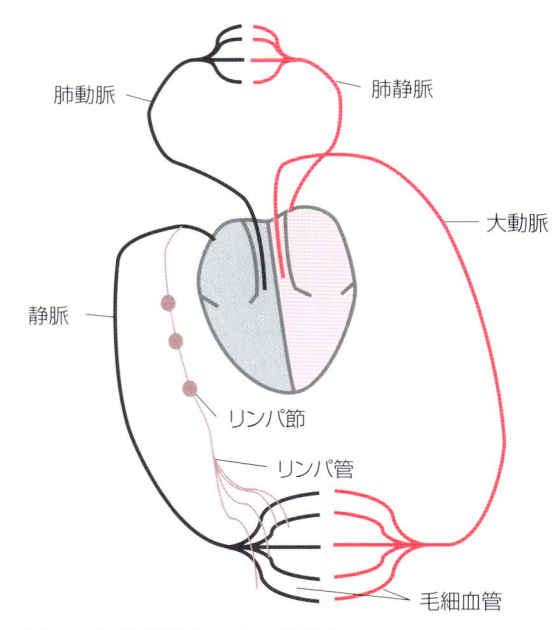

図1　血液循環とリンパ循環（文献1）より改変引用）

細リンパ管→前集合リンパ管→集合リンパ管→所属リンパ節→リンパ本幹を経て静脈（静脈角）へと中枢に灌流する（**図1**）[1)]．この流れは血流とは異なり，中枢から順々に末梢側を吸収する穏やかな流れである特徴をもつ．

　血管壁は内膜・中膜・外膜の3層で構成され，静脈では内膜の内皮細胞が変化した静脈弁をもち逆流を防いでいる．一方，毛細血管

[*1] Takao Komori／市立備前病院リハビリテーション科

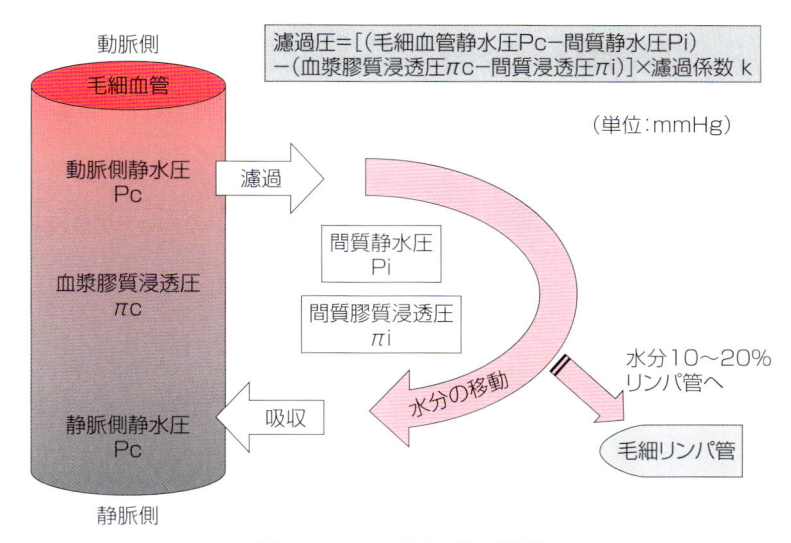

図2　スターリングの仮説

濾過圧＝[(毛細血管静水圧Pc－間質静水圧Pi)－(血漿膠質浸透圧πc－間質浸透圧πi)]×濾過係数 k

(単位：mmHg)

では一層の内膜のみで構成され，透過性をもつ．毛細血管と組織間で栄養素の供給と老廃物排出を行うために，動脈末梢の毛細血管から間質へ水分が移動し，静脈末梢の毛細血管では間質から血管内へ水分が移動する．毛細血管と間質におけるこの水分移動は，微小循環と呼ばれ，毛細血管内外の静水圧と膠質浸透圧，そして血管壁の透過性に影響を受ける（スターリングの仮説，**図2**）[2]．

間質へ移動した水分は，80〜90％が静脈末梢の毛細血管で回収されるが，残り10〜20％の水分と血管壁を通過できない蛋白質や脂肪などの巨大分子は，細胞間隙内の脈管外通路を伝わり毛細リンパ管によって回収される[1]．

2．リンパ系の解剖

リンパ系は，①毛細リンパ管，②前集合リンパ管，③集合リンパ管，④リンパ本幹，⑤リンパ節に分類される．

1）毛細リンパ管

毛細リンパ管は間質内に網目状に存在しところどころに盲端をもつ（**図3**）[1]．毛細血管のように内皮細胞や基底膜が規則的な列を構成せず，内皮細胞は屋根瓦のように重なり合うように結合し，基底膜も不連続である．外

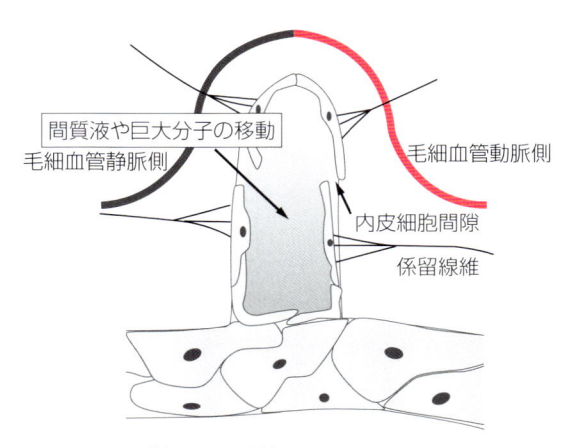

図3　毛細リンパ管（文献1）より改変引用）

壁は係留線維によって間質と結合し，間質液増加による間質圧上昇が係留線維を緊張させ内皮細胞間隙が開く．この内皮細胞間隙から余分な間質液が毛細リンパ管へ吸収され，間質圧とリンパ管内圧の平衡が保たれている[3]．毛細リンパ管には弁構造は認められず，リンパの流れは周囲の圧や刺激によって変化する[4]．

2）前集合リンパ管

前集合リンパ管（precollectors）は毛細リンパ管から集合リンパ管へ移行する中間の構造をもち，ところどころに存在する平滑筋と弁構造によってリンパの回収と輸送能力を合わ

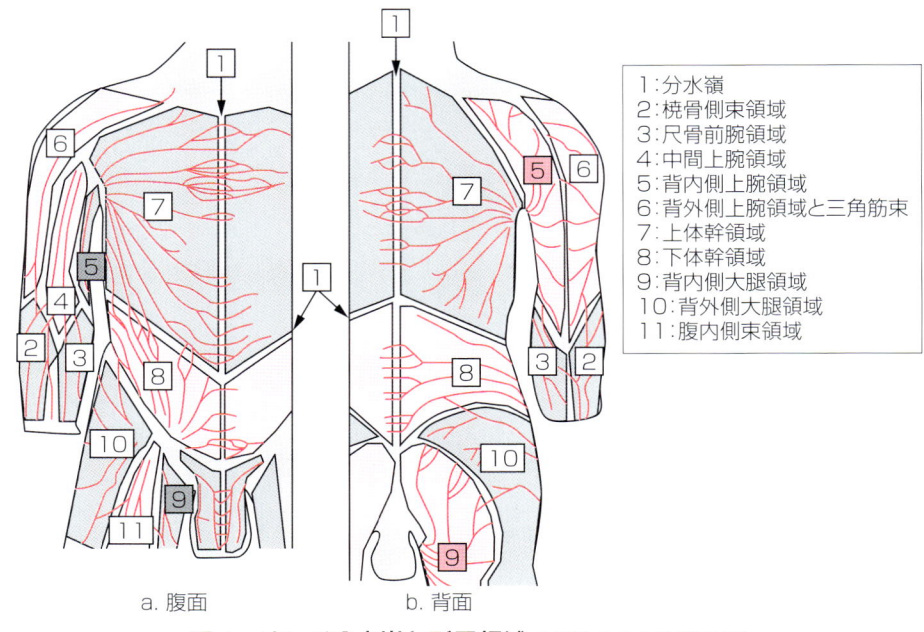

図4 リンパ分水嶺と所属領域（文献1）より改変引用）

1：分水嶺
2：橈骨側束領域
3：尺骨前腕領域
4：中間上腕領域
5：背内側上腕領域
6：背外側上腕領域と三角筋束
7：上体幹領域
8：下体幹領域
9：背内側大腿領域
10：背外側大腿領域
11：腹内側束領域

a. 腹面　　b. 背面

せもつ[1].

3）集合リンパ管

集合リンパ管は，静脈のように3層管構造をもち，平滑筋や弁構造が存在する．弁と弁によって区切られた分節をリンパ管分節と呼ぶ．場所によって表在，深部，内臓性集合リンパ管に区別される[1]．表在の集合リンパ管は所属リンパ節に放射状に存在し，リンパの回収領域が分けられている．この区分線をリンパ分水嶺と呼ぶ（**図4**）[1]．

主な役割はリンパの輸送であり，1分間に約10回[2]のゆっくりとした拍動によってリンパを輸送する．一つのリンパ管分節が拡充すると下流の弁が閉じ，上流の弁を開きリンパを近位へ吸収する（**図5**）[1]．このポンプ作用は管の神経支配を受け，リンパ流量の増加で平滑筋の収縮力が高まり拍出回数も増加する．また，並走する動脈の拍動や筋収縮によってもリンパ輸送量は増加する．それぞれの集合リンパ管は所属リンパ節へ連絡し，深部に位置するリンパ本幹に合流する．

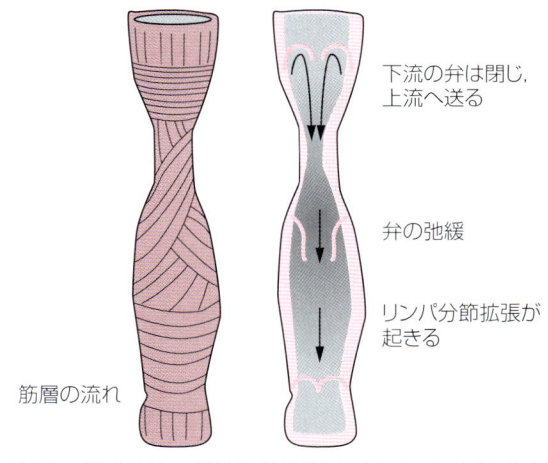

図5 集合リンパ管の弁構造（文献1）より改変引用）

下流の弁は閉じ，上流へ送る
弁の弛緩
リンパ分節拡張が起きる
筋層の流れ

4）リンパ本幹

リンパ本幹は体幹深部に存在し，内臓器官，四肢，腹部からのリンパが集まる．リンパ本幹には頸リンパ本幹，鎖骨下リンパ本幹，気管支縦隔リンパ本幹，腰リンパ本幹の左右4対と腸リンパ本幹，右リンパ本幹，胸管が存在する（**図6**）[1]．

下半身では腹部，下肢・骨盤内からのリンパは左右側腰リンパ本幹に集められ，腸リン

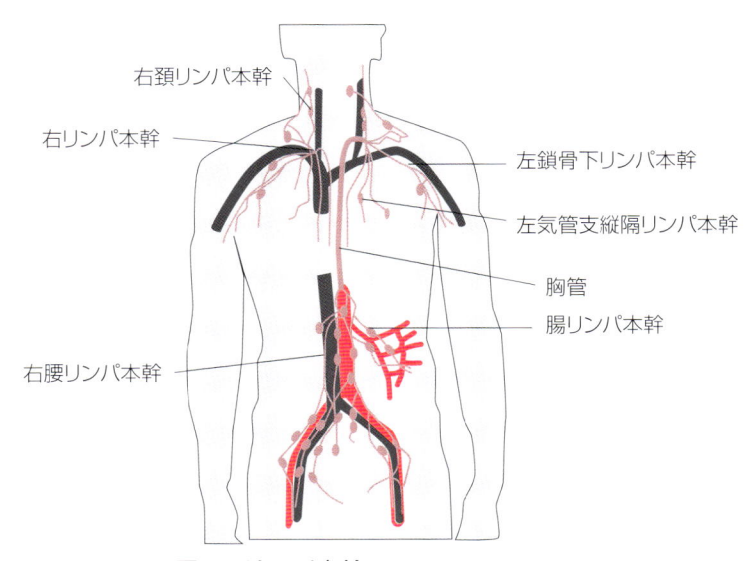

図6 リンパ本幹 (文献1)より改変引用)

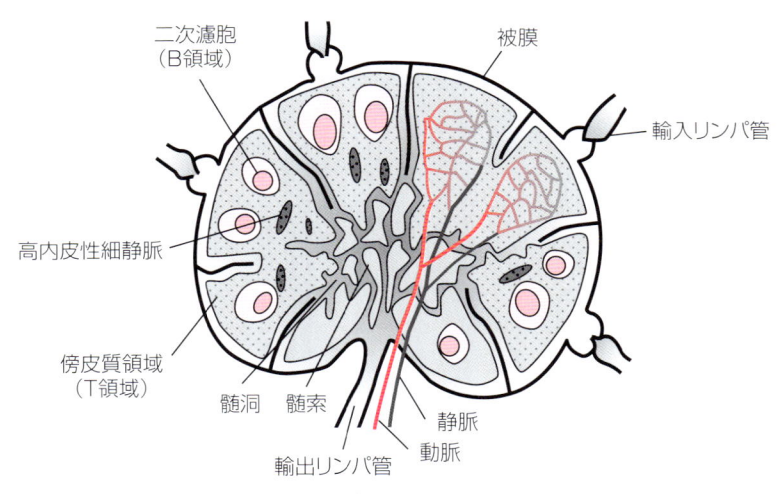

図7 リンパ節 (文献1)より改変引用)

パ本幹，乳び槽を経て胸管へ注ぐ．上半身では頸リンパ本幹，鎖骨下リンパ本幹，気管支縦隔リンパ本幹の左右3対のリンパ本幹は右側では右リンパ本幹，左側では胸管へ合流し最終的には鎖骨付近の内頸静脈と鎖骨下静脈の合流点（静脈角）へ注ぐ．

5）リンパ節

リンパ節は，大きさ0.2～3.0 cmの豆形の形状で600～700個[1]が存在し，多くは頸部と腹部の深部に集中する．外壁は硬い結合組織からなる被膜をもち，内側は網様結合組織からなる皮質が存在する（**図7**)[1]．リンパ節には，リンパ節へ流入する輸入リンパ管と流出する輸出リンパ管がある．輸出リンパ管は輸入リンパ管よりも数が少ない．輸入リンパ管は所属領域の集合リンパ管やほかのリンパ節から連絡する交通枝がある．それぞれのリンパ節は交通枝によって群を形成したり，単独で存在する．

リンパ節は免疫細胞の応答の場所であり，皮質にはリンパ球（B細胞，T細胞），髄質にはマクロファージが存在する．また，高内皮

性細静脈は血中の抗原提示細胞をリンパ節の傍皮質へ通過させ，リンパの水分を血管へ吸収する役目があると考えられている[3]．リンパ節の通過によって濃縮されたリンパは，輸出リンパ管を介してそれぞれのリンパ管へ注ぐ．

リンパ浮腫とは

1．リンパ浮腫の原因

リンパ浮腫とは，リンパ系の不全によってリンパ輸送能力が障害され，間質や組織間隙に体液や蛋白質などが蓄積されて起こる浮腫のことである[5]．原因によって原発性（一次性）と続発性（二次性）に分類される（**表1**）[6,7]．

原発性リンパ浮腫とはリンパ管の先天性形成異常が原因であるのに対し，続発性リンパ浮腫とは正常であったリンパ管が病理学的変化や手術，放射線治療によってリンパ流量低下をきたした状態である．この続発性リンパ浮腫がリンパ浮腫の原因の9割を占める．近年では，癌患者の増加に伴いリンパ浮腫患者も増加傾向にあり，乳癌の手術と放射線治療から10年経過した患者を調査した研究によると[8]，リンパ浮腫発症率は38.9％であった．

リンパ浮腫の病期の進行は，国際リンパ学会が定めた0～Ⅲ期で分類される（**表2**）[5]．

2．リンパ浮腫の理学療法評価

リンパ浮腫の理学療法評価は，①浮腫の評価，②皮膚状態の評価，③疼痛評価などがある．

1）浮腫の評価

浮腫の評価は，周径，赤外線を使用したペロメータ，画像診断法（CT，MRI，超音波画像，リンパシンチグラフィー，蛍光リンパ管造影など）がある[9,10]．この中でも周径は，非侵襲的で簡易であり，検査者間信頼性も高いことから[11,12]，臨床で多く使用される．また浮腫の自己管理法として患者に指導することもできる（**図8**）[13]．

2）皮膚状態の評価

リンパ浮腫に多くみられる皮膚の徴候として，足指や手指の皮膚をつまみ上げることができないステマーサイン[14]や乾燥，蒼白化，多毛，剛毛などがある[6]．また，病期分類がⅢ期になると過角化（象皮化）がみられる．皮膚状態の評価は，蜂窩織炎などの合併症を予

表1 リンパ浮腫の分類（文献6,7より改変引用）

原発性リンパ浮腫
　①先天性リンパ浮腫：出生時
　②早発性リンパ浮腫：35歳未満で発症
　③遅発性リンパ浮腫：35歳以降で発症
続発性リンパ浮腫
　①感染：フィラリア
　②外傷および組織損傷：外科術後，放射線照射など
　③悪性腫瘍：悪性腫瘍によるリンパ流路閉塞
　④非感染性炎症：リウマチ，皮膚疾患
　⑤恣意的リンパ浮腫：自己絞扼など
　⑥固定，依存（廃用性）：重力や下肢運動低下による
　⑦静脈疾患：静脈リンパ不全など
　⑧加齢

表2 リンパ浮腫病期分類（文献5より改変引用）

0期	リンパ輸送に障害があるが，浮腫は明確でなく潜在的もしくは無症候状態である．明確な浮腫が起こるまでに数カ月から何年も続くかもしれない
Ⅰ期	比較的多くの蛋白質を含む組織間液が貯留した初期の状態．四肢を挙上することで治まる．圧痕も生じることもある
Ⅱ期	四肢挙上だけでは組織の浮腫を改善できなくなり，明らかな圧痕が生じる
Ⅱ期後期	組織の線維化が生じ，圧痕がみられたりみられなかったりする
Ⅲ期	圧痕がみられないリンパうっ滞性象皮症，表皮肥厚，脂肪堆積と線維化，疣贅過成長などの皮膚変化を認める

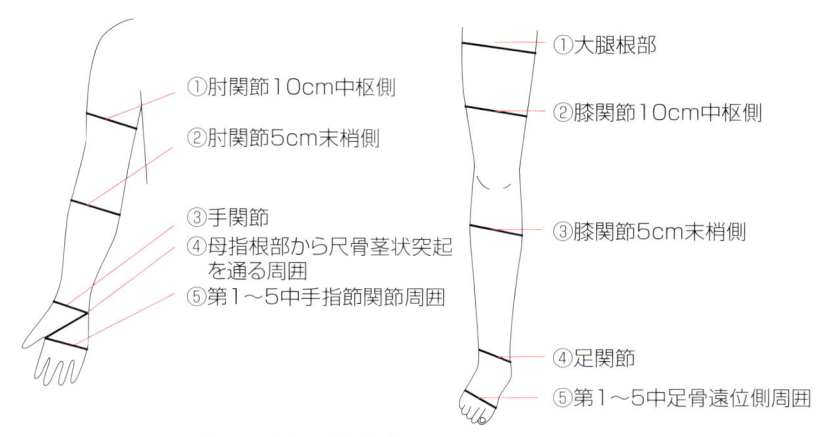

図8 周径測定部位 (文献13)より改変引用)

①肘関節10cm中枢側
②肘関節5cm末梢側
③手関節
④母指根部から尺骨茎状突起を通る周囲
⑤第1〜5中手指節関節周囲

①大腿根部
②膝関節10cm中枢側
③膝関節5cm末梢側
④足関節
⑤第1〜5中足骨遠位側周囲

防するためにも重要である.

3) 疼痛の評価

リンパ浮腫の疼痛は,術創や浮腫によるだけでなく,乳癌術後の肩の関節可動域(ROM:Range of Motion)制限や筋筋膜性疼痛,放射線治療による神経障害など多岐にわたる[15]. 疼痛評価は,疼痛強度,部位,持続時間などを問診する.さらに疼痛を悪化または緩和する動作や姿勢などを聴取し,必要であれば関節可動域測定,徒手筋力検査法(MMT:Manual Muscle Testing),神経学的検査などを実施する.

また,リンパ浮腫患者は長期にわたる苦痛により抑うつ状態に陥りやすい[16]. そのため身体症状だけでなく,SF-36(MOS 36-Item Short-Form Health Survey)などの包括的な健康度調査や社会心理面への配慮も重要である[14].

リンパ浮腫の治療

国際リンパ学会によると,リンパ浮腫の治療には大きく分けて①保存的療法と②外科的療法がある[5].

1. 保存的療法

保存的療法において最も行われているのが複合的理学療法〔わが国では複合的療法(CDT:Combined Decongestive Therapy)〕であり,①圧迫療法,②ドレナージ手技,③運動療法,④スキンケア,⑤患者教育やセルフケアの指導を含む.CDTにはリンパ浮腫を軽減する一定の効果があり[17],乳癌患者への術後早期の介入が発症率を低下させ[18],治療費も削減されることが示された[19]. また,CDT介入後2年経過しても上肢・下肢ともに浮腫の減少または維持する長期的効果が認められた[20,21].

1) 圧迫療法

圧迫療法は,ショートストレッチタイプの弾性包帯を巻き重ねる多層包帯法や弾性着衣を使用する(図9).多層包帯法は,低下した皮膚外圧を高め深部静脈還流を促し,浮腫のボリュームを小さくする効果がある.弾性着衣は,ストッキングやスリーブなどの筒状の圧迫着衣であり,浮腫の悪化防止や維持に用いられる.

Stout Gergichら[22]は乳癌術後無症候である患者を対象に早期から浮腫の容積測定を実施し,容積の増加があった患者に対して20〜30mmHgの圧迫着衣を4週間着用させたところ,その後も容積の増加もなく維持できたことを報告した.また,Badgerら[23]は弾性着衣単独介入群と比較して弾性着衣と多層包帯法を組み合わせたほうが,浮腫を軽減させる効果が2倍であったことを示した.これらの圧

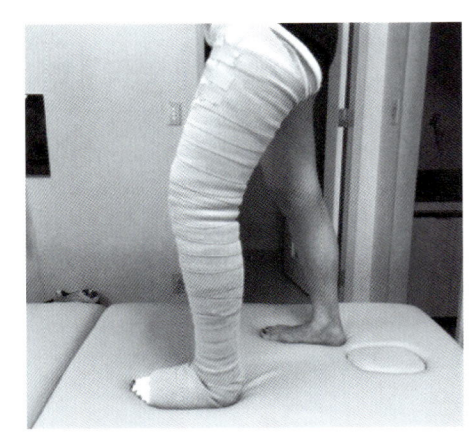

図9 下肢への多層包帯法

迫療法は患者自身でも行えるように早期から指導する必要がある．

2）ドレナージ手技

ドレナージ手技は，過剰に貯留した間質液を処置する手段である．19世紀後半から欧州を中心に発展してきた．代表的な体系としてVodder，Földi，Leduc，DVTMなどがあり[24]，わが国においても各地で教育されている．手技は，非常にソフトで傷害されたリンパ灌流を改善し，リンパ節経由でリンパを運び，浮腫を改善する．

Didemら[25]は，乳癌患者に対してドレナージ手技を含むCDT群と含まないCDTコントロール群とで浮腫の改善率を比較した．結果，ドレナージ手技介入群のほうが有意に浮腫の減少を認めたことを報告した．同様にMcNeelyら[26]は，乳癌患者に対し多層包帯法単独と多層包帯法とドレナージ手技を組み合わせた介入において，ドレナージ手技を組み合わせたほうが有意に浮腫の減少に効果があることを示した．

このようにドレナージ手技の効果を示す文献は多数存在するが，対象が乳癌患者に多く，介入期間・介入方法が一定でなく標準化されていない．また，ドレナージ手技の効果について否定的な報告[27]も存在するため，介入については患者への治療効果を見極めることが必要である．

3）運動療法

運動は筋ポンプ作用を利用し，リンパの排出を促進する効果がある[28]．また，圧迫療法と組み合わせることで，圧迫療法の外圧と筋ポンプ作用の内圧がより効果的にリンパの排出と再吸収を促す[29]．以前はレジスタンストレーニングなどの患肢への負荷は浮腫を助長すると考えられていたが，近年では浮腫の悪化のリスクは低いとされ[30,31]，ウォーキングや水中エクササイズ[32]などの有酸素運動との組み合わせによって廃用予防，QOL改善，心理面のケアなどの効果が示された[28]．またヨガやピラティス，PNFなど[33〜35]さまざまな運動方法が試行され，今後これらの運動療法による介入を適切に補助する理学療法士の関わりが重要となると予想される．

4）スキンケア

リンパ浮腫患者は，皮下組織に高濃度の蛋白質成分や間質液が貯留し，表皮が伸長される．その結果，乾燥が進みバリア機能の低下，皮膚硬化（線維化）を起こしやすくなる[36]．乾燥や感染を予防するため保湿クリームの使用や，日焼け防止，ガーデニングなどの患肢を傷つける作業は避けるように指導する．

5）患者教育，セルフケアの指導

リンパ浮腫は難治性の慢性疾患であり，発症後のセルフケアが不可欠である．浮腫を悪化させる体重増加，患肢の下垂，感染症への対処など長期的な自己管理が必要であり患者教育が重要である．また，治療へのモチベーションを維持するために患者コミュニティへの参加などによる心理的サポートも考慮すべきである．

2．外科的療法

リンパ浮腫に対する外科的療法としてリンパ管静脈吻合術（LVA：Lymphaticovenular Anastomosis），リンパ節移植術，脂肪切除術，

脂肪吸引術などがある[5]．その中でも近年LVAにおいて有効性を示す論文が散在し，保存的療法に反応しない症例に対して別の選択肢として検討されるようになった[37,38]．しかし，術者の高い技術が要求されること，高度な医療機器が必要であること，リンパ浮腫への手術前後のケアが重要であることなどから，引き続き今後の展開を注視していきたい．

リンパ浮腫への取り組みの現状と課題

1．医療サービスの不足

リンパ浮腫は長期の治療が必要とされる．わが国において2008年リンパ浮腫指導管理料[39]が設定され，保険診療によるリンパ浮腫予防の指導が可能となり，また療養費払いによって弾性着衣，包帯も認められるようになった[40]．さらに，2016年4月からリンパ浮腫複合的治療料[41]も新たに追加され，CDTの保険診療が開始される．しかしリンパ浮腫外来などの専門的な治療ができる医療機関も少なく，人材も乏しい[42]．2009年より厚生労働省後援によるリンパ浮腫研修[43]が開始されたが，リンパ浮腫治療の人材育成は今後の大きな課題の一つである．

2．治療手段の未整備

リンパ浮腫治療はさまざまな治療方法が存在するが，有効な治療法が多くは確立されていないのが現状である．『リンパ浮腫診療ガイドライン』[13]によると，圧迫療法，運動療法，スキンケア，体重管理については推奨される治療として高いエビデンスレベルが認められたが，そのほかについては治療が推奨されるレベルには達していない．特に理学療法士が関わることが予想されるドレナージ手技は，今後新しい知見に基づく修正が必要となる．現在のドレナージ手技の多くは，弁の存在しない毛細リンパ管ネットワークを利用して障害されたリンパ節を迂回し，正常なリンパ節へリンパを移動させる従来の解剖学に基づく．しかし近年の研究では[44]，毛細リンパ管ネットワークにはリンパ節の機能はみあたらず，障害されたリンパ節から正常なリンパ節へ移動させることは，解剖学的・生理学的にも無理があり，今後の検証が求められる．さらに，浅層リンパ管網は亀甲状構造を形成し，一部弁構造も存在するため，四肢の長軸方向に刺激するだけではリンパは，一方向へは流れず，亀甲状サークルによって逆方向へも流れる可能性があることが示唆された[44]．

よって，毛細リンパ管ネットワークによってリンパを移動させるのではなく，最初に広い範囲で表在の集合リンパ管へ向けて垂直に皮下を揺らすような圧迫刺激を加え，集合リンパ管へリンパを移動させた後，流れを誘導する刺激を加える方が効率的である[44]．また，集合リンパ管の拡充はリンパ輸送を促進し[45]，付随する静脈流量を増加させることから[46]，揺らす刺激によって脈管系の流速を促進し，リンパ回収の増大も期待できる[24]．

Conclusion

リンパ浮腫は一度発症すると完治が難しい疾患であるだけでなく，ADL，QOLの低下や精神的苦痛も伴う．近年，婦人科癌患者は増加傾向にあり，リンパ浮腫を発症する患者も増加されることが予想される．しかし，専門的な治療を受けられる医療機関が少なく，また治療方法も未整備である．今後のリンパ浮腫医療の充実が急務であり，理学療法士の治療への参加が不可欠である．

文献

1) Földi M, 他（著），藤村 朗（監）：リンパ学—医師，理学療法士とマッサージ師のために 第7版．キベプランニング，2013，pp1-132
2) Földi M, 他（著），木部真知子（監）：リンパドレナージュの基礎知識．キベプランニング，2008，pp1-30
3) 大谷 修，他：リンパ管の解剖学とリンパ浮腫．脈管学 **51**：161-165，2011
4) Ikomi F, et al：Lymph pump mechanics in the rabbit hind leg. *Am J Phsiol* **271**：H173-183, 1996
5) International Society of Lymphology：The diagnosis and treatment of peripheral lymphedema：2013 Consensus document of the International Society of Lymphology. *Lymphology* **46**：1-11, 2013
6) Lymphoedema Framework：Best practice for the management of lymphoedema. Medical education partnership, London, 2006
7) リンパ浮腫療法士認定機構（編）：リンパ浮腫診断治療指針2013．メディカルトリビューン，2013，pp13-24
8) Karin J, et al：Arm lymphoedema in a cohort of breast cancer survivors 10 years after diagnosis. *Acta Oncol* **49**：166-173, 2010
9) Tomczak H, et al：Lymphoedema：lymphoscintigraphy versus other diagnostic techniques-a clinician's point of view. *Nucl Med Rev Cent East Eur* **8**：37-43, 2005
10) Unno N, et al：Preliminary experience with a novel fluorescence lymphography using indocyanine green in patients with secondary lymphedema. *J Vasc Surg* **45**：1016-1021, 2007
11) Deltombe T, et al：Reliability and limits of agreement of circumferential, water displacement, and optoelectronic volumetry in the measurement of upper limb lymphedema. *Lymphology* **40**：26-34, 2007
12) Taylor R, et al：Reliability and validity of arm volume measurements for assessment of lymphedema. *Phys Ther* **86**：205-214, 2006
13) 日本リンパ浮腫研究会（編）：リンパ浮腫診療ガイドライン2014年度版．金原出版，2014，pp1-17
14) Flalka-Moser V, et al：The role of physical and rehabilitation medicine specialist in lymphedema. *Ann Phys Rehabil Med* **56**：396-410, 2013
15) Brennan MJ：The complexity of pain in post breast cancer lymphedema. *National Lymphedema Network* **11**：1-3, 1999
16) Tobin MB, et al：The psychological morbidity of breast cancer-related arm swelling. Psychological morbidity of lymphedema. *Cancer* **72**：3248-3252, 1993
17) Lasinski BB, et al：A systematic review of the evidence for complete decongestive therapy in the treatment of lymphedema from 2004 to 2011. *PMR* **4**：580-601, 2012
18) Torres Lacomba M, et al：Effectiveness of early physiotherapy to prevent lymphoedema after surgery for breast cancer：randomised, single blinded, clinical trial. *BMJ* **340**：b5396, 2010
19) Stout NL, et al：Breast cancer-related lymphedema：comparing direct costs of a Prospective Surveillance Model and aTraditional Model of Care. *Phys Ther* **92**：152-163, 2011
20) Hwang JM, et al：Long-term effects of complex decongestive therapy in breast cancer patients with arm lymphedema after axillary dissection. *Ann Rehabil Med* **37**：690-697, 2013
21) Kim YB, et al：Would complex decongestive therapy reveal long term effect and lymphoscintigraphy predict the outcome of lower-limb lymphedema related to gynecologic cancer treatment?. *Gynecol Oncol* **127**：638-642, 2012
22) Stout Gergich NL, et al：Preoperative A assessment enables the early diagnosis and successful treatment of lymphedema. *Cancer* **112**：2809-2819, 2008
23) Badger CM, et al：A randomized, controlled, parallel-group clinical trial comparing multilayer candaging followed by hosiery versus hosiery alone in the treatment of patients with lymphedema of the limb. *Cancer* **88**：2832-2837, 2000
24) 木部真知子，他：DVTMインストラクター研修テキスト．日本DLM技術者会，2014，pp1-6
25) Didem K, et al：The comparison of two different physiotherapy methods in treatment of lymphedema after breast surgery. *Breast Cancer Res Treat* **93**：49-54, 2005
26) McNeely ML, et al：The addition of manual lymph drainage to compression therapy for breast cancer related lymphedema：a randomized controlled trial. *Breast Cancer Res Treat* **86**：95-106, 2004
27) Huang TW, et al：Effects of manual lymphatic drainage on breast cancer-related lymphedema：a systematic review and meta-analysis of randomized controlled trials. *World J Surg Oncol*, 2013 doi：10.1186/1477-7819-11-15
28) Bicego D, et al：Exercise for women with or at risk for breast cancer-related lymphedema. *Phys Ther* **86**：1398-1405, 2006
29) Godoy Mde F, et al：Synergic effect of compression therapy and controlled active exercises using a facilitating device in the treatment of arm lymphedema. *Int J Med Sci* **9**：280-284, 2012
30) Kwan ML, et al：Exercise in patients with lymphedema：a systematic review of the contemporary literature. *J Cancer Surviv* **5**：320-336, 2011

31) Paramanandam VS, et al：Weight training is not harmful for women with breast cancer-related lymphoedema：a systematic review. *J Physiother* **60**：136-143, 2014
32) Tidhar D, et al：Aqua lymphatic therapy in women who suffer from breast cancer treatment-related lymphedema：a randomized controlled study. *Support Care Cancer* **18**：383-392, 2010
33) Keays KS, et al：Effects of pilates exercises on shoulder range of motion, pain, mood, and upper-extremity function in women living with breast cancer：A Pilot Study. *Phys Ther* **88**：494-510, 2008
34) Loudon A, et al：Yoga management of breast cancer-related lymphoedema：a randomised controlled pilot-trial. *BMC Complement Altern Med* **14**：214-227, 2014
35) Hwang O, et al：The effects of PNF techniques on lymphoma in the upper limbs. *J Phys Ther Sci* **25**：839-841, 2013
36) 臺　美佐子，他：スキンケアの実際．臨牀看護　**36**：878-882，2010
37) Chang DW, et al：A prospective analysis of 100 consecutive lymphovenous bypass cases for treatment of extremity lymphedema. *Plast Reconstr Surg* **132**：1305-1314, 2013
38) Campisi C, et al：Microsurgery for treatment of peripheral lymphedema：long-term outcome and future perspectives. *Microsurgery* **27**：333-338, 2007
39) 厚生労働省官報：診療報酬の算定方法の制定等に伴う実施上の留意点について．B001-7 リンパ浮腫指導管理料．保医発第 0305001 号，2008
40) 厚生労働省官報：四肢のリンパ浮腫治療のための弾性着衣等に係る療法費の支給における留意事項について．保医発第 0321001 号，2008
41) 中央社会保険医療協議会総会（第 328 回）議事次第（http://www.mhlw.go.jp/stf/shingi2/0000111936.html）2016/2/29 閲覧
42) がんのリハビリテーション研修・新リンパ浮腫研修（http://www.lpc.or.jp/reha/）2016 年 1 月 15 日閲覧
43) 藤村　朗，他：ヒト皮下リンパ管網の形態学的流路．リンパ学　**37**：16-20，2014
44) 安藤禎紀，他：ヒト皮下リンパ管の流れの方向性．リンパ学　**35**：3-7，2012
45) 伊古美文隆，他：リンパ管・リンパ節動態学の最近の進歩．脈管学　**48**：113-123，2008
46) Lohrmann C, et al：Posttraumatic edema of the lower extremities：Evaluation of the lymphatic vessels with magnetic resonance lymphangiography. *J Vasc Surg* **49**：417-423, 2008

● 理学療法士へのメッセージ

4 乳がん自己検診の啓発活動

門脇ひろみ[*1]

● はじめに

　乳がんは，仕事や子育てに忙しい世代の女性に発症する．自治体クーポン発行やメディアにおいても，乳がん検診の推進が行われている．乳がんは女性のがんの1位[1]であり，約12人に1人が発症する（男性は全体の1%）．しかし，死亡率は5位[2]であり，乳がんは早期発見・早期治療で治る可能性が高いがんである．また，乳がんは視触診が可能であるため，「唯一，自分で発見できるがん」であり，定期的な乳がん検診に加え，自己検診がとても重要である．

　実際，問診や患者会では乳がん発見の経緯の多くが「自分で異変に気づいて受診した」または「乳がん検診で異常なしだが，納得いかず再受診し，乳がんと診断された」など，偶然の自己発見であった．乳がん検診でみつける病気と思われがちだが，自分で気づくことがとても大切だと痛感している．そのためには，正しい自己検診法を知っておく必要がある．そこで筆者は，2014年7月より解剖学と視触診の説明を行い，乳がん自己検診を体験型にした啓発活動を開始した．

　また，われわれ理学療法士の臨床において，乳がん術後のリハビリテーションや術後リンパ浮腫に対する複合的治療の場面，または乳がんの既往歴をもっている人を担当する機会が増えている．最近では，乳がん転移の腫瘤（しこり）やほかの疾患の治療中に乳がんの初発腫瘤を発見することもあり，乳がんについて熟知しておくべきである．

　本稿では，「乳がん予防セルフケア講座」の取り組みと理学療法士向けの乳がんについてのアンケートの結果の一部を紹介する．

● 乳がん予防セルフケア講座（図1）

　対象は地域の成人女性から開始した．その後，パートナーや友人への相談により受診を決意することもあるため，パートナーである男性も対象としている．また，地域の子育て支援事業の一環として子育てサークルからの依頼を受けて，子ども連れまたは託児付きで子育て中の母親を対象に実施している．

　参加人数は4〜10人程度，団体からの講師依頼で受講費は無料の単発講座である．配布した資料を持参すれば，再受講できるシステムにしている．

　時間配分は座学30分，実技20分，質疑応答とアンケート記入10分と要望があれば座談

[*1] Hiromi Kadowaki／Prizm—女性のココロとカラダのケアサロン

図1　講座の様子

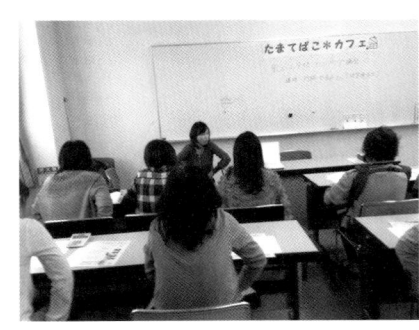

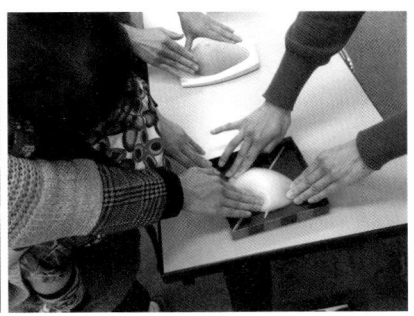

会と乳がん体験者の協力で体験談も加え，主催側の意向で時間を調整している．
　準備は資料1枚と腫瘤に見立てた大きさの違う大小の塊が5カ所に埋め込まれている乳がん触診模型（株式会社アプライ）とシリコン乳房パッドで手製の模型も使用している．また，リスク要因の肥満度をチェックするために計算機を使用している．
　座学は資料とスライドで説明する．その内容を表1にまとめた[1〜6,8]．実技は，①胸部の触診，②乳がん模型の触診，③乳がん自己検診を行っている．
　これまで講座を開催した際の質疑，アンケート結果とその対応策を以下にまとめる．自己検診の実践および乳がん検診受診についての回答を図2に示す．良性腫瘍があると回答した者は定期的に自己検診を行っていた．「違和感で受診したら，筋肉痛が原因だった」「肋骨をしこりに感じた」という回答者もいたことから，講座では衣類の上から自分の鎖骨，肋骨，大胸筋，リンパ節と好発部位を確認をし自己検診を行った．そのほかに「検診のみで大丈夫」といった回答には乳がんは自己発見が多いこと[4,5]，乳がん検診は検診間隔が長いという2点から，自己検診をする必要があることを説明した．
　乳がん触診模型で腫瘤をすぐみつけた人は2割ほどで，慣れるまでは触診による発見は難しいことがわかる．しかし，講座日から1カ月間の自分の乳房の変化を確かめ，毎月の習慣になれば，異変に気づくことができる．加えて，乳がん検診後の異常のない状態を知っておくことも必要である．
　乳がん検診を受けたことのある人は多かったが，定期的には受けていなかった．「視触診が男性医師で不快」という意見に対しては，医師は症状を見逃さないように，また腫瘤の形状，性質，次の診断方法の選択を考えていること，不快であってもしっかりみてもらったほうが安心であることを理解してもらった．病院での乳がん検診は，女性医師や女性技師の担当の有無や妊娠中や授乳中の対応などを電話で事前確認できる．さらに，不快要因にはマンモグラフィ時の痛みがある．乳腺の張っていない月経後であれば，検査中の痛みも少ない．できるだけ，乳房を平らにすれば，乳腺がわかりやすい画像になるため，リラックスして受けるよう説明した．
　早期乳がん（リンパ節転移がない2 cmまでの腫瘤または非浸潤性の無症状のがん）の発見で早期治療すれば生存率は高い[5]．しかし，1 cm未満の腫瘤は自己検診による発見は難しく，画像診断が有効である．年齢や乳腺の状態に個人差があるため，乳がんの発見には，定

表1　乳がんの特徴

罹患数	72,472人，女性のがんの第1位
死亡数	13,148人，女性のがんの第5位
好発年齢	40～60歳代（20歳代わずか，30歳代後半から急増，40歳後半でピークに達する）
好発部位	乳房外側上（腋窩含む）50％，内側上20％，外側下10％，内側下5％，乳頭・乳輪5％，複数領域10％
リスク要因	年齢，肥満，飲酒，喫煙，遺伝ほか
タイプ	主に3タイプで浸潤性，非浸潤性，Paget病
症状	腫瘤石のように硬い，あまり動かない，圧痛はまれ，月経周期で大きさの変化がない，腋窩の腫れ，皮膚変化（橙皮様，えくぼ徴候，ひきつれ，くぼみ，発赤），乳輪びらん，乳頭分泌（血性など），乳頭陥没など，多くは片側，進行すれば痛み出現
5年生存率	早期がんなら9割以上
検診率	平均34.2％（2013年），受診率目標50％
乳がん検診	40歳から2年に1回（リスク要因が高ければ20歳代から），視触診，マンモグラフィ検査，超音波検査（高濃度の乳腺や30歳代以下で有効）
自己検診（症状参照）	月1回，月経後4～7日以内が最適．閉経後は月に1回，日にちを決める（毎月1日，誕生日の日） ①視診 鏡の前で両手を腰に当て，前かがみになったり胸を張ったりして，左右の乳房の形やくぼみの有無をみる ②触診 しこりがないか，3～4本の指をそろえて，わきの下から，指の腹で優しく，離すことなく，「の」の字を書きながら乳頭まで丁寧に触る．仰向けや体を洗っている時も触りやすい ③つまむ 乳頭をつまみ，形や分泌物がないかみる 異変に気づいたら，悪性の自己診断はしない 乳腺専門医がいる「乳腺外科」「外科」をすぐ受診

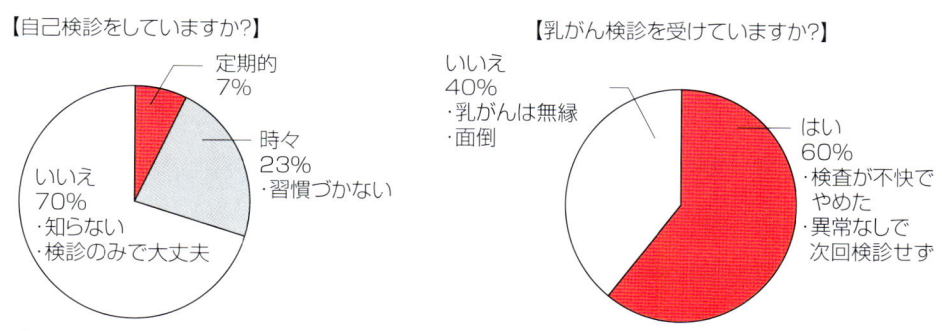

【自己検診をしていますか?】
- 定期的 7％
- 時々 23％ ・習慣づかない
- いいえ 70％ ・知らない ・検診のみで大丈夫

【乳がん検診を受けていますか?】
- いいえ 40％ ・乳がんは無縁 ・面倒
- はい 60％ ・検査が不快でやめた ・異常なしで次回検診せず

図2　アンケート結果（合計30人：内訳30～50歳代女性29人，40歳代男性1人）

期的な受診が重要となる．乳腺症などの既往歴がある人はもちろん，乳腺は加齢とともに変化するため，一度検診を受けたからと安心してはならない．「検診で異常なしなら大丈夫」と自己判断せず，次回はいつ受ければよいかについて医師と相談しておくほうがよい．さらに定期的な受診と自己検診以外にも運動や食事などにも気をつけ，自分の体は自分で守るよう促した．

参加者の感想の多くは「体験ができたので，これからは自己検診をします」と自己検診の

表2 乳がんの局所再発・遠隔転移と症状

局所	乳房近くのリンパ節，皮膚，胸郭	腫瘤，皮膚変化
遠隔	肺	咳，息切れ，呼吸困難
	骨（脊椎，骨盤，肋骨，頭蓋骨，上腕骨，大腿骨）	疼痛，骨折，脊髄圧迫によるしびれや麻痺，高カリウム血症による口渇，便秘，吐き気
	肝臓	食欲低下，倦怠感，みぞおちの圧痛，右腹部の張り
	脳	頭痛，嘔吐，ふらつき，めまい，麻痺

動機づけにつながった．また「乳がん検診を間違って解釈していたので，また受けようと思う」など正しい知識をもつことで，乳がん検診の大切さを伝えられた．

理学療法士向けの乳がんについてのアンケート結果について

WEB アンケート調査〔回答数：235人（男性93人：女性142人）2015年5月分〕で，理学療法士の自己検診の認知度と臨床中に乳がん腫瘤の発見の経験を調査した．全体の6割（男性4割，女性6割）が自己検診法を知っていた．さらにその女性のうち，6割が自己検診を実践していた．次に腫瘤（良性を含む）の発見件数は20件であった．そのうち，乳がん初発や転移の発見件数は4件あり，自己検診を知っている男女3人と知らないが患者から相談を受けた男性1人であった．発見に性差はなく，認知度との関係性がうかがえる．発見場面は患者からの相談と視触診や関節可動域の評価中またはリラクセーションなどの治療中であった．腫瘤以外にも原因不明の体調不良，激しい痛みや麻痺などの機能障害が要因であった．これらのケースは，全例，医師に異変が報告され，診断に至っている．

乳がんは治療後3年以内に局所再発・遠隔転移しやすい．一生を通じて再発の可能性がある．乳がんは発がんと同時に全身に微小転移を起こしている可能性が高く，なんらかの症状を伴う場合もあれば，まったく自覚症状のない場合もある．乳がんの局所再発・遠隔転移と症状（**表2**）をまとめた[3,6,7]．「腰痛だと思ったら，骨転移だった」「かすみ目だと思ったら，脳転移だった」[7]など症状が進行する前に異常を発見したらすぐに医師に報告する必要がある．乳がんの遠隔転移は強い痛みや不安が大きく，個人の希望に応じて治療やケアの方針が決まる．理学療法士としてもコミュニケーションを十分とり，信頼関係を築くことが大切である．

おわりに

乳がん自己検診の啓発活動を行うにあたり，「知識をわかりやすく提供すること」「自主的に継続できるよう体験型にし，理解を深めてもらうこと」「参加者の知識や情報の正確性を調査し，正しい知識と理解に導くこと」で自己検診や乳がん検診の大切さを伝えることができた．今後も継続していきたい．

そして，多くはないが，自己検診法を知っている理学療法士が乳がん発見の経験をしてい

ることから，乳がんの知識として，自己検診の認知度を上げる必要性を感じた．また乳がん以外にも，身体の評価と治療を専門とする者の基本中の基本として，臨床中に異変のサインに気づけるだけの知識を身につけておくことが大切である．

　啓発活動は普段の会話や，または声かけでもいい．自分のため，大切な家族や友人のために，世界中の人が自分を守る知識と手段をもつことを切に願う．

文　献

1) 国立がん研究センターがん対策情報センター：地域がん登録全国統計がん罹患データ．2011
2) 国立がん研究センターがん対策情報センター：人口動態統計によるがん死亡データ．2013
3) 福富隆志，他（監）：乳腺疾患．医療情報科学研究所（編）：病気がみえる vol.9 婦人科・乳腺外科　第3版．メディックスメディア，2015，pp276-280，298-230
4) 日本乳癌学会：全国乳がん患者登録調査報告．2011
5) 国立がん研究センターがん対策情報センター：全国がん罹患モニタリング集計．2011
6) 日本乳癌学会（編）：患者さんのための乳がん診療ガイドライン．金原出版，2012，pp130-131
7) 日経ヘルス（編）：「乳がん」といわれたら―乳がんの最適治療2014～2015．日経BP社，2014，p55
8) 国立がん研究センターがん対策情報センター：国民生活基礎調査による都道府県別（40～69歳）がん検診率データ．2013

第5章

骨盤底の障害と理学療法

　骨盤底エリアの障害は症状出現部位は限局されているものの，そのきっかけや原因は骨盤底に限られたものではない。姿勢や動作など，全身の運動機能を踏まえた骨盤底の障害に対する理学療法評価およびアプローチを紹介する。

1 排尿機能障害（尿失禁）と理学療法

瀬戸景子[*1]

> **Key Questions**
> 1. 女性に多い尿失禁とは
> 2. 尿失禁の理学療法評価とアプローチとは
> 3. 介入の際の留意点は

はじめに

尿失禁は，直接生命に関わる問題ではないが，生活に支障をきたすことが多くQOLに影響を及ぼす疾患の一つとして，問題視されている．女性は男性と比較して尿道が短い，骨盤底に尿道・膣・肛門と3つの開口部がある，膀胱頸部と尿道の背側に膣があるといった構造的弱点に加え，分娩・加齢による靱帯・筋・筋膜などの骨盤底を構成する軟部組織のゆるみが原因となり，尿失禁発症の可能性が高い．特に，女性にとって問題となりやすい尿失禁は，腹圧負荷時に不随意に尿がもれる腹圧性尿失禁，尿意切迫感と同時または直後に不随意に尿が漏れる切迫性尿失禁，また腹圧性尿失禁症状と切迫性尿失禁症状を併せ持つ混合性尿失禁である[1]．また，国際禁制学会（ICS：International Continence Society）により「尿意切迫感を必須症状とし頻尿・切迫性尿失禁を伴う症状症候群」と定義された過活動膀胱（OAB：Overactive Bladder）症状症候群の割合も増えている[2]．

わが国における大規模疫学調査によると，40歳以上の女性の尿失禁罹患率は，43.9％であった．そのうち，腹圧性尿失禁罹患率は22.4％であった[3]．主な尿失禁症状は年齢とともに増加する傾向にあるが，腹圧性尿失禁はむしろ高齢者で減少し，混合性尿失禁の割合が増加する．また，OABは40歳以上の日本人の12.4％にあると推定され，6.4％が週1回以上の切迫性尿失禁を伴うOAB wet，6.0％が切迫性尿失禁を伴わないOAB dryである[3]．OABの原因の80％以上が明らかな神経疾患が見出せない非神経因性であり，男女とも加齢で増加する．骨盤底の結合組織のゆるみがOABの原因にもなりうるとされる[4]．

『女性下部尿路症状診療ガイドライン』によると，尿失禁に対する骨盤底筋群トレーニングは，その非侵襲性から治療の第一選択とされ高い推奨グレードがつけられている[1]．しかし，実際には指導する側の知識の問題や，直接，筋群を触知することが困難であるなどの理由からトレーニング方法が一定ではないという問題が指摘される．一般的な骨盤底筋群トレーニングは，Kegalエクササイズ[5]に代表されるような骨盤底筋群を直接的に収縮さ

[*1] Keiko Seto／南多摩病院リハビリテーション科

せるエクササイズが多い．一方，骨盤底筋群と腹横筋は協同収縮を行うことが報告されており[6,7]，骨盤底筋群は横隔膜・腹横筋とともにインナーユニットとして働く．そのため，われわれ理学療法士が運動療法を指導する場合，骨盤底筋群を単一に捉えるのではなく，姿勢・動作様式なども含め多角的な視点から捉える必要がある．

安静時の女性骨盤底の支持機構

膀胱・膣・直腸といった骨盤内臓器は，固有の形や強度をもたない．そのため，骨盤内臓器支持のためには，靱帯・筋および筋膜が作り出す正常な骨盤底機能が必要である[8]．解剖学的な位置関係として，膀胱頸部・近位尿道は内骨盤筋膜と傍尿道筋膜に挟まれ，膣前壁の上にのるように存在する．安静時の膀胱・尿道は，後方から膣管で支持され，下方で骨盤底筋群により支持される（図1）．

膣管による膀胱・尿道の支持は3つのレベルに分けられる．膣上部では，仙骨子宮靱帯が支持の主体である．膣中部前壁では恥骨頸部筋膜が膀胱を支持する．膣下部（膣口）では，前方では恥骨尿道靱帯，側方は会陰膜，後方では会陰体が支持する[9,10]．インテグラル理論によると，膣を中心としたハンモック構造が骨盤底支持に重要であるとされ，尿失禁をはじめとする多くの女性骨盤底疾患は，骨盤底にある靱帯や筋の障害によって起こるとされている[8]．

また，インテグラル理論では骨盤底の障害部位により生じる疾患が異なるとしている．前方領域，すなわち恥骨尿道靱帯や尿道を支持する膣前壁の障害があると，尿失禁や便失禁が現れる．中央領域に障害が起きると膀胱の支持が低下することで，排尿困難，OAB，頻尿症状が現れる．後方領域，すなわち仙骨子宮靱帯や膣の後壁に障害が起きると，排尿

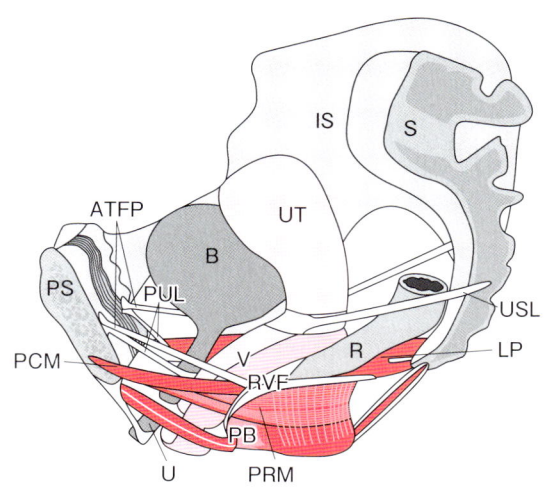

図1　骨盤内臓器と支持組織（文献8）より引用）

骨盤内臓器は靱帯・筋膜・筋のバランスによって支持される．【骨】S：仙骨，IS：腸骨，PS：恥骨結合，【骨盤内臓器】B：膀胱，U：尿道，UT：子宮，V：膣，R：直腸，【靱帯】USL：仙骨子宮靱帯，ATFP：骨盤筋膜腱弓，PUL：恥骨尿道靱帯，【筋膜】RVF：直腸膣筋膜，【筋】PCM：恥骨尾骨筋，PRM：恥骨直腸筋，LP：挙筋板，PB：会陰体

障害，OAB，下腹部痛が現れる[8]．

骨盤底筋群に最も求められる支持機能は，尿生殖裂孔の閉鎖である．骨盤底は，骨盤隔膜，尿生殖隔膜，勃起筋と括約筋群，骨盤壁を構成する筋より構成される[11]（図2a～d）．

上層の骨盤隔膜は，尾骨筋と肛門挙筋（恥骨直腸筋，恥骨尾骨筋，腸骨尾骨筋）からなる（図2a）．肛門挙筋全体の持続的緊張保持により尿生殖裂孔が閉鎖し，骨盤内臓器支持・排泄の禁制維持を行う．恥骨尾骨筋と腸骨尾骨筋は，肛門の後方で癒合し挙筋板を形成する．恥骨尾骨筋と腸骨尾骨筋の正常な走行は，ほぼ水平で（図3）直腸と膣の上方2/3を挙筋板上に保持し，腹圧が直接筋膜や靱帯などの支持組織にかからないように保つ[9]．肛門挙筋の機能は特に重要であり，恥骨尾骨筋の収縮により骨盤底のハンモック構造を前方に引く力となり，挙筋板は骨盤底のハンモック構造を後方に引く力となる．したがって，肛門挙筋の損傷・弛緩は，尿生殖裂

孔の拡大・靱帯や筋膜などの支持組織への負担が増加し，骨盤底筋群へ常に圧がかかることで，骨盤底筋群の疲弊，尿生殖裂孔の開大が助長される．

中間層の尿生殖隔膜は，筋と結合組織から形成される水平な膜で骨盤隔膜の下方に位置し，尿生殖裂孔を覆うように骨盤底前方を支持する（**図 2b**）．恥骨弓と浅会陰横筋の間の三角部に会陰膜が存在し，膣と尿道の遠位部を支持する．また尿道括約筋と連結し，尿禁制にも関与する．

その下層に外肛門括約筋・外尿道括約筋・球海綿体筋・坐骨海綿体筋といった勃起筋と括約筋群がある（**図 2c**）．また，骨盤壁構成筋群として内閉鎖筋・梨状筋が骨盤下口の後方を閉鎖する（**図 2d**）．内閉鎖筋とその筋膜は，腸骨尾骨筋の起始腱を形成し，複合体である肛門挙筋の一部を担っている（肛門挙筋腱弓）．

靱帯や筋膜のゆるみは理学療法介入での改善は見込めないが，下方にある骨盤底筋群のゆるみ・機能低下が原因になっている症状に関しては改善の可能性があると考えられる．したがって，女性骨盤底の支持機構を理解し，アプローチにつなげることがわれわれ理学療法士に求められる．

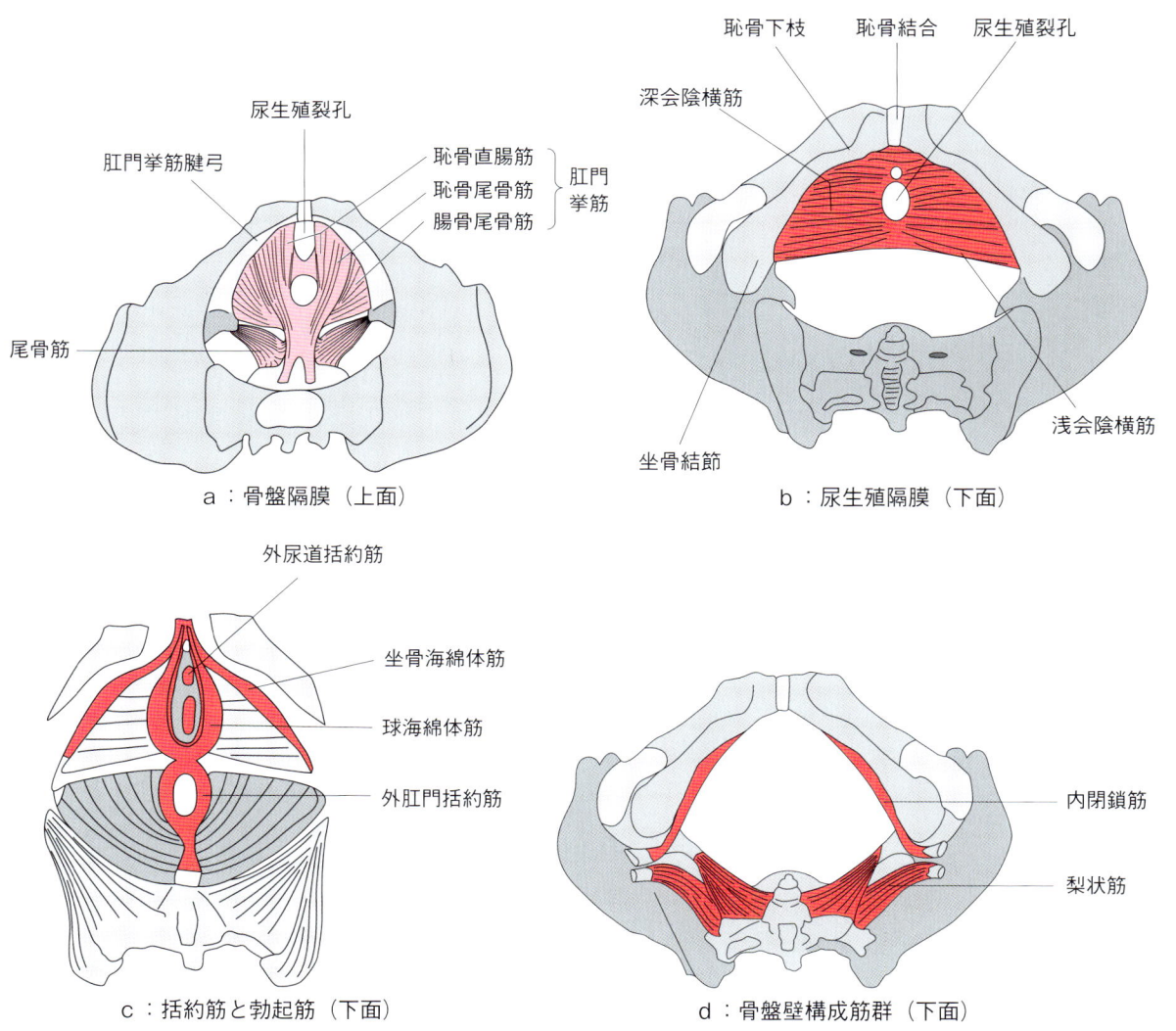

a：骨盤隔膜（上面）

b：尿生殖隔膜（下面）

c：括約筋と勃起筋（下面）

d：骨盤壁構成筋群（下面）

図 2　骨盤底筋群の解剖

女性の尿禁制機構

　静止時および腹圧上昇時に尿道が閉鎖され尿禁制が維持されるためには，尿道自体が有する尿禁制機構と解剖学的な尿道支持機構が必要である．尿道自体が有する尿禁制機構は，更年期以降のホルモンバランスの変化や加齢に伴い低下する．これに伴い尿道括約筋不全が起こる．また，解剖学的な尿道支持機構はDeLanceyのハンモック理論により説明される（図4）．尿道は，内骨盤筋膜と膣前壁からなる支持構造の上にのっている．この支持構造は，側方で骨盤筋膜腱弓と肛門挙筋に直接の連結があり，尿道を安定させている．突然の腹圧上昇があると，このハンモック様の支持構造がバックボードとなって尿道が圧迫される．これは左右の肛門挙筋と筋膜によって直接連結しているため，骨盤底筋群の収縮で能動的に尿道を引き上げ支持する[12]．この支持機構が破綻すると尿道過活動が起こる．

骨盤底機能低下の危険因子

　骨盤底機能低下の危険因子の中で，明らかにエビデンスのあるものは分娩，加齢，肥満であり[13]，特に分娩時の影響が大きい．経膣分娩において胎児が産道を通過する際，なんらかの骨盤底支持組織の弛緩や損傷は不可避である．MRIによる検討では，初産婦の20％に恥骨尾骨筋の損傷を認めたとの報告もある[14]．分娩時における危険因子は，分娩回数と4,000 g以上の巨大児，分娩第2期の30分以上の遷延である[15]．また，胎児の娩出時の会陰裂傷および会陰保護のために行われる会

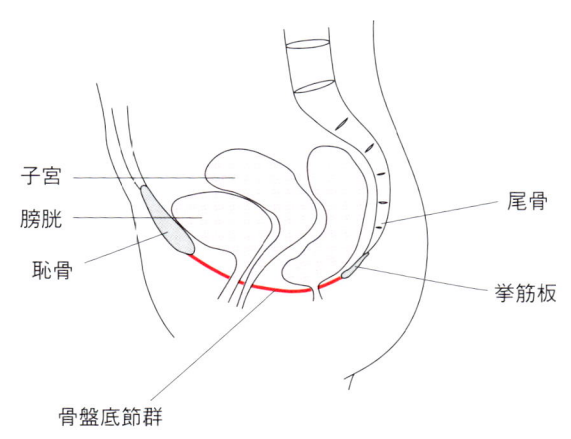

図3　正常な挙筋板

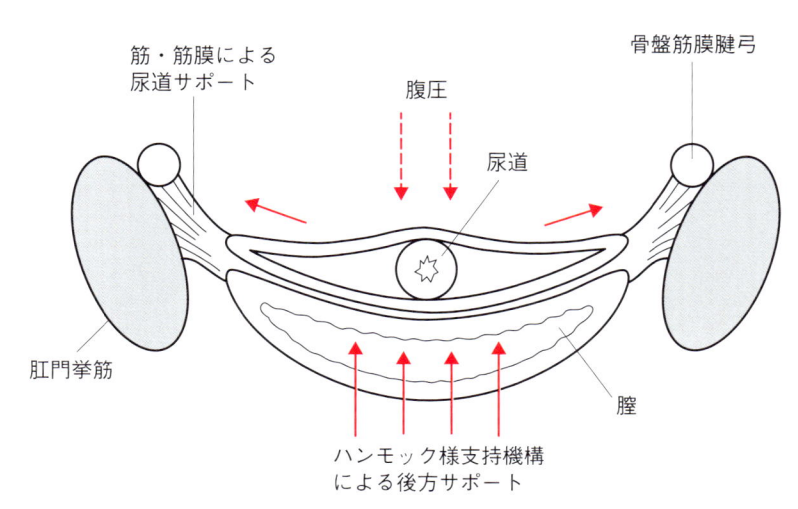

図4　DeLanceyのハンモック理論（文献12)より引用）
尿道は内骨盤筋膜と膣前壁からなる支持構造の上にのっている．この支持構造は側方で骨盤筋膜腱弓と肛門挙筋に直接の連結があり，尿道を安定化させる．腹圧上昇があると，このハンモック様の支持構造がバックボードとなって尿道が圧迫される

陰切開の影響もあげられる．特に，肛門括約筋の断裂を伴う第3～4度会陰裂傷はリスクが高い[16]．

尿失禁に対する理学療法評価とアプローチの実際

　臨床上で骨盤底機能低下に伴って起こる排尿機能の障害を呈する患者に対し，尿失禁症状があるからといって骨盤底筋群の収縮のみを指導しても症状改善に至らないことが多い．特に腹圧性尿失禁は，立位や座位といった抗重力姿勢で腹圧が過度にかかった場合に症状が出現するという特異性があるため，抗重力姿勢での腹圧コントロールに着目して評価・アプローチを行う．また，OABの発生機序として，なんらかの原因による骨盤底の脆弱化で尿道機能が不安定となり，尿道内へ流入した尿が膀胱収縮を惹起しOAB症状が起こるとされる．尿道スリング術で混合性尿失禁の41～93％に治癒がみられる[17]など骨盤底支持機構の機能回復によりOAB症状が改善するといわれており，運動療法の介入の余地があると考えられる．したがって，前述の女性骨盤底支持機構を考慮に入れ，骨盤底ハンモック構造のどの部分に負荷がかかっており，どの筋により安定化を図ればよいかを見極めたうえで，①抗重力下での姿勢保持能力，②骨盤底筋群自体の収縮，③呼吸時の横隔膜と骨盤底筋群の協調性の3つの視点での評価・アプローチが重要である．

1．抗重力下での姿勢評価・アプローチ
1）アライメント
　姿勢と骨盤底の関係についての研究によると，座位姿勢における腰椎前弯の比較では腹圧性尿失禁症状を呈する患者は，健常女性と比較して腰椎前弯が減少しているという報告があり[18]，尿失禁と同様に骨盤底機能低下が原因として起こる骨盤臓器脱症例でも同様な傾向が報告されている[19]．

　ヒトの直立位では，ランドマークとして耳介，肩峰，大転子，膝中心，外果が一直線に並び，頭部と胸郭・骨盤帯の重力線からの偏位がみられない状態が中間位と規定される（図5a）．骨盤帯は脊柱と下肢の間で荷重伝達の役割を果たす．上方からかかる荷重負荷と下方からの反力は，骨盤帯によって相殺される[20]．上下方向からの力の伝達時のストラテジーが適切でないと尿失禁の危険性が高まる[21]．

　座位や立位などの抗重力姿勢での骨盤中間位（図5c）は，上前腸骨棘と恥骨結合が同一面上の位置と規定される．この場合，尿生殖裂孔と骨盤底筋群はほぼ水平に位置し，上半身質量や腹圧などの下方向への圧は，骨構造によって荷重伝達および分散されることで骨盤底軟部組織にかかる圧は最小となる．それに対して，腰椎前弯減少・骨盤後傾位（図5d）の場合，骨盤底ハンモック構造後方部への圧負荷が増大する．その代償として，骨盤壁構成筋群（図2d）の短縮がみられることが多い．特に梨状筋の攣縮・短縮により仙骨の起き上がりが誘発されることで仙腸関節の不安定性が増し，同時に骨盤底筋群が短縮位となることで，柔軟性低下・筋出力低下が確認される．

　一方で腰椎前弯増強・骨盤前傾位（図5b）の場合，骨盤底ハンモック構造前方部への圧負荷が増大する．この場合，恥骨上方へ膀胱が乗り上げるような形になり，腹圧などのさらなる圧負荷が加わることで，恥骨へ膀胱が押しつけられる．

　また，胸郭の重心線からの偏位も骨盤底部への負荷を高める要因の一つである．胸郭後方偏位および胸郭前傾位は重心の後方偏位を引き起こし，胸郭前方偏位および胸郭後傾位では重心の前方偏位がみられる．

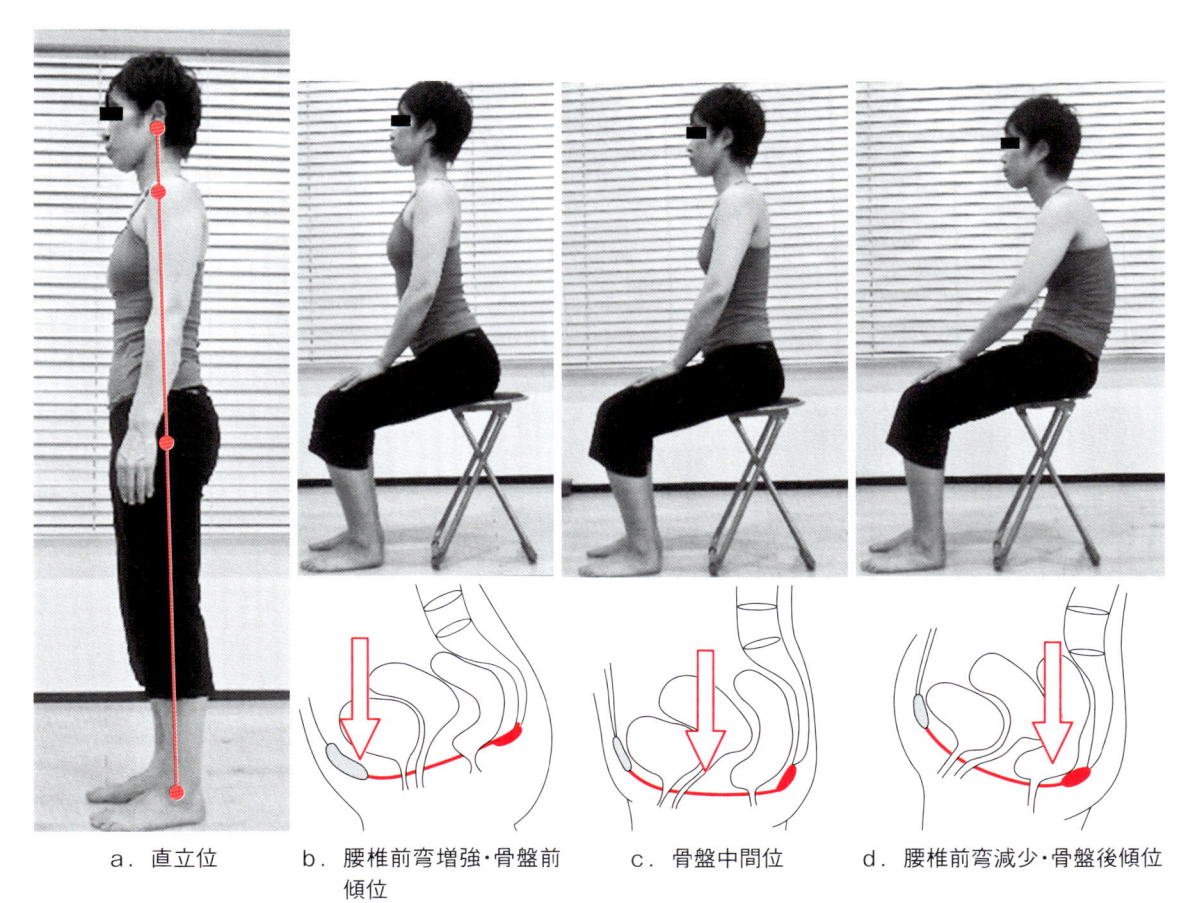

1 排尿機能障害（尿失禁）と理学療法　127

図5　姿勢アライメントと骨盤底への負荷の関係性
a．直立位，b．腰椎前弯増強・骨盤前傾位，c．骨盤中間位，d．腰椎前弯減少・骨盤後傾位

2）長軸方向への伸張

　安静座位姿勢における骨盤底筋群と腹筋群の筋活動の差を比較した研究では，胸腰部後弯座位と比較して中間位座位，さらに中間位座位に長軸方向への伸張を加えることで有意に骨盤底筋群の活動性が増加したとされる[22]．すなわち，長軸方向への伸張が起こる時にインナーユニットは活性化することを示している．長軸方向への伸張とは，「抗重力伸展活動」とほぼ同義であり，重力方向と反対方向へ身体が伸びることを指す[23]．抗重力下での中間位姿勢保持は重要であるが，ランドマークのみを一直線上に規定しようとするあまり，筋の過収縮を助長することがみられる場合がある．これは自由度の少ない状態であり，逆に非効率な動きとなってしまう．各筋群の緊張を高めることではなく要求される課題に見合った各筋群の適度な筋収縮が必要である．評価・アプローチの際には，患者に抗重力伸展位を保持させ，セラピストの手によって患者の頭頂から垂直下方向へ圧をかけ，それに対して頭頂で垂直上方向へ押し返すことが可能かを評価する．また，長軸方向への伸張のコントロールを学習させるために，不良姿勢から抗重力伸展位への姿勢変化を頭頂もしくは肩からの誘導によって患者自身にコントロールさせる（**図6**）．

2．骨盤底筋群の評価・アプローチ

　縦型オープンMRIを用いた座位時の骨盤

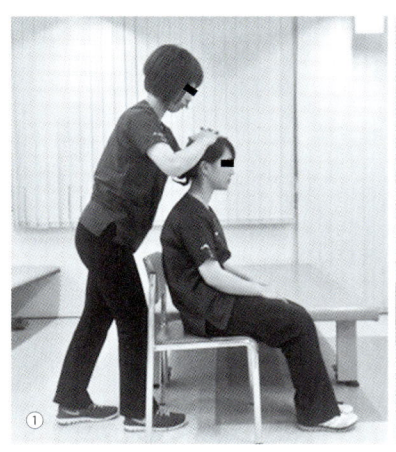

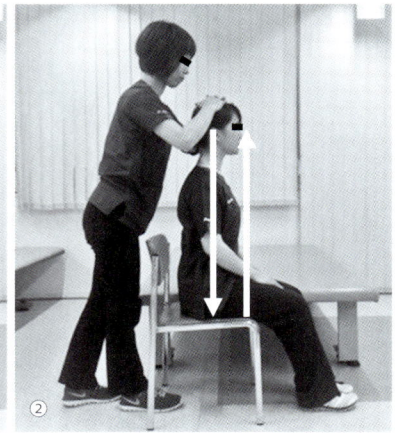

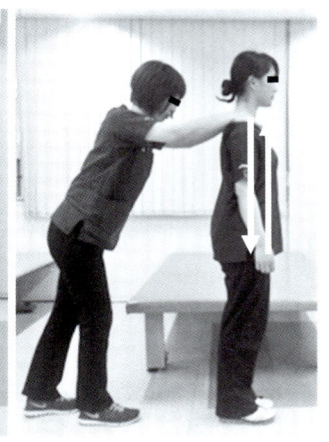

a. 座位　頭頂から垂直下方向へ加えた圧に対して垂直上方向へ身体を伸張する
b. 立位　肩から垂直下方向へ加えた圧に対して垂直上方向へ身体を伸張する

図6　長軸方向への伸張

底筋群の収縮を評価した報告では，分娩経験があり尿失禁症状のある患者の30％は随意収縮が困難とされる[24]．また，産科的損傷とは別に骨盤底筋群の収縮能力は生来の個体差が大きく，若年女性の25％は随意収縮が不良であるとの報告もある[25]．そのため，骨盤底筋群収縮評価の際には口頭指示のみでなく，必ずなんらかの触診方法によって収縮を確認する必要がある．膣内触診や超音波の使用により確実な評価が可能であるが，実際の臨床上では制限されることが多い．その場合，簡便に利用できる評価方法として尾骨や会陰体の触診がある．

1）尾骨触診

MRIを用いた男性における骨盤底筋群トレーニング時の骨盤底部の運動変化の報告によると，骨盤底筋群の収縮により，尾骨の動きが確認された[26]．骨盤底筋群は尾骨付着部があるため，正しい収縮時には尾骨は屈曲方向に引かれる．しかし，経膣分娩後や後方への転倒により尾骨に強い直達外力がかかった際には，尾骨アライメントが偏位する場合がある．そのため，静止状態での尾骨アライメントを確認する必要がある．

2）会陰体触診

会陰体は，球海綿体筋・会陰横筋・外肛門括約筋・会陰膜・直腸膣筋膜・肛門挙筋群の一部が付着する部分であり，会陰支持の中心であり可動性に富む部分である．会陰体にセラピストの指をあて，患者に骨盤底筋群収縮を指示する．正しく骨盤底筋群の収縮が行われれば，会陰体に置いた指は，頭側方向へ引き上がるが，正しく収縮が行われない場合は逆に指が尾側方向に押し出されるように感じる．

評価姿勢としては，背臥位，骨盤高位，座位，立位など，各姿勢で収縮を確認することが望ましい．臨床上では，背臥位や骨盤高位のような骨盤底に重力負荷がかからない位置では，正しい収縮が確認されるが，座位，立位など，重力下では収縮困難例が散見される．

3）骨盤底筋群収縮評価・アプローチ時の注意点

骨盤底筋群収縮を指導する前に，解剖図や骨模型を使用し，必ず位置関係や収縮方向をイメージさせる．骨盤底筋群の中でも特に収縮を促したい筋群は肛門挙筋である．肛門挙筋は恥骨尾骨筋・腸骨尾骨筋の水平成分と恥

骨直腸筋の垂直成分の筋線維が存在することを考慮にいれ，肛門挙筋の収縮方向は「前上方に向かって引き上げる」ことを意識させる．骨盤底筋群収縮困難例や腹圧排尿をしている例に対し尿止めを指示すると，骨盤底筋群の逆方向への押し出しがみられる場合が多い．そのため，坐骨や尾骨などのランドマークや簡便なイメージを利用するなどの工夫が必要である．骨盤底筋群の収縮困難例に対しては筋収縮を促しがちであるが，前述の腰椎前弯減少・骨盤後傾位姿勢では，骨盤底筋群の短縮位保持の結果，収縮困難となる場合もあるため，伸張・弛緩要素の確認も必要であると考えられる．また，骨盤底筋群はインナーユニットとして働くため，アプローチの際は単独での筋収縮を促すよりも呼吸や長軸方向に伸張した抗重力伸展姿勢と併せてエクササイズを進めることが必要である．

3．呼吸機能の評価

ヒトの呼吸は，横隔膜の収縮・弛緩によって起こる．また，横隔膜は骨盤底筋群とともにインナーユニットの一部を担うため，横隔膜機能の低下は骨盤底機能に影響を及ぼす．腹式呼吸時，横隔膜と骨盤底筋群はその位置関係から拮抗的な動きを示す．吸気時に横隔膜は求心性収縮をし，下方へ動く．この際，持続収縮をしている骨盤底筋群は遠心性に引き伸ばされながら下方へ動く．逆に呼気時には，横隔膜は弛緩し上方へ戻り，骨盤底筋群は求心性収縮をしながら上方へ動く．腹圧性尿失禁症状が最も出やすいとされる咳やくしゃみの際には，深い吸息の後に素早い呼息が行われる．腹圧性尿失禁症状を呈する患者の場合，この時の横隔膜の素早い上方への復元に対し，同調した骨盤底筋群の求心性収縮が起こらないために，尿が漏れる[27]．

胸郭アライメントと呼吸の関係を考えると，長軸方向に伸張した抗重力伸展位の保持

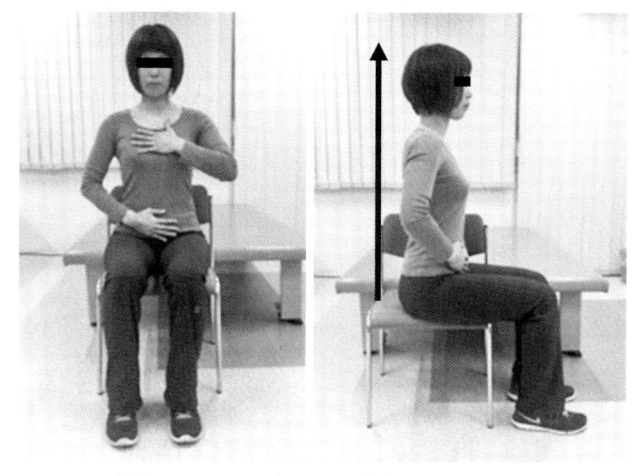

a．呼吸パターンの確認　b．座位における呼吸エク
（胸式，腹式，胸腹式）　　ササイズ（常に抗重力
伸展・長軸方向への伸
張を意識する）
図7　呼吸

が不良である場合，胸郭の重心線からの偏位と横隔膜収縮に伴って起こる胸郭の動きの正常パターンからの逸脱がみられる．臨床上では，高齢者に多い脊柱後弯に伴った下位胸郭の拡張不良，また産後女性にみられるような下位胸郭の開大や逆に外腹斜筋の過剰収縮に伴った下位胸郭の拡張制限など，さまざまなパターンが観察される．いずれの場合も横隔膜の収縮・弛緩が制限されているため，骨盤底機能の低下が推察される．臥位や座位などの各姿勢において胸郭部と腹部に手をあて，胸式・腹式・胸腹式呼吸のいずれのパターンかを評価し（図7），呼気に伴った骨盤底筋群収縮と吸気に伴った骨盤底筋群弛緩が可能か推測する．アプローチの際は，各個人の能力に応じた姿勢において骨盤底筋群収縮および弛緩を伴った腹式呼吸の継続を行う．最終的には，長軸方向へ伸張した抗重力伸展姿勢を維持しながら腹式呼吸を維持し，骨盤底筋群の収縮・弛緩を協調的に働かせながら，四肢運動ができることを目標とする．

4. 評価・アプローチの際の留意点

特に尿失禁を呈する患者は，日常生活に支障が出ているにもかかわらず，羞恥心から他人に相談できず，医療機関の受診率は低い傾向にある[1]．骨盤底部はデリケートな部分であるため，個室を使用するなどプライバシーに対する配慮が重要である．また，患者に対して十分な説明と同意を得ることは必須である．特に異性患者に対しては，より一層注意深く，真摯な姿勢が求められる．また，骨盤底支持軟部組織の損傷の程度しだいでは，理学療法が適応ではない場合もあるため，医師やその他関連職種との連携も必須である．

まとめ

ヒトは進化の過程で2足直立を獲得した．すなわち，重力に抗して身体を起こしてくる過程で骨盤底には常に重力負荷がかかるようになり，重力に抗することが要求されるようになった．骨盤底を支えるハンモック構造のうち機能低下部位の違いによって出現する症状が変わることや，腹圧性尿失禁症状は座位や立位などの抗重力姿勢で起こることを考慮に入れると，理学療法評価・アプローチは抗重力下における姿勢制御の視点が必要であると考えられる．

不良姿勢が原因となり骨盤底機能低下が起こっている初期の尿失禁患者に対しては，運動療法で改善する可能性は十分ある．また，妊娠・出産により骨盤底機能低下が予測できる人に対しては，予防的介入の必要性を強く感じる．理学療法士が正しい知識・治療を患者に提供することで，尿失禁に悩む患者を減らす動きの一端を担えるのではないかと考える．

🔓 Conclusion

女性は解剖学的特徴と分娩・加齢などにより骨盤底機能低下をきたし，それが原因となって尿失禁を発症しやすい．理学療法のポイントは，骨盤底筋収縮を指導するだけでなく，抗重力下での姿勢保持能力や呼吸時の横隔膜と骨盤底筋群の協調性に対し評価・アプローチすることが重要である．骨盤底筋群が働きやすい環境を整えることで，骨盤底筋群がもつ本来の機能的な働きを再獲得し，症状改善につなげる必要がある．

文献

1) 日本排尿機能学会女性下部尿路症状診療ガイドライン作成委員会（編）：女性下部尿路症状診療ガイドライン．リッチヒルメディカル，2013
2) 本間之夫：下部尿路機能に関する用語基準：国際禁制学会標準化部会報告．日排尿会 **14**：278-289，2003
3) 本間之夫：排尿に関する疫学的研究．日排尿会 **14**：266-277，2003
4) 加藤久美子，他：女性の排尿障害とその対策　過活動膀胱：腹圧性尿失禁との鑑別とインテグラル理論の視点．産婦治療 **91**：420-425，2005
5) Kegel AH：Progressive resistance exercise in the functional restoration of the perineal muscles. *Am J Obstet Gynecol* **56**：238-248, 1948
6) Sapsford RR, et al：Contraction of the pelvic floor muscles during abdominal maneuvers. *Arch Phys Med Rehabil* **82**：1081-1088, 2001
7) Sapsford RR, et al：Co-activation of the abdominal and pelvic floor muscles during voluntary exercises. *Neurourol Urodyn* **20**：31-42, 2001
8) Peter Papa Petros（著），井上裕美，他（訳）：インテグラル理論から考える女性の骨盤底疾患　頻尿・尿失禁・骨盤痛・排便障害を骨盤底機能から考える．シュプリンガー・ジャパン，2006
9) 山本恭代，他：骨盤臓器脱はなぜ起こる？　泌ケア **18**：528-530，2013

10) 高橋　悟：骨盤臓器脱手術に必要な女性骨盤の解剖．排尿障害　**18**：83-91，2010
11) Michael Schünke, 他（著），坂井建雄，他（編）：プロメテウス解剖学アトラス　解剖学総論/運動器系　第2版．医学書院，2011
12) DeLancey JO：Structural support of the urethra as it relates to stress urinary incontinence：the hammock hypothesis. *Am J Obstet Gynecol*　**170**：1713-1720，1994
13) 住野泰弘，他：腹圧性尿失禁の危険因子．産婦治療　**91**：392-395，2005
14) DeLancey JO et al：The appearance of levator ani muscle abnormalities in magnetic resonance images after vaginal delivery. *Obstet Gynecol*　**101**：46-53，2003
15) 加藤久美子，他：女性泌尿器科入門—腹圧性尿失禁．泌尿器外科．泌外　**24**：957-962，2011
16) 坂口けさみ，他：分娩時の第3～4度会陰裂傷を引き起こす要因とその後の臨床的排便・排尿機能に及ぼす影響について．母性衛生　**47**：153-160，2006
17) Chou EC, et al：Effective treatment for mixed urinary incontinence with a pubovaginal sling. *J Urol*　**170**（2 Pt 1）：494-497，2003
18) Sapsford RR, et al：Pelvic floor muscle activity in different sitting postures in continent and incontinent women. *Arch Phys Med Rehabil*　**89**：1741-1747，2008
19) 田舎中真由美：骨盤臓器下垂・脱に対する理学療法．PTジャーナル　**47**：875-878，2013
20) A. I. Kapandji（著），塩田悦仁，他（訳）：カパンディ関節の生理学Ⅲ脊椎・体幹・頭部　原著第6版．医歯薬出版，2008
21) Diane Lee（著），石井美和子（訳）：骨盤帯　原著第4版—臨床の専門的技能とリサーチの統合．医歯薬出版，2013
22) Sapsford RR, et al：Sitting posture affects pelvic floor muscle activity in parous women：an observational study. *Aust J Physiother*　**52**：219-222，2006
23) 中村尚人：コメディカルのためのピラティスアプローチ．ナップ，2014
24) 二宮早苗，他：腹圧性尿失禁に対する骨盤底筋訓練指導前の随意収縮確認の必要性．母性衛生　**51**：178，2010
25) 中田真木：閉経後女性の排尿障害と骨盤底機能障害．医学のあゆみ　**175**：123-126，1995
26) 平野正広，他：核磁気共鳴画像を用いた男性における骨盤底筋トレーニングの解析．理療科　**27**：41-46，2012
27) Sapsford R, et al：Rehabilitation of pelvic floor muscles utilizing trunk stabilization. *Man Ther*　**9**：3-12，2004

2 排便機能の障害（直腸脱・直腸性便秘・便失禁）と理学療法

槌野正裕[*1]

> 🔒 **Key Questions**
> 1. 女性に多い排便機能の障害とは
> 2. 直腸性便秘の理学療法評価とアプローチとは
> 3. 介入の際の留意点は

はじめに

「排便」，皆さんはどのようなことを想像するだろうか．Maslow[1]は人間の基本的欲求を低次元から，①生理的欲求，②安全欲求，③愛情欲求，④承認欲求，⑤自己実現欲求の5段階に分類している．生きるために必要最低限の欲求である生理的欲求には，食欲，性欲，睡眠欲，排泄欲などが含まれている．排泄と記載したが，人の排泄には，便・尿はもちろんのこと，呼気，汗，垢，毛髪，月経，血などまで排泄の範疇に入ることになる．本稿は，排泄の中でも「排便」に関する問題に対して，理学療法士であるわれわれが運動学的な視点からアプローチを行い，生理的欲求を満たすことで生活の質（QOL：Quality of Life）を向上するためにできることについて述べる．

排便の生理

口から食物を摂取し，各消化管で消化・吸収が行われ，肛門から代謝産物を排出することが排便である．消化・吸収に関しては専門書を参照いただきたい．ここで覚えておくべきことは，大腸での水分吸収の速さによって便が硬くなったり，軟らかくなったりすることである．当院のトイレには，必ずブリストル便性状スケール（**表1**）が貼付されている[2]．排出された便の硬さを確認することで，大腸の通過時間の目安を知ることができる．目指す便は，もちろんタイプ4となる．大腸の通過時間は文献[3,4]によりさまざまであるが，40時間程度とされているため，便性状を把握するだけで，ある程度の大腸の通過時間が予測できることになる．

タイプ1や2の場合は，大腸の運動が非常にゆっくりであり，100時間程度を要するとされ，水分の吸収が促進される．反対にタイプ6や7の場合は大腸の運動が非常に速く，10時間程度で大腸を通過するとされ，水分の吸収が不十分であると考えられる．また，日常の身体活動は，結腸の腸管運動を促進するといわれており，結腸の弛緩性便秘の改善に勧められている．

[*1] Masahiro Tsuchino／高野病院リハビリテーション科

表1 ブリストル便性状スケール

×	タイプ1		木の実のようなコロコロした硬いかたまりの便（出にくい）
×	タイプ2		短いソーセージのようなかたまりの便
×	タイプ3		表面にひび割れのあるソーセージのような便
◎	タイプ4		表面がなめらかで軟らかいソーセージ，あるいは蛇のようなとぐろを巻く便
○	タイプ5		はっきりとした境界のある軟らかい半分固形の便（出やすい）
×	タイプ6		境界がほぐれてふわふわと軟らかいお粥のような便
×	タイプ7		固まりのない水のような便

排便機能の障害―便秘

　排便機能の障害の一つに，便秘があげられる．一般的には3～4日以上有効な排便がなく，苦痛を伴った状態を便秘という．また，便の性状を知ることも，便秘を知るための重要なポイントになる．まれにタイプ4や5の排便が定期的にあっても便秘と考えてしまう場合があるが，苦痛を伴っていなければ便秘とは考えない．また，便秘は男性よりも女性で高頻度に出現し，Everhartら[5]はその頻度は男性8％，女性21％と報告している．

　便秘の種類は，器質性便秘と機能性便秘に分けられる．器質性便秘は大腸癌や腸管狭窄などである．機能性便秘は，大腸の痙攣や過敏性腸症候群などにみられる痙攣性便秘，大腸の運動が低下している弛緩性便秘，直腸まで便が降りてきているが，なかなか出せない直腸性便秘の3つに分けられる．直腸性便秘は，ROME Ⅲ の中ではF3 functional defecation disorders（機能性排便障害）の領域に分類され，F3a dyssynergic defecation（骨盤底筋の奇異収縮か骨盤底筋の不十分な弛緩）とF3b inadequate defecatory propulsion（排便の際に押し出す力が不十分）に分けられる[6]．F領域の機能性排便障害を改善するためには，理学療法士の介入が有効である．例えば，F3aに分類される括約筋の奇異収縮などは，括約筋の弛緩を学習させることが重要となる．また，押し出す力が不十分とされているF3bは，腹圧の加え方が重要なポイントになり，腹腔内圧を高めるようなトレーニング指導が有効である[7]．これらのことは，普段，われわれ理学療法士が得意としている治療場面と同じではないだろうか．

　運動学的な視点から排便機能を捉えた，われわれの研究結果をもとにした理学療法の実際を述べる．

排便姿勢と肛門直腸角

　排便障害を主訴として来院する人の排便姿

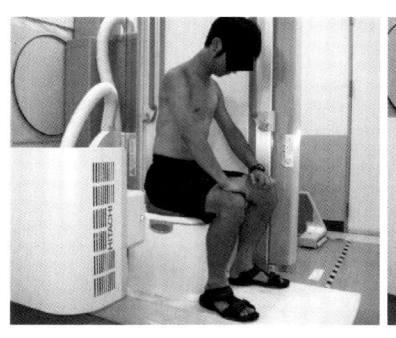

a. 背筋を伸ばした伸展座位　　b. 丸くなった前屈座位

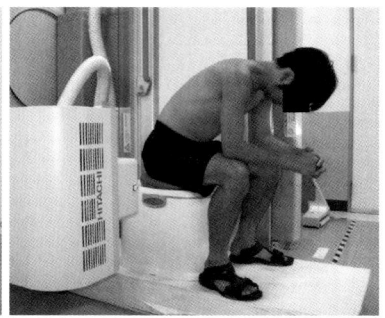

図1　撮影姿勢

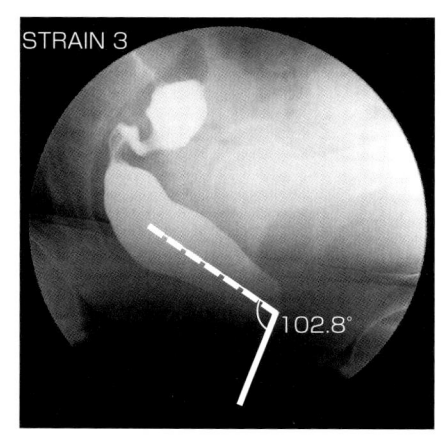

図2　肛門直腸角（ARA）
肛門管長軸（実線）と直腸長軸（点線）とのなす角

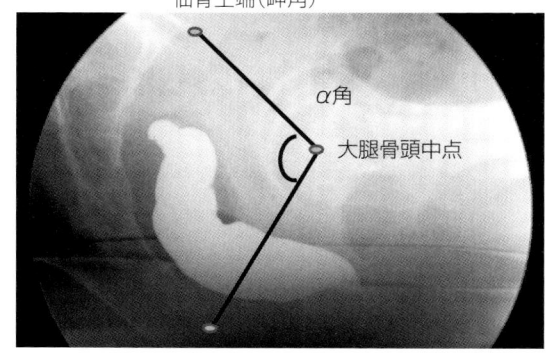

図3　α角（仙骨の傾きを評価）
大腿骨頭を頂点として仙骨上端（岬角）と尾骨先端とのなす角で仙骨の傾きを評価する

勢を確認すると，背筋を伸ばした姿勢であることが多い．排便の際は，直腸と肛門とのなす角である肛門直腸角（ARA：anorectal angle）が，直線に近づいて排出されるのが一般的である．そこで排便の際に適切な姿勢とは，どのような姿勢なのかを排便造影検査（defecography）を使用して**図1**のように2つの姿勢で検査した．59例（男性21例，女性38例，平均年齢62.2±18.7歳）ではARA（**図2**）を計測し，大腿骨頭を頂点に仙骨上端（岬角）と尾骨先端とのなす角（α）を計測できた23例（男性13例，女性10例，平均年齢60.1±25.1歳）では排便姿勢の違いによる仙骨の傾き（**図3**）を計測した．さらに，排便困難を主訴として検査を実施した20例（男性7例，女性13例，平均年齢64.6±13.7歳）では排出された疑似便の量を比較した．

伸展座位と前屈座位で，ARAは114.1°±21.0°，134.6°±16.8°，α角は84.9°±10.8°，92.4°±10.7°，排出量は90.1 g±18.3 g，140.7 g±20.9 gとなり，前屈座位は伸展座位と比べて骨盤が後傾し，肛門と直腸の角度が鈍角になり，排出量が増大していた．つまり，骨盤後傾位は排便を行いやすい姿勢といえる[8]．さらに，疑似便の量を比較した20例では，矢状面脊椎骨盤アライメント（SSPA：sagittal spinopelvic alignment）が計測可能であった10例で骨盤の傾斜や仙骨の傾き（**図4**）を分析した．仙骨上縁に対する垂直線と大腿骨頭から仙骨上縁の中点を結んだ線との角度

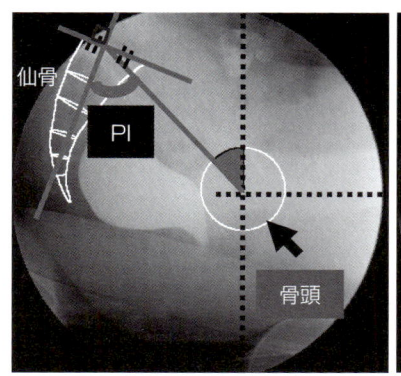

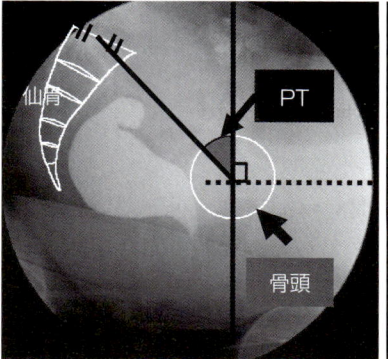

2 排便機能の障害（直腸脱・直腸性便秘・便失禁）と理学療法 135

a．骨盤形態角（PI）　　b．骨盤回旋角（PT）　　c．仙骨傾斜角（SS）

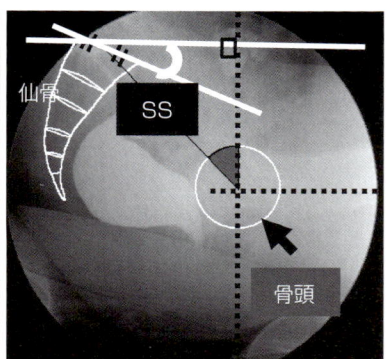

図4　矢状面脊椎骨盤 alignment

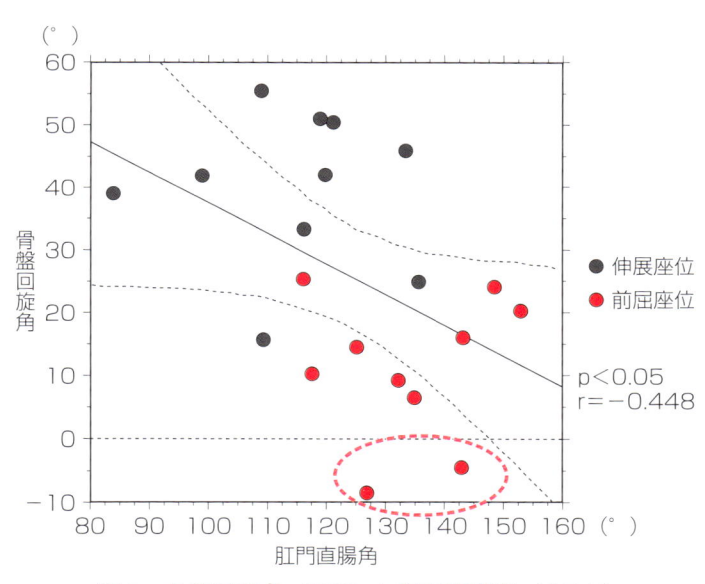

図5　骨盤回旋角（PT）と肛門直腸角（ARA）

である骨盤形態角（PI：pelvic incidence）は姿勢などによる影響はなかった．仙骨上縁の中点と大腿骨頭中心を結んだ垂線との角である骨盤回旋角（PT：pelvic tilt）は[9,10]，前屈座位で有意に小さくなっていたが，一部の症例では負の値を示した．PT が負の値になっているということは，骨盤を前傾させた前屈姿勢になっていたことが考えられる．さらに水平面に対する仙骨上縁の傾きである仙骨傾斜角（SS：sacral slope）は前屈座位で有意に大きくなっていた．PT と ARA に関しては，図5 に示すような負の相関となり，PT が鋭角になると ARA は鈍角になっていた．つまりこれは，骨盤が後傾すると ARA は鈍化することを意味している．このことからも，骨盤後傾位は排便に適した姿勢であるということができる[11]．

脊椎の弯曲と肛門内圧について

脊椎の生理的弯曲は，直立二足歩行を行う人間にとって必要な弯曲といわれている．当院を受診した直腸脱症例数は，2005 年は 29 例であったが，2013 年では 54 例と増加した．

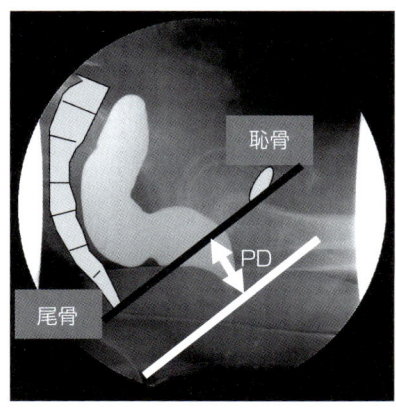

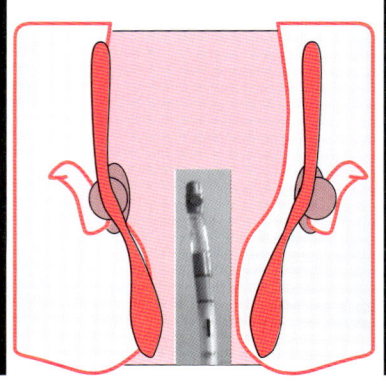

a．Perineal Descent (PD)　　b．肛門内圧検査　　c．腰椎前弯角と仙骨角

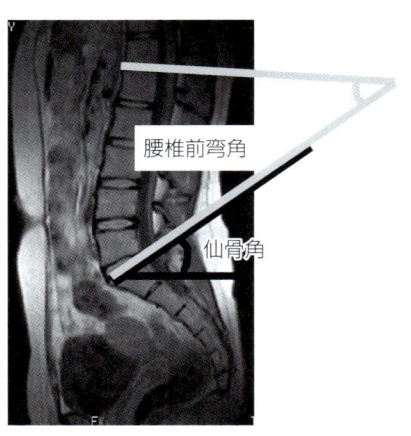

図6　計測方法

　その割合は1対8で女性に多く，2013年の平均年齢は男性が60.2歳，女性は78.5歳であり，ほとんどの女性は変形性脊椎症や圧迫骨折などの既往歴があった．そこで，腰椎の生理的弯曲や仙骨の傾きと，肛門内圧や会陰部の下垂との関係について研究した．

　排便造影検査（defecography），肛門内圧検査，腰部骨盤帯MRI検査をすべて施行されていた70歳未満の女性28例（58.7±12.0歳）を対象にして以下を検討した．排便造影検査では，恥骨下端と尾骨先端を結ぶ恥骨尾骨線（PC-Line）からの垂線で，肛門縁までの距離（PD：Perineal Descent；会陰部下垂の程度）を計測した．肛門内圧検査は，左下側臥位で安静時の肛門静止圧と自分で意識して外肛門括約筋を収縮させる随意圧を検査した．MRI検査ではT1saggital像を撮影し，第1腰椎と仙骨の上縁間のなす角である腰椎前弯角と水平面と仙骨上面との仙骨角を計測（図6）して，腰椎前弯角との相関関係を検定した．腰椎前弯角と仙骨角，肛門静止圧と随意圧，安静時と排出時のPDは，おのおの相関（図7）があった．腰椎前弯角との関係では，肛門内圧とは正の相関関係が，PDとは負の相関関係が認められた（図8）．つまり，脊椎の生理的弯曲の減少に伴い，骨盤底の機能が障害され，肛門静止圧の低下や会陰部が下垂しやすくなることを示している[12,13]．この結果を受け，姿勢による骨盤底への影響を検討するため，次の計測を実施した．脊椎や股関節に運動器疾患の既往歴がない40〜60代の女性9例（59.0±6.9歳）を対象として，側臥位にて体幹を前屈させた骨盤後傾位と同じく側臥位で体幹を伸展させた骨盤前傾位（図9）での肛門内圧検査を行い，姿勢の違いによる圧の変化を検討した．結果は，すべての対象者で体幹を伸展させた骨盤前傾位のほうが体幹を前屈させた骨盤後傾位よりも肛門静止圧は高かった．また，随意圧も静止圧と同様に体幹を伸展させた姿勢で高値を示した（図10）．このことから，腰椎の生理的前弯は肛門内圧を高め，会陰部の下垂や便失禁などの骨盤底の障害を予防するために重要な要素になると考えられる[14]．当院では，便失禁や肛門括約筋の機能不全の人に対して，筋電図やバルーンを用いてのバイオフィードバック療法を行っており，うまく収縮ができない症例に対しては姿勢を整えながら治療を行っている．筆者は，成長に伴って脊椎の生理的弯曲が完成されるため，発達段階から姿勢に対する指導が重要になると考えている．

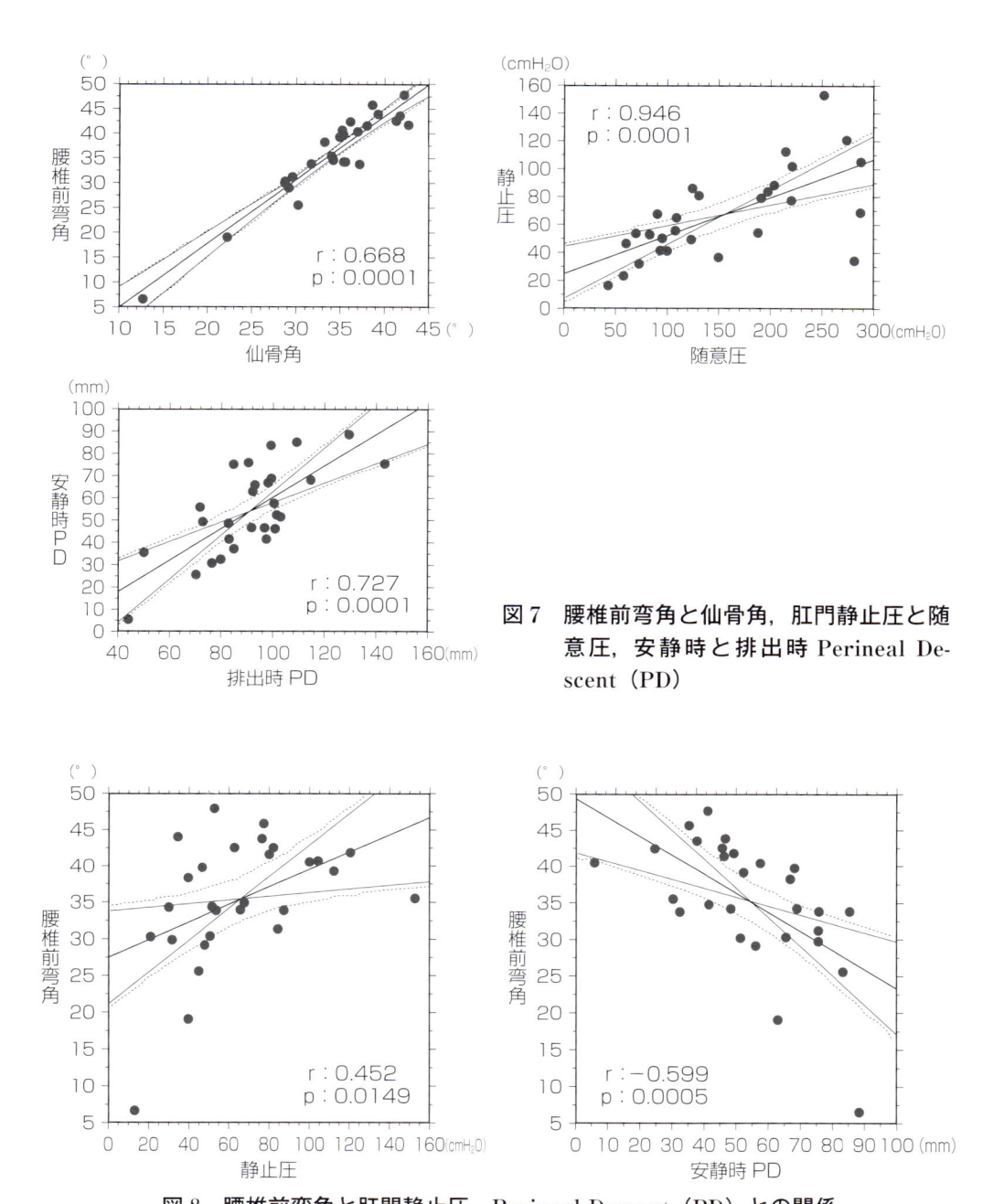

図7 腰椎前弯角と仙骨角，肛門静止圧と随意圧，安静時と排出時 Perineal Descent（PD）

図8 腰椎前弯角と肛門静止圧，Perineal Descent（PD）との関係

腹圧上昇に必要な筋

　F3b inadequate defecatory propulsion（排便の際に押し出す力が不十分）に分類される症例について，画像診断装置（以下，エコー）を用いて，排出時の腹筋群の収縮を評価した．排便困難な症例に対して，バルーン排出訓練（**図11**）を行う際に，エコーを用いて外腹斜筋，内腹斜筋，腹横筋の3層の付着部が確認できる位置にプローブを固定し，安静時と排出時における筋の収縮を比較した．初回のバルーン排出訓練では，排出動作の際に腹部が膨らみ，過剰な努力により無呼吸を維持できずに途中で息つぎが必要であった．また，腹部のエコー（**図12**）では内腹斜筋が優位に収縮し，腹横筋の収縮が確認できなかった．そ

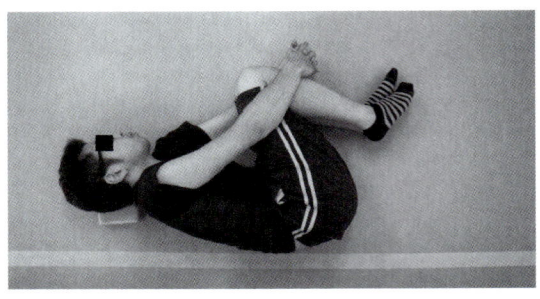

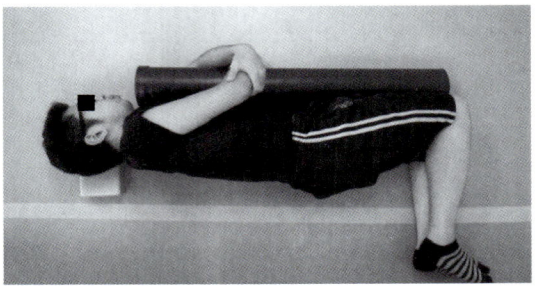

a. 体幹を前屈させた骨盤後傾位（丸くなって膝を両上肢で抱え込んだ姿勢）
b. 体幹を伸展させた骨盤前傾位（ストレッチポールを抱いてまっすぐになった姿勢）

図9　姿勢の違いによる肛門内圧の検討

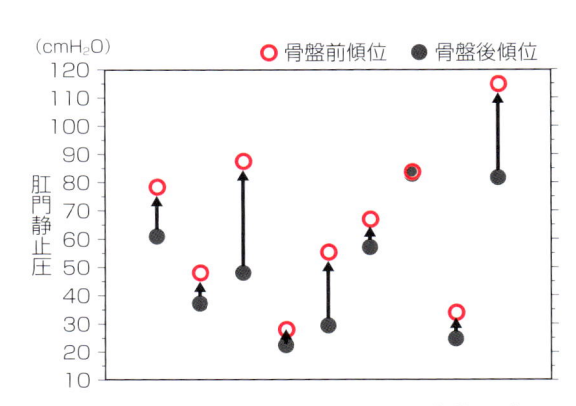

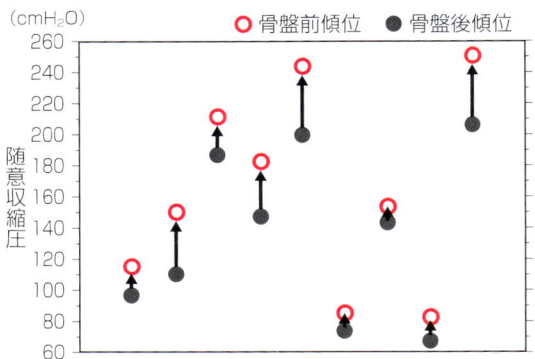

図10　姿勢の違いによる肛門内圧の変化
肛門静止圧，随意収縮圧ともに体幹を伸展させた姿勢のほうが圧が高い

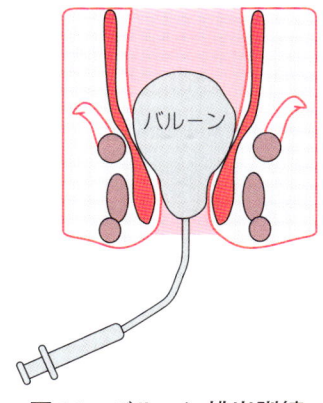

図11　バルーン排出訓練
肛門からバルーンを挿入し，空気を送気して膨らませる．膨らんだバルーンを疑似便に見立ててバルーンを排出する

出時の腹横筋の収縮が確認できるようになった．また，バルーンの排出もできるようになり，バルーン排出時に過剰な努力も不要になった[15]．

排便機能の障害への対応

ここまで直腸性便秘や便失禁などの排便障害に対して，理学療法士の視点から研究した結果を紹介した．これらの結果をもとに，排便機能障害への対応に関する筆者の考えを述べる．排便の際は，骨盤を後傾させることでARAが鈍角になり，骨盤底筋群が弛緩しやすくなる．ROME Ⅲ F3a dyssynergic defecation（骨盤底筋の奇異収縮か骨盤底筋の不十分な弛緩）の問題を有する場合，骨盤の後傾運動

こで，腹部の引き込み運動を指導し，腹横筋の収縮を促した．その結果，**図13**のように排

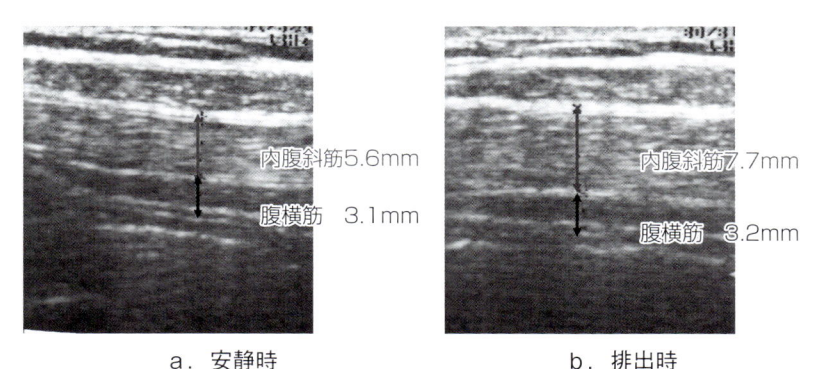

図12 指導前の腹筋群
a．安静時　内腹斜筋5.6mm　腹横筋 3.1mm
b．排出時　内腹斜筋7.7mm　腹横筋 3.2mm

内腹斜筋のみ優位に筋収縮が行われて，腹横筋はほとんど収縮できていなかった

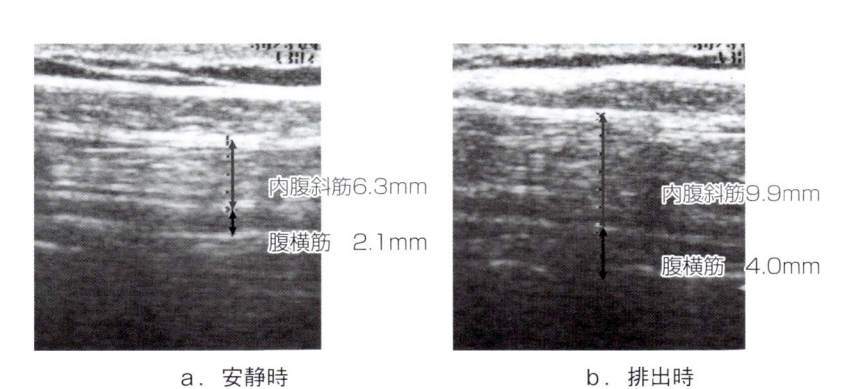

図13 指導後の腹筋群
a．安静時　内腹斜筋6.3mm　腹横筋 2.1mm
b．排出時　内腹斜筋9.9mm　腹横筋 4.0mm

内腹斜筋のみでなく，腹横筋の収縮も認められ，腹部の膨らみは観察されなかった

を誘導し，排出時の骨盤底筋群の弛緩を学習してもらうことが重要になる．当院では排便姿勢を誘導しながらバルーン排出訓練を行っている．また，F3b inadequate defecatory propulsion（排便の際に押し出す力が不十分）の問題に対しては，腹横筋の収縮を指導して腹圧を高めることが重要になる．

さらに，便失禁や会陰部の下垂は姿勢との関連が考えられ，骨盤底筋群の強化を図るためには骨盤帯を含めた姿勢に着目したアプローチを行うことが必要となる．

おわりに

本稿が「排便の障害や骨盤底の問題」は理学療法士が運動学的にアプローチできる対象であること，またそのアプローチによってQOLの向上が期待できることに気がつくきっかけになれば幸いである．また，脊椎のアライメントと骨盤底機能に関しての研究結果をお伝えしたが，姿勢という視点から今後の治療場面や地域での活動に活かしてもらいたい．

> **Conclusion**
>
> 排便機能の障害は，大きく便秘と便失禁に分けられる．また近年は，直腸脱の高齢女性が多くみられる．便秘の中でも排便困難を伴う場合は，直腸性便秘であることが多く，排便姿勢を指導し，骨盤底筋群を弛緩しやすいように指導することが重要である．便失禁に関しては，外肛門括約筋に対する筋電図バイオフィードバック療法を行っているが，それに合わせて腰椎の前弯を適度に保つことで，骨盤底も適度な緊張が保たれる．失禁や直腸脱（会陰下垂）の予防のためにも，姿勢保持能力を高めることが重要となる．

文献

1) Maslow AH（著），小口忠彦（訳）：人間性の心理学―モチベーションとパーソナリティー．産業能率大学出版部，1978，pp72-74，pp80-87
2) O'Donnell LJD, et al：Detection of pseudodiarrhoea by simple clinical assessment of intestinal transit rate. *Br Med J* **300**：439-440, 1990
3) 西村かおる：アセスメントに基づく排便ケア．中央法規出版，2008，pp24-37
4) 照井隆広，他：排泄リハビリテーション―理論と臨床．中山書店，2009，p51-53
5) Everhart JE, et al：A longitudinal survey of self-reported bowel habits in the United States. *Dig Dis Sci* **34**：1153-1162, 1989
6) 高野正博：直腸肛門機能障害の位置づけ―新しい ROME Ⅲ との関連について．大腸肛門病学会誌 **60**：889-894，2007
7) 槌野正裕，他：排便機能と姿勢に関する研究―理学療法士として排泄姿勢に関与して．日本ストーマ・排泄リハビリテーション学会誌 **24**：34-38，2008
8) 槌野正裕，他：排便造影検査における排便姿勢と肛門直腸角および疑似便の排出量に関する検討．日本ストーマ・排泄リハビリテーション学会誌 **31**：23-28，2015
9) 金村徳相，他：立位脊柱矢状面 alignment 日本人の基準値と欧米人との比較．*J-Spine Res* **2**：52-58，2011
10) 遠藤健司，他：健常人の脊椎矢状面 alignment（骨盤形態角）からみた腰痛素因．*J-Spine Res* **1**：1267-1271，2010
11) 槌野正裕，他：排便時の骨盤傾斜に関する検討―排便時の骨盤を運動学的に捉えると．理学療法学 **39**：S58，2012
12) 槌野正裕，他：排便障害における骨盤底機能と姿勢に関する研究．理学療法学 **34**：S285，2007
13) 槌野正裕，他：姿勢と会陰下垂に関する研究―脊椎の彎曲と骨盤底機能に着目して．大腸肛門病学会誌 **62**：493，2009
14) 槌野正裕，他：肛門内圧は姿勢によって変化する―矢状面での検討．理学療法学 **40**：S59，2013
15) 槌野正裕，他：排便時腹圧上昇に必要な筋の考察―腹横筋の収縮が腹圧にもたらす影響．理学療法学 **36**：S40，2009

3 骨盤臓器脱と理学療法

重田美和[*1]

🔒 Key Questions

1. 骨盤器脱とは
2. 骨盤器脱に対する理学療法評価とアプローチとは
3. 介入の際の留意点は

骨盤臓器脱とは

　骨盤臓器脱（POP：Pelvic Organ Prolapse）は，骨盤底の線維組織や骨盤底筋群（PFM：Pelvic Floor Muscles）が脆弱化し[1]，骨盤内の臓器（尿道，膀胱，子宮，直腸，小腸）が膣内に下垂あるいは膣から脱出する女性特有の症状である．尿失禁同様，生命を脅かす疾患ではないが生活の質（QOL：Quality of Life）に多大な影響を及ぼす．下垂あるいは脱出した臓器により，尿道瘤，膀胱瘤，子宮脱，子宮摘出後の膣断端脱，直腸瘤，小腸瘤に分類され（図1〜3），これらがいくつか組み合わさる併発例も少なくない．頻度は膀胱瘤が82.3％，次いで直腸瘤45.6％，子宮脱37.0％との報告（併発例を含む）[3]がある．患者は，「股に何かが挟まっている感じ」「陰部が重たい感じ」「椅子に座った時にグニュッとする」「入浴中に陰部にピンポン玉のようなものを触れた」などの表現をする．自覚症状には日内変動があるのも特徴で，就寝時や午前中は症状を感じないが，夕方から夜にかけて症状が悪化する場合が多い．わが国でのPOPに関する正確な疫学調査のデータはないが，米国の閉経後から80歳までの女性を対象にした調査によれば罹患率は40％[4]と非常に高率である．近年は，尿失禁，POPともにテレビや雑誌などのメディアを通して一般の認知度が上がり，受診率が上昇している．

POPの原因

　遺伝的な体質などの内的素因，妊娠・分娩・手術・外傷など，直接的に解剖学的支持組織を傷害する可能性のある誘発因子，誘発された傷害を助長・増悪させる便秘・肥満・慢性的な咳などの助長因子，加齢や膣萎縮などの非代償性因子などが複雑に絡み合ってPOPが増悪する[5]．この中でも最大の原因は経膣分娩であり，経膣分娩を経験した女性の約50％にPOPがあるとされ[3]，機械的ストレスによる組織虚血や組織壊死，陰部神経の過度な伸展による神経損傷，PFMの断裂などが骨盤底を脆弱させ，尿生殖裂孔の閉鎖および骨盤内臓器の支持を困難にする．POP発症リ

[*1] Miwa Shigeta/LUNA 骨盤底トータルサポートクリニック

正常　　　　　　　　　膀胱瘤

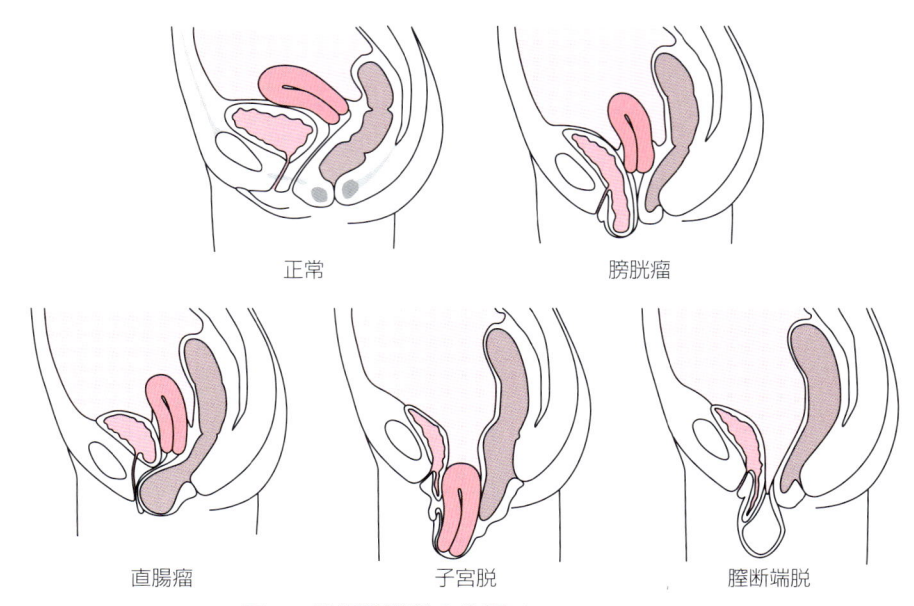

直腸瘤　　　　　子宮脱　　　　　膣断端脱

図1　骨盤臓器脱の分類（文献2）より引用）

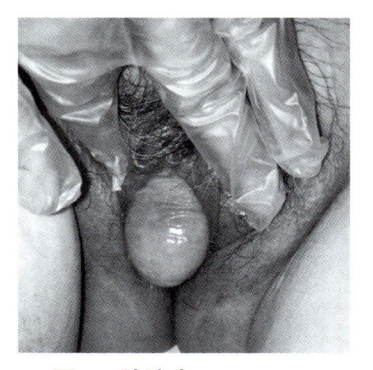

図2　膀胱瘤　stage III

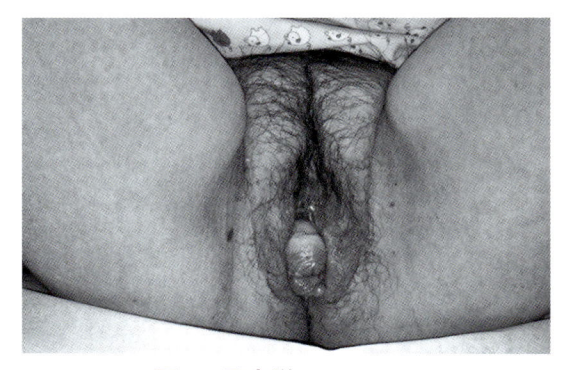

図3　子宮脱　stage III

スクは，未産婦に比較し2回経産婦で8.4倍，4回以上の経産婦で10.9倍との報告がある[6]．さらに，閉経後に下部尿路症状（LUTS：Lower Urinary Tract Symptom）が増加することも知られており，その原因は閉経後のエストロゲン欠乏ではないかと推測されている[7]．

POPの治療

　保存療法，薬物療法，手術療法がある．保存療法では，骨盤底トレーニング（PFMT：Pelvic Floor Muscle Training）を中心とした理

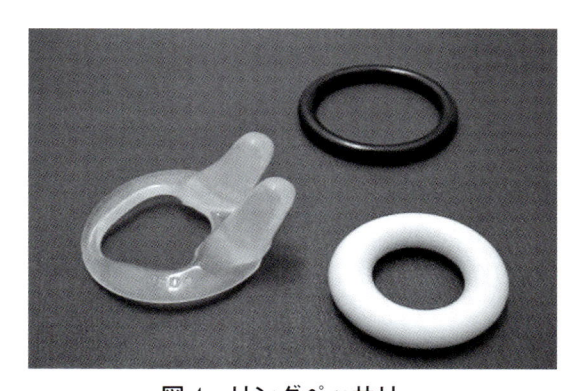

図4　リングペッサリー
わが国では右下のウォーレス・リング・ペッサリーが一般的

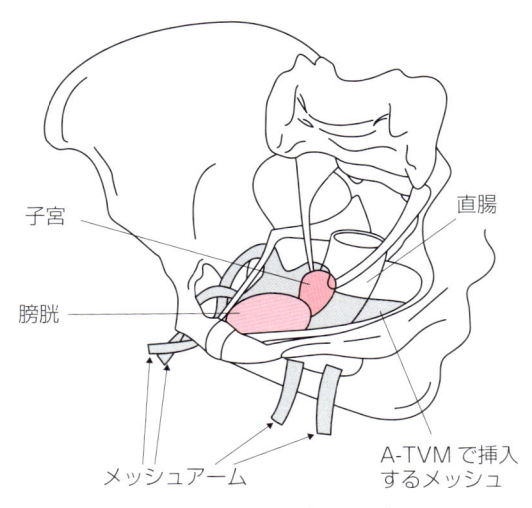

a．Anterior TVM（A-TVM）手術　　　b．Posterior TVM（P-TVM）手術

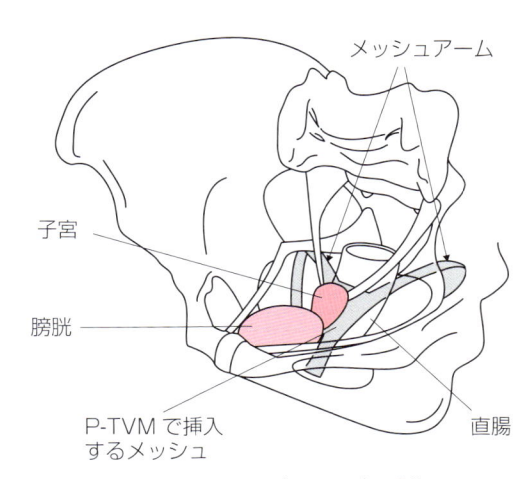

図5　TVM手術（文献8）より引用）
TVM：Tension-free Vaginal Mesh

学療法，リングペッサリー（図4）による整復，サポート下着の着用，生活指導が主となる．薬物療法では，ホルモン補充療法や漢方薬（補中益気湯等）の処方がある．手術療法は，保存療法によって改善せずQOL低下が著しい場合に選択され，解剖学的に子宮腟支持装置の破綻や骨盤底の弛緩部位を修復し，再健することを目的としている．脱出した臓器をメッシュでハンモックのように支えるTVM（Tension-free Vaginal Mesh）手術[8]（図5）や，筋膜や靱帯をポリプロピレンテープで補強する組織固定システム（TFS：Tissue Fixation System）手術[9]（図6）がある．

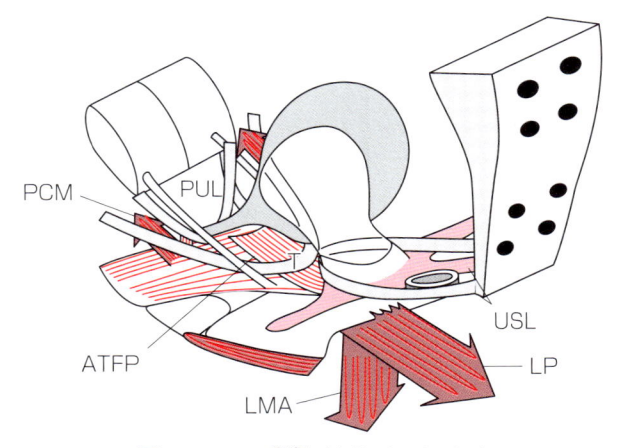

図6　TFS手術（文献9）より引用）
ポリプロピレンテープ（T）が3つの主要な懸垂靱帯（PUL：恥骨尿道靱帯，USL：仙骨子宮靱帯，ATFP：骨盤筋膜腱弓）を補強するために使用される
PCM：恥骨尾骨筋，LP：肛門挙筋板，LMA：外肛門括約筋の縦走筋

術後のリスク管理

TFS手術の場合，腟内から移植されたテープ周囲に結合組織が造成されるまでの6週間は，過度な腹圧がかかる動作や作業は避ける．具体的には，3kg以上の荷物を持たないようにする，便秘や重労働による努責に注意する，草取りや和式トイレなどでの蹲踞姿勢は避ける，腹圧のかかる重労働や激しい運動，腹筋運動は避けるよう指導する．また，陰部を刺激する自転車やバイクの使用を控える．PFMTは，医師の指示が出てから開始する．

医師からの情報収集

1．POP-Q

POP-Q（Pelvic Organ Prolapse Quantification）とは，腹圧をかけた状態で処女膜輪を基準に

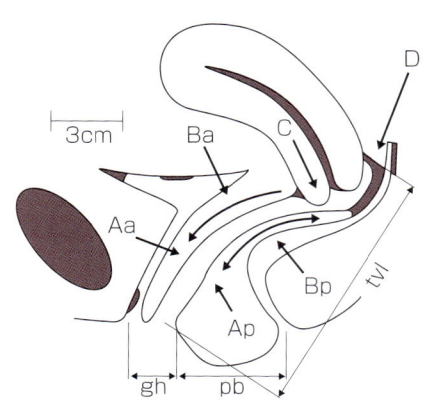

図7　POP-Q 測定方法（文献10）より引用）
POP-Q：Pelvic Organ Prolapse Quantification

Aa：外尿道口から3cm近位の前腟壁中央部
Ba：Aa-C点間の部分で最も突出した部
C　：最も突出した子宮腟部
D　：後腟円蓋部
Ap：処女膜から3cm近位の後腟壁中央部
Bp：Ap-C点間の部分で最も突出した部
gh：外尿道口中心から後方処女膜正中部までの長さ
pb：後方処女膜正中から肛門中心部までの長さ
tvl：全腟管の長さ

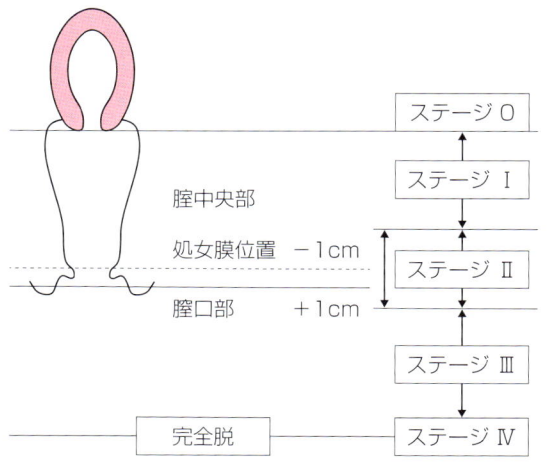

図8　POP-Q stage（文献12）より引用）
POP-Q：Pelvic Organ Prolapse Quantification

して何cm突出しているかを計測するものである（**図7**）[10]。

2．POP-Q stage による重症度分類

POP-Q のスコアで最も突出している箇所の程度でステージがつけられる[11]（**図8**）。

3．POP と LUTS

POP 患者では尿失禁，頻尿，尿意切迫感など，さまざまな LUTS を伴うことが多い。

POP に対する PFMT のエビデンス

POP に対する PFMT の有効性はいくつか報告されており[13,14]，Hagen ら[15]は，POP-Q ステージ I，II の患者に16週間介入し，PFMT 群はコントロール群よりステージ改善，自覚症状の改善ともに上回ったと報告した．Braekken ら[16]は，POP-Q ステージ I〜III の患者に6カ月間介入し，PFMT 群はコントロール群よりステージ改善が有意に多く，症状の頻度と支障度の改善，筋層の肥厚，尿生殖裂孔の狭小化，安静時の膀胱・直腸の位置挙上が得られたと報告している．また，5th International Consultation on Incontinence において PFMT はエビデンスレベルは1に，推奨グレードは A になった[17]。

理学療法の実際

1．理学療法を実施する前の説明と環境的配慮

LUTS や POP に対する理学療法は，保険適応外である．そのため当院では，個別介入を施行する前に，担当医師が理学療法の必要性，所要時間（一人30分），金額（自費で税込み

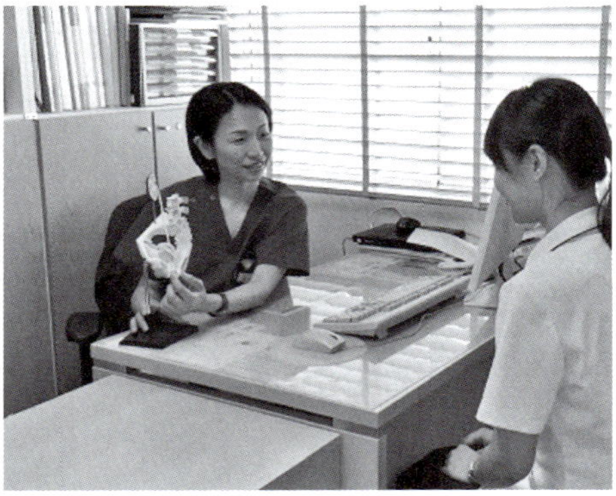

図9 プライバシーが守られた空間での問診風景

5,400円），経腟触診※1を伴う介入であることを患者に書面で説明し，患者の同意が得られたうえで実施している．また，患者のプライバシーが守られ安心して臨める環境設定が必要である（図9）．

2．問診のポイント

1）症状発現と程度・困窮度

どのような症状がいつから始まり，どのように経過してきたか，また，どんな時に，どのように症状があるのか，困窮度，LUTS併発の有無などを聴取する．QOL評価として，信頼性と妥当性が検証されたP-QOL（Prolapse Quality of Life Questionnaire）がある[18]．

2）分娩の有無，回数，出生児体重，閉経の有無

POPの主な原因である分娩の有無，回数，経腟分娩か帝王切開か，遷延分娩の有無，鉗子または吸引分娩などの器械分娩の有無，出生児体重，閉経の有無，閉経年齢を聴取する．

3）便秘，喘息，花粉症など骨盤底に負荷となる持病の有無について

骨盤底への負荷となり脆弱化を招く要因である排便時の過剰な努責，喘息や花粉症などによる持続的な咳・くしゃみ，腰痛などによるコルセットの使用などについて聴取する．

4）POP手術や子宮摘除術の既往

子宮摘除術はPOPやLUTS発症の因子となる[19]．

5）職業

農業，看護・介護職，店員など，腹圧負荷のかかる職業や立ちっぱなしの仕事をする者にPOPが多い．また，主婦では，まとめ買いをする，重い物を移動するなど，日常的動作・作業で負荷となっているものはないか確認する．

6）身長，体重，BMI

POPは，BMI（Body Mass Index）が標準以上（25～30 kg/m²）で2.51倍，肥満（30 kg/m²超）で2.56倍発症するとの報告がある[20]．

3．骨盤底が機能するために必要な身体環境の評価と介入

骨盤底機能を発揮するためには，全身的な身体環境が整っている必要がある．LUTSまたはPOPを有する者の多くは骨盤後傾位で仙骨座りをしており，骨盤の前傾・後傾可動性が低下している．骨盤後傾位では骨盤底に負荷がかかりやすく[21]，腰椎前弯減少（骨盤後傾位）とPOPは相関がある[22]．骨盤帯に関連する筋（最長筋，腸肋筋，外腹斜筋，内腹斜筋，多裂筋，腹横筋，股間周囲筋など）の短縮や筋力低下等によるアライメント不良が骨盤底機能に影響していないか評価する．

呼吸機能の低下により骨盤底機能も低下する[23]ため，横隔膜とPFMの連動は重要で，高位胸式呼吸，下位胸式呼吸，腹式呼吸は可能か否か，胸郭・横隔膜の柔軟性・拡張性，腹腔内圧コントロールの状態を評価する．また，骨盤底の活動は，腹横筋の活動と関連していることから[24]，これらが適切に連動しているか評価する．PFM収縮時に腹部を膨隆させ

※1 膣からのPFMの触診を当院では経腟触診と呼んでいる（海外ではtransvaginal palpation, internal manual examinationなどと表現される）．

る，殿部を挙上させるなどの代償運動が出現する場合は，PFMの固有感覚が養われていない段階であり，身体環境を整えたうえで選択的収縮を促通することが優先となる．また，出産経験のある女性では，腹直筋離開や恥骨結合離開の有無も確認する．

4．骨盤底に特化した理学療法評価と介入

骨盤底機能を正しく獲得するために，以下のステップを踏む[25]．

① Understand：患者にPFMの解剖を説明し，その機能を理解してもらう．
② Search：自身の身体においてPFMの位置確認をする．
③ Find：PFMの深部感覚を体感する．
④ Learn：理学療法士の指示に従ってPFMを随意的・選択的に動かす．
⑤ Control・Training：選択的な反復練習，2重課題での協調的練習，動作・パフォーマンスの中での応用練習．

1）外陰部からの評価とアプローチ

わが国の理学療法士にとって，直接外陰部を視診・触診して骨盤底を評価することは困難な場合も多いと推測するが，POP状態の把握と客観的評価のためには重要なポイントとなる．POPの種類，程度，出血やびらんの有無，皮膚発赤の有無，帯下（おりもの）の状態や臭い，腹圧をかけた状態（いきみ，咳など）でのPOPの変化，会陰切開痕の状態（切開部位，切開範囲，瘢痕の状態など）を観察する．骨盤底全体および会陰体が「もったり」と下垂している場合，ある程度PFM脆弱性が推測できる．また，リングが挿入されている場合は，適切な位置に挿入されPOPが整復されているか確認する．

①はじめは背臥位で軽度開排位にし，外陰部がよく観察できる肢位にする．膝下に枕などを入れ股関節，膝関節軽度屈曲位のリラックスした状態にするとよい．
②PFM収縮時に会陰体が頭側方向に挙上するか確認する．会陰体が外側（遠位）方向に押し出されるような不適切な運動をした場合は，会陰体や外陰部からの促通によって正しい運動学習をさせる．
③尾骨先端が腹側方向にわずかに移動することでPFM収縮を確認できる．大殿筋や梨状筋と混同しないよう注意する．
④PFM収縮時に過剰な腹筋群収縮，大殿筋収縮，内転筋収縮，骨盤後傾などの代償運動を伴っていないか確認する．
⑤PFM収縮による膣口の閉鎖程度，POPの挙上程度を確認する．
⑥はじめは呼気連動でPFM収縮練習をしてもよいが，自然呼吸中もPFMの収縮・弛緩ができるようトレーニングを進める．
⑦骨盤底の神経支配であるS2〜S4領域（陰部神経）の感覚検査も行う．陰核または肛門の側方を軽く擦ることで肛門挙筋の収縮（反射）を確認できる．反射亢進では中枢神経障害が，反射低下・消失では末梢神経障害が疑われる．

2）経腟的評価とアプローチ

経腟触診では，より詳細にPFM機能を評価することができる．恥骨から尾骨方向の収縮，尾骨から恥骨方向の収縮，左右方向の収縮，表層筋，深層筋，リフティングする力（指を引き込もうとする収縮）に分けて評価する（表1）．筋力評価法では，0〜5の6段階で評価するOxford grading scale（表2）が信頼性・妥当性を検証されたものであり，世界的に汎用されている[27]．インテグラル理論[28]では，前方領域の障害で尿失禁，中部領域の障害で膀胱瘤，後方領域の障害で子宮脱・直腸瘤が出現するとされ，当院ではこの理論と個人の症状，PFM機能を照らし合わせて評価・介入している．

表1 触診可能な筋 (文献26)より改変引用)

筋	収縮形態	検査指の感じ方
肛門挙筋	auxotonic	指の遠位で張力の変化（リフティング，挙筋裂口の狭小化と短縮）を感じる
恥骨尾骨筋	auxotonic	上方への動きとともに全体的に締め付ける
恥骨直腸筋	auxotonic	恥骨方向に締めつける（前方にシフト）
腸骨尾骨筋	isometric	指先で挙筋板の張力変化を感じる
尿生殖隔膜（会陰横筋等）	auxotonic	第2指と第3指の近位周辺を締め付け，膣口が狭小する

auxotonic：増張力性，isometric：等尺性

表2 Oxford grading scale

grade	筋力評価（0〜5の6段階）
0	まったく筋肉の動きが感じられない（no contraction）
1	収縮としては感じられないが，筋肉がわずかに動く（flicker）
2	弱いが確かに筋肉が収縮している（weak contraction）
3	抵抗を加えなければ膣が閉じるまで完全に収縮する（moderate contraction）
4	相当の抵抗を加えてもそれに抗して膣を閉じることができる（good contraction）
5	検査者の指が吸い込まれるような感じで締めつけられる（strong contraction）

経膣触診の手順

①プラスチックグローブを両手にはめる．必要な場合は潤滑ゼリーを使用する．患者にゴムやジェルのアレルギーがないか確認しておく．

②陰部，膣を触診した時に疼痛がないか常に患者に確認する．

③まずは1本指（第2指）を挿入し，可能であれば2本（第2指と第3指）を2〜3cm程度挿入する．

④PFMの求心性収縮，遠心性収縮を評価（求心性収縮は，可能でも遠心性収縮ができずに，弛緩する時に急激に弛緩したり押し出したりするケースも多い）．

⑤急速な筋収縮，収縮の立ち上がり方，筋持久力（同じ筋張力で何秒保持可能か）を評価する．

⑥咳負荷時など反射的な収縮の可否を確認する．

⑦指示タイミングでの収縮・弛緩の可否（coordination機能）を確認する．

⑧筋応答がまったくない場合は，イメージトレーニングから始める．

⑨理学療法士が患者の指を握ることで，膣で触診指を握るイメージがつきやすく，筋活動が出現しやすくなる（運動学習しやすい）（**図10**）．

⑩筋収縮反応が弱い場合や筋緊張が高い場合は，理学療法士の指を開きPFMにストレッチをかけると筋収縮を促通しやすい．

⑪Oxford grading scale 3以上では，理学療法士の指で抵抗運動を行うことにより筋力増強運動を行う．

⑫臥位（従重力位）でのPFM選択的収縮が可能になったら，座位や立位（抗重力位）での練習へと進める．

3）骨盤底トレーニングの応用練習

正しい腹圧コントロールでPFMの選択的運動が獲得できたら，咳やくしゃみ，笑うなどの負荷を加えた練習，さまざまな体位での選択的練習，次に四肢の運動を加えた2重課

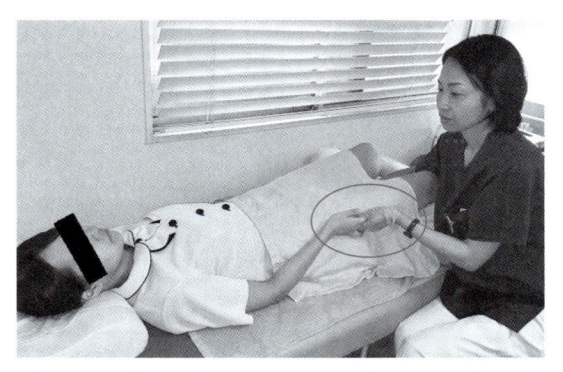

図 10　手指からのフィードバックと患者のフィードフォワード
理学療法士は経腟触診をしながら患者の骨盤底筋群の収縮状態を手指を握って伝える

図 11　2 重課題
SLR を行わせ，腹横筋，PFM の協調収縮を確認する
SLR：下肢伸展挙上，PFM：骨盤底筋群

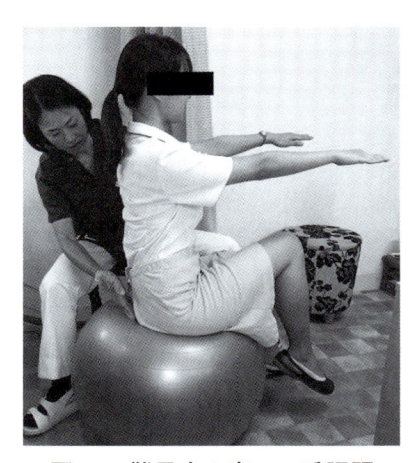

図 12　難易度の高い 2 重課題
バルーン上で不安定な状態にさせ腹横筋，骨盤底筋群の協調収縮を確認する

題へと進める．

2 重課題

PFM を協調収縮させながら，会話ができるか，頸部を左右に回旋できるか，四肢を動かすことができるかなどを評価し練習する．課題は単純なものから徐々に難易度を上げていく．以下に，例をあげる．

ⅰ）臥　位

PFM を協調収縮させたままで会話，下肢伸展挙上（SLR：straight leg raising）運動，ブリッジ運動など．

ⅱ）座　位

PFM を協調収縮させたままで足関節背屈運動，膝関節伸展運動，股関節屈曲運動などや，PFM を協調収縮させたままでバルーン上でバウンド，バルーン上で不安定な姿勢状態での PFM 協調収縮練習（**図 11，12**）．

ⅲ）立　位

PFM を協調収縮させたままでスクワット，しゃがみ込み，ジャンプなど．

4）個人の生活スタイルを考慮した動作の中でのトレーニング

その個人の生活の中で，一番下垂感があるのはどのような動作時なのかを評価し，その動作時の PFM と身体の使い方を指導する．

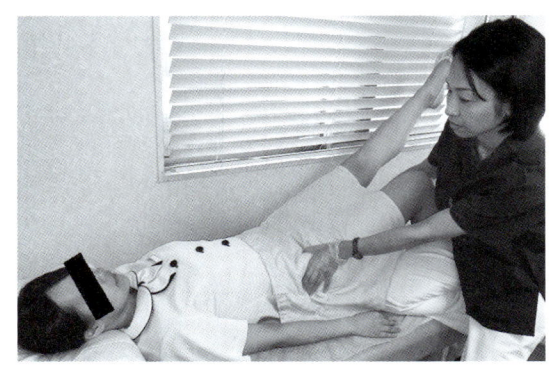

例えば，重い荷物を床から持ち上げる時は，片膝を床につき，反対側の立てている膝の上に荷物をのせてから体幹に引き寄せ，その下肢の大腿四頭筋の筋力を使って立位になるよう指導する．この時，必ず PFM 収縮保持をさせておくことがポイントとなる．

生活指導

POP の生活指導では，「3 ない」指導が重要で，「1．重い物を持たない」「2．便秘でいきまない」「3．体重を増やさない」の 3 つがポ

イントとなる[29]．重い物はインターネットや通販などを利用して買い物をするなど工夫をする．便秘に留意し，適切な排便姿勢（体幹は前傾で骨盤はやや後傾位）を指導する．必要に応じて体重の記録をさせ体重管理も行う．また，締めつけのきついボディスーツやガードルは，腹腔内圧を高めるため骨盤底への負担となりPOP増悪を招くことを指導する．

リングの自己着脱指導

当院では，リングが脱落した時に慌てなくてすむ，帯下や臭い・傷やびらんが生じにくい，リングを外せばセックスができるなどの理由から自己着脱を基本としている．しかし，リング着脱のコツがつかめずに自己管理が難渋するケースもあり，この場合，リングを操作するだけの身体能力はあるか，リング着脱姿勢の戦略など，理学療法士の視点から評価しその患者に適した方法を指導している．

Conclusion

POPとは，骨盤底支持組織の脆弱化により骨盤内の臓器が膣内に下垂，あるいは腟外に脱出する尿道瘤，膀胱瘤，子宮脱，直腸瘤，小腸瘤の総称である．生命を脅かす疾患ではないがQOLに影響を及ぼす．わが国では保険適応外であることも理由に，理学療法士の介入はほとんどなされていないのが現状である．しかし，軽度POPにおいてその効果は証明されており，肢位や時間帯に左右されるなどPOPの病態・症状を十分に把握し，機能的評価，生活・社会的レベルでの理学療法的評価・介入を行う必要がある．

文献

1) 五十嵐智博，他：手術の適応になる尿失禁・骨盤臓器脱とは？ 泌尿器ケア 19：12-16，2014
2) Brubaker L, et al："Surgey for pelvic organ prolapse". Incontinence. A brams P, et al(ed), Paris, Health Publication, 2005, pp1371-1402
3) Olsen AL, et al：Epidemiology of surgically managed pelvic organ prolapse and urinary incontinence. *Obstet Gynecol* 89：501-506, 1997
4) Hendrix SL, et al：Pelvic organ prolapse in the Women's Health Initiative：gravity and gravidity. *Am J Obstet Gynecol* 186：1160-1166, 2002
5) Bump RC, et al：Epidemiology and natural history of pelvic floor dysfunction. *Obstet Gynecol Clin North Am* 25：723-746, 1998
6) Mant J, et al：Epidemiology of genital prolapse：observations from the Oxford Family Planning Association Study. *Br J Obstet Gynaecol* 104：579-585, 1997
7) 藤原敦子：女性下部尿路機能障害における問診と内診．臨床泌尿器科 69：236-241，2015
8) 山下かおり，他：腹圧性尿失禁・骨盤臓器脱の手術．泌尿器ケア 19：1125-1131，2014
9) Petros PP（著），井上裕美，他（訳）：インテグラル理論から考える女性の骨盤底疾患―頻尿・尿失禁・骨盤痛・排便障害を骨盤底機能から考える．丸善出版，2012
10) Bump RC, et al：The standardization of terminology of female pelvic organ prolapse and pelvic floor dysfunction. *Am J Obstet Gynecol* 175：10-17, 1996
11) Cardozo L, et al：Textbook of Female Urology and Urogynaecology. CRC Press, London, 2001, pp575-585
12) 高橋　悟，他："手術療法"．日本排尿機能学会女性下部尿路症状診療ガイドライン作成委員会（編）：女性下部尿路症状診療ガイドライン．リッチヒルメディカル，2013，pp137-159
13) Piya-Anant M, et al：Integrated health research program for the Thai elderly：prevalence of genital prolapse and effectiveness of pelvic floor exercise to prevent worsening of genital prolapse in elderly women. *J Med Assoc Thai* 86：509-515, 2003
14) Jarvis SK, et al：Peri-operative physiotherapy improves outcomes for women undergoing incontinence and

or prolapse surgery：results of a randomised controlled trial. *Aust N Z J Obstet Gynaecol*　**45**：300-303, 2005
15) Hagen S, et al：A randomized controlled trial of pelvic floor muscle training for stages Ⅰ and Ⅱ pelvic organ prolapse. Int Urogynecol J Pelvic Floor Dysfunct　**20**：45-51, 2009
16) Braekken IH, et al：Morphological changes after pelvic floor muscle training measured by 3-dimensional ultrasonography：a randomized controlled trial. *Obstet Gynecol*　**115**：317-324, 2010
17) Dumoulin C, et al：Conservative management for female urinary incontinence and pelvic organ prolapse review 2013：Summary of the 5th International Consultation on Incontinence. *Neurourol Urodyn*, 2014
18) Digesu GA, et al：P-QOL：a validated questionnaire to assess the symptoms and quality of life of women with urogenital prolapse. *Int Urogynecol J Pelvic Floor Dysfunct*　**16**：176-181, 2005
19) Forsgren C, et al：Vaginal hysterectomy and risk of pelvic organ prolapse and stress urinary incontinence surgery. *Int Urogynecol J*　**23**：43-48, 2012
20) Jelovsek JE, et al：Pelvic organ prolapse. *Lancet*　**369**：1027-1038, 2007
21) Carrière B, et al：The Pelvic Floor. Thieme, New York, 2006, pp263
22) Nguyen JK, et al：Lumbosacral spine and pelvic inlet changes associated with pelvic organ prolapse. *Obstet Gynecol*　**95**：332-336, 2000
23) Carrière B：Interdependence of posture and the pelvic floor. Carrière B, et al：The Pelvic Floor. Thieme, New York, 2006, pp68-81
24) Hodges PW, et al：Postural and respiratory functions of the pelvic floor muscles. *Neurourol Urodyn*　**26**：362-371, 2007
25) Bø K, et al：Evidence-based Physical Therapy for the Pelvic Floor：Bridging Science and Clinical Practice, 2nd ed. Churchill Livingstone, Edinburgh, 2015
26) Radlinger L, et al：Rehabilitative trainingslehre：erscheinungsform von muskelaktionen.Stuttgart：Thieme, 1998b
27) Frawley HC, et al：Reliability of pelvic floor muscle strength assessment using different test positions and tools. *Neurourol Urodyn*　**25**：236-242, 2006
28) Petros PP, et al：Pelvic floor rehabilitation in the female according to the integral theory of female urinary incontinence. First report. *Eur J Obstet Gynecol Reprod Biol*　**94**：264-269, 2001
29) 加藤久美子：尿失禁・骨盤臓器脱．ウィメンズヘルス理学療法研究会（編）：ウィメンズヘルスリハビリテーション．メジカルビュー社，2014，pp138-156

4 女性性機能障害と理学療法

Tamarah Nerreter[*1]
訳：石井美和子[*2]

🔒 Key Questions

1. 女性性機能障害とは
2. 女性性機能障害に対する理学療法評価およびアプローチは
3. 介入の際の留意点は

定義と分類

女性性機能障害（FSD：Female Sexual Dysfunction）は，多くの定義を包括する用語である．さまざまな要素が混ざり，十分な理解が得られないことが多い．女性の幅広い年代で生じ得る問題である．性機能障害は男性（31％）に比べ，女性（43％）でより有病率が高く，最も多い愁訴は性欲の減退である．1966年，MastersとJohnsonら[1]は，女性の正常な性的反応の周期は興奮（excitement）期，平坦（plateau）期，オーガズム（orgasm）期，消退（resolution）期の4相からなると仮説を立てた．この考え方は，欲求が起こってから直線的に興奮し，次にオーガズムがあって消退するということを提唱している．MastersとJohnsonらの仮説は，あとにKaplanによって修正され，興奮（excitement）期が欲求（desire）期と興奮（arousal）期に分割され，平坦期がなくなった．最近では，社会的，心理学的，内分泌的，環境的，生物学的因子に重点を置いて，性機能はもっと本質的に周期的な過程を経るものとして捉えられている[2]．性的な反応に対する周期についての近年のこの考え方は，心と体の反応にマッチしている．

女性性機能障害は，性的な意欲，興奮，オーガズムの問題，あるいは性交疼痛で，職場，家族，友人や親しいパートナーとの関係を変化させうるほどの著しい個人的かつ心理的苦痛を生じるものであると定義されている[3]．ここで，性的な問題とは愁訴，機能障害として，あるいは疾患として分類できることを特記しておく．機能のなんらかの異常は疾患がなくても出現しうるものである．疾患とは，しばしば個人の苦痛に関連した機能障害として定義されるからである[4]．Diagnostic and Statistical Manual of Mental Disorders 4th edition（DSM-4）において，FSDは性的欲求，性的興奮，オーガズムあるいは性交痛障害の4つに分類されている．しかしながら2004年，The Second International Consensus of Sexual Medicineにおいて定義が次のように改められた（**表1**）[5]．

[*1]Tamarah Nerreter/Diane Lee & Associate
[*2]Miwako Ishii/Physiolink

表1 女性性機能障害の定義

障害	定義
性欲/関心の障害	性的関心や欲求の感覚欠如または低下がある．性的思考や想像の欠如，応答性欲求が欠如している
―性的嫌悪障害	性的活動への期待，試みに対して極度の不安や不快感がある
女性性興奮障害	
―生殖器における興奮障害	いかなる種類の刺激に対しても性的興奮感覚の欠如あるいは著しい低下がみられる
―主観的な興奮障害	生殖器の興奮の欠如あるいは興奮低下の愁訴があり，また性的刺激による性的興奮感覚の欠如あるいは著しい消失がみられる
―混合性興奮障害	生殖器の性的興奮が欠如あるいは低下している
女性のオーガズム障害	高い性的興奮はあるが，オーガズムが欠如しているか，オーガズムの強度不足，感覚の著しい低下，いかなる刺激に対してもオーガズムの著しい遅延がみられる
性交痛障害	
―性交疼痛	膣への挿入行為あるいは試み，挿入による性交に伴う再発性，持続性の痛みがある
―膣痙攣	膣への挿入を望んでいるにもかかわらず，持続的あるいは再発的に挿入が困難である．不随意的な骨盤筋群の収縮を伴い，痛みに対する回避や予測，恐れに関係していることがよくある
―外陰痛	灼熱痛など慢性的な外陰部の不快感として訴えられることが多い．明らかな視覚的所見や臨床的に特異的で確認しうる神経系の障害は伴わない．外陰痛の診断が考慮される前に3～6カ月症状が持続している．もしそうでなければ診断から除外され，特発性疼痛障害〔The International Society for the Study of Vulvovaginal Disease (ISSVD)〕とされる．
持続性性的興奮障害	性的関心や欲望がない状況で自発的かつ不快な，望んでいない生殖器の興奮（例えば，チリチリ，ズキズキ，脈打つような感覚）がある．興奮の感覚が数時間から数日間持続することもある

病因および病態生理

　女性は，思春期，妊娠，出産，授乳，閉経をとおして性機能に多くの変化が起こる．生理学的，心理学的，情動的，人間関係のような因子が絡み合い，多様で潜在的な原因と関与因子がある．単純に，閉経と加齢に伴って性的なものへの欲求や関心が直線的に下降すると多くの研究で実証されている[6]．さらに妊娠中・授乳中は，疲労，不快，ホルモン，魅力の低下の感情など，実にさまざまな理由によって著しく変化する[7]．FSDに関する最も意義深いデータは分娩様式に関するものである．介助経膣分娩によって性交疼痛の発生が2倍増加するというもので，産後6カ月の女性でみると，会陰の損傷がまったくなかったか第1度会陰裂傷の女性では，第2度以上の会陰裂傷を負った女性に比べて性機能やオーガズムが回復していた[8]．心理学的な観点では，性的な健康と内容はまた情動や精神の健康に著しく関係していて，これは性的な意欲や応答性に関する非常に明確な予測変数である[6]．したがって，自己イメージが低い，気分の不安定性がある，心配や不安傾向がある女性では性的意欲低下やオーガズム機能障害と関連性があったと報告されている[9]．

　前述のこれらの所見は，FSDというさまざまな症状を包括する言葉のもとに存在する多くの障害の一部を強調しているにすぎない．FSDの分野に関する最近の進歩的な研究では，社会経済，内分泌，解剖，循環，神経系の要素を捉えた多面的な原因を立証している（表2）．したがって，この機能障害に悩む女性には，過去の性的虐待，がん，過去の骨盤

表2　女性性機能障害（FSD）の原因（2, 3, 10）, mayoclinic.org より引用）

原因	例	一般的な性的症状
ホルモン・内分泌系	避妊薬，妊娠，授乳，閉経，早発卵巣機能不全，手術など	性欲低下，膣乾燥，性交疼痛障害，興奮の不足
筋骨格系	骨盤底組織の過緊張または低緊張	過緊張：性交疼痛障害（膣痙攣） 低緊張：膣の感覚低下，オーガズム欠如，性行為に関連した尿失禁
神経因性	中枢神経系・末梢神経系の障害，脊髄損傷	オーガズム欠如
心因性	人間関係の問題，身体イメージの乏しさ，自己尊重の低下，気分不安定障害，服薬	性欲低下，興奮の低下，感覚低下，オーガズム欠如，性交疼痛障害
血管因性	生殖器への血流低下，ホルモンの影響，トラウマ	膣乾燥，性交疼痛，そのほかの性交疼痛が絡む問題
薬	避妊薬，抗コリン作用薬，抗エストロゲン薬，抗ヒスタミン薬，降圧剤，アルコールなど	上記すべて

の外科的処置，びらん，リウマチ性疾患，糖尿病，線維筋痛症，その他の慢性的な疼痛など，そこにつながる可能性のあるなんらかのシステムのバランス不良や疾病を認識する必要がある．

医師の診察と理学療法士の評価

　自身の愁訴が性機能障害に関するものであると，直接的に表現できる女性もいる．しかし，そういう女性が多いわけではなく，むしろ骨盤痛に隠れた症状の一つとして，あるいは月経に関する悩み，避妊に対する不満，性的関係による妊娠への恐怖，閉経による制約，性器に対する嫌悪や不満，骨盤に関する検査での違和感や不快感として表現される．FSDに関する問診を進めるにあたり重要な質問をするのが難しいことも多い．国際的レベルにおいても，一次医療に従事する者（医師）によって患者それぞれの性の健康や問題に関して問診したという記録は乏しく，北米で14％であったのに対し，日本を含むアジアでは1％であった[11]．FSDに対するアプローチは，家庭医，婦人科医，理学療法士，心理学者や精神科医，カウンセラー，セックスセラピスト，セックスに関する教育をする者など多分野にわたる専門職種がチームになってあたることが必要である．愁訴のある患者は家庭医を受診し，理学療法士の域を超えた検査や評価を受けられるよう婦人科医へ紹介してもらうとよい．これが多くの専門分野からなるチームアプローチを促すことになり，患者にとって最善のケアを保証することになるであろう．

　ウィメンズヘルスのこの分野に関わっている理学療法士は，個々の性の健康や快適さ，機能，機能障害に関する問診の進め方について，一貫した方法論を身に付けることが必要不可欠である．それらの問題を詳しく問診できるのは，もしかしたら，われわれだけかもしれない．われわれはすべての患者に対し，一般的な病歴から始め，FSDに特異的な質問に進まなければならない．社会的経歴，精神科病歴，月経の経過，妊娠歴，出産歴，手術歴，疾病や障害，服薬，既往歴（整形外科的傷害），性的な関心事，最近の性的な関係について，意欲，オーガズム，興奮などの問題なのか，性行為時（挿入）の痛みなのか，体位が関係ありそうか，などである．生体力学的観点だけで考えると（例えば，生体力学的不良，姿勢や構造的障害，損傷や骨盤底筋群の間違った活動），排便や排尿の機能と合わせ

てみることが非常に重要である．女性性機能指標（FSFI：Female Sexual Function Index）は非常に有用で，事前に，あるいは病歴と合わせてみるとよい．この指標は，患者の性機能の重要な側面および性機能に関する患者の5領域の反応，性欲や主観的覚醒，湿潤，オーガズム，満足感，痛みや不快感を評価するために妥当性と信頼性があるとされている[12]．女性の性に関する質問票は，FSDに関する理解，診断，治療を統合する役割を有している．プライバシーが守られた空間で患者がくつろいで面談できることが必須であり，そのためにウィメンズヘルスに関わる理学療法士は患者と信頼関係を築かなければならない．性機能に関する専門用語について，正式な用語とカジュアルな用語を混ぜて使うと，患者に快適な会話を進めるうえで効果的である．患者の性的資質，パートナーの選択や行動について先入観をもつべきではない．

　これらの主観的評価をとおして，評価や診断の過程を複雑にしてしまう可能性のあるさまざまな点が浮かび上がってくるだろう．したがって，FSDを引き起こす因子を見つけ出す時には，身体のほかの部分にも注意を向けることが重要である．例えば，ホルモンや炎症性の変化が身体のほかの部分が原因で引き起こされ，生理学的な過程が変わり，それによって骨盤が影響を受けているおそれもある．また，周知されているとおり，脳は身体の黒幕的存在で，性機能に対する筋骨格系・内臓系・情動系の反応を含めて，身体の内外で起きていることすべてに反応し，コントロールしている．統合システムモデル（2007）は，痛みがある場合はその期間（急性あるいは慢性）に関係なく，痛みがない場合でも機能障害や能力障害に応用することができるものであり，このモデルを用いて評価をすると，患者の求める価値と目的に焦点をあて，患者を中心に据えたケアができる．犠牲者の出現（例えば，性機能障害）には，多くの犯人（例えば，胸部リングのシフトや頭蓋のねじれ，骨盤のねじれ）が関わっている可能性があるため，機能障害を評価する際にはすべてのシステムを確認することが重要である．ときどき，内臓や神経系などの非常に深い層がこれらの機能不全や能力障害に関与していることがある．それらは，往々にして筋骨格系の痛みとして出現する．これまでに述べてきたとおり，神経系，筋系，内臓系，骨関節系など多くのシステムの機能障害が存在するかもしれず，またストーリーが大きく関与する可能性もある．したがってFSDを扱う際には，われわれは身体全体をみなければならない．たとえ同じような機能障害があったとしても，患者はそれぞれ異なるストーリーを有する．したがって，患者にとって何が意味をもつことなのか，それを確実にするための評価が実施されるべきである．

骨盤底と女性性機能障害

　われわれは，骨盤底だけを分離して考えるべきではない．体幹の安定性を供給し，痛みなく動き，性機能を可能にするため，内臓を支えて排便や排尿の障害を防ぐために，共同して作用する統合ユニットの一部として捉えるべきである[13]．骨盤底は，独特な構造をしていて多くの役割を有する．骨盤底の機能解剖をみると，骨盤のしっかりした骨構造に支持されて，筋骨格，筋膜，内臓を含めた複雑な解剖学的構造をしていることがわかる．WeiとDeLanceyは「骨盤底（PF：Pelvic Floor）とは骨盤腔内を支える組織である」と定義していて，その組織とは，頭側腹膜，内臓（膀胱，尿道，子宮，直腸），壁側骨盤筋膜，深層の骨盤底筋組織，会陰膜，表層の骨盤底筋組織を含む末端までを指している[14]．この支持システムの質は，前述した支持組織の異常に

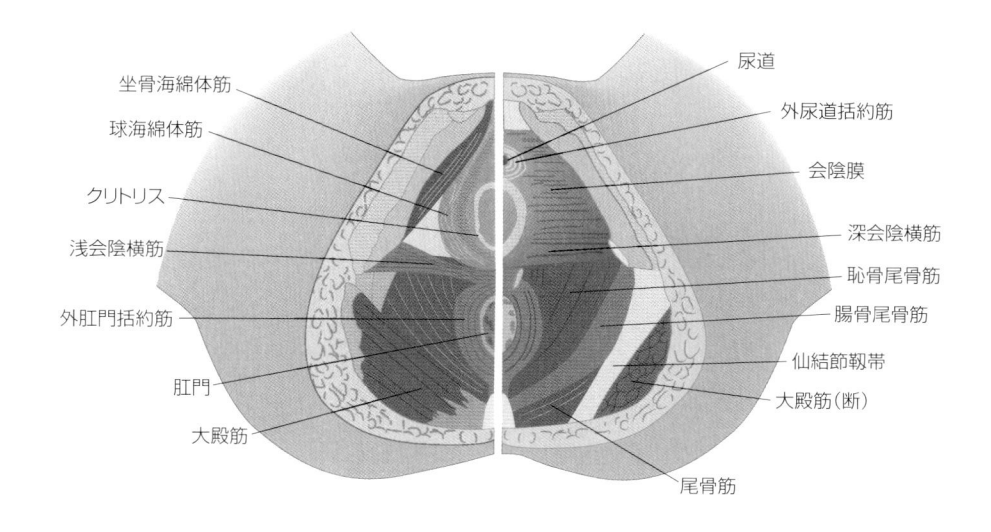

図1 骨盤底筋群
第1層（左）と第2層（右） ※右側は第3層の一部含む

よって変化し，それが性的な機能や感覚，快感の変化につながる可能性がある．骨盤底は前方は恥骨に，後方は尾骨に付着し，靱帯や筋膜組織とともにお椀のような形をつくっている．

骨盤底筋群（PFM：Pelvic Floor Muscles）は3層構造となっている．第1層は会陰膜で，浅会陰横筋，球海綿体筋，坐骨海綿体筋，会陰腱中心（会陰体），肛門三角（AT：Anal Triangle）または外肛門括約筋から構成される．この層はクリトリス，内転筋，会陰腱中心，会陰組織，恥骨枝，坐骨結節にもつながっている（**図1左**）．第2層は尿生殖隔膜である．生殖器や筋，筋膜が付着する密性の線維性シートである会陰膜を含む．第2層には外尿道括約筋，尿道膣括約筋，尿道圧迫筋，深会陰横筋があり，膀胱，腹部の筋膜（筋も），坐骨結節，恥骨枝と膜性の連結がある（**図1右**）．第3層は最深層で骨盤隔膜と呼ばれ，肛門挙筋（恥骨尾骨筋（恥骨膣筋，恥骨直腸筋），腸骨尾骨筋），尾骨筋（**図2**），内閉鎖筋，梨状筋からなる．また，股関節，恥骨結合，尾骨，陰部神経と筋膜性の連結がある．

FSDに悩む患者にとって客観的な評価は，骨盤底の体的および解剖学的部分に対する理解を深めることにつながる．患者教育は主観的評価から始まり，FSDについて話し合う過程で非常に重要である．身体評価をとおして，特に婦人科領域の評価を実施する際には，所見と合わせて「正常な」解剖について話し合われるのが望ましい．手鏡の利用は患者に身体所見の「正常」と「異常」を理解してもらい，性機能について話し合いを促すのに非常に役立つ[15]．経膣および経肛門触診は，骨盤底機能の状態，機能不全，対称性，強さ，緊張度を評価するもっとも有効な手段である[16]．

評価は，まず姿勢（静止立位または座位），動きのパターン，歩行や患者にとって意味のある課題についておおまかな評価から始める．前述の観察の情報をもとに関節の可動性（頸部から腰部骨盤，股関節），胸部の可動性，呼吸，体幹の神経筋系のコントロール，四肢の強さと長さが，腹圧，コンチネンス，臓器脱，骨盤底機能不全，骨盤痛と関連しているかどうか評価する．腹部の触診は，内臓の緊

a. 上面

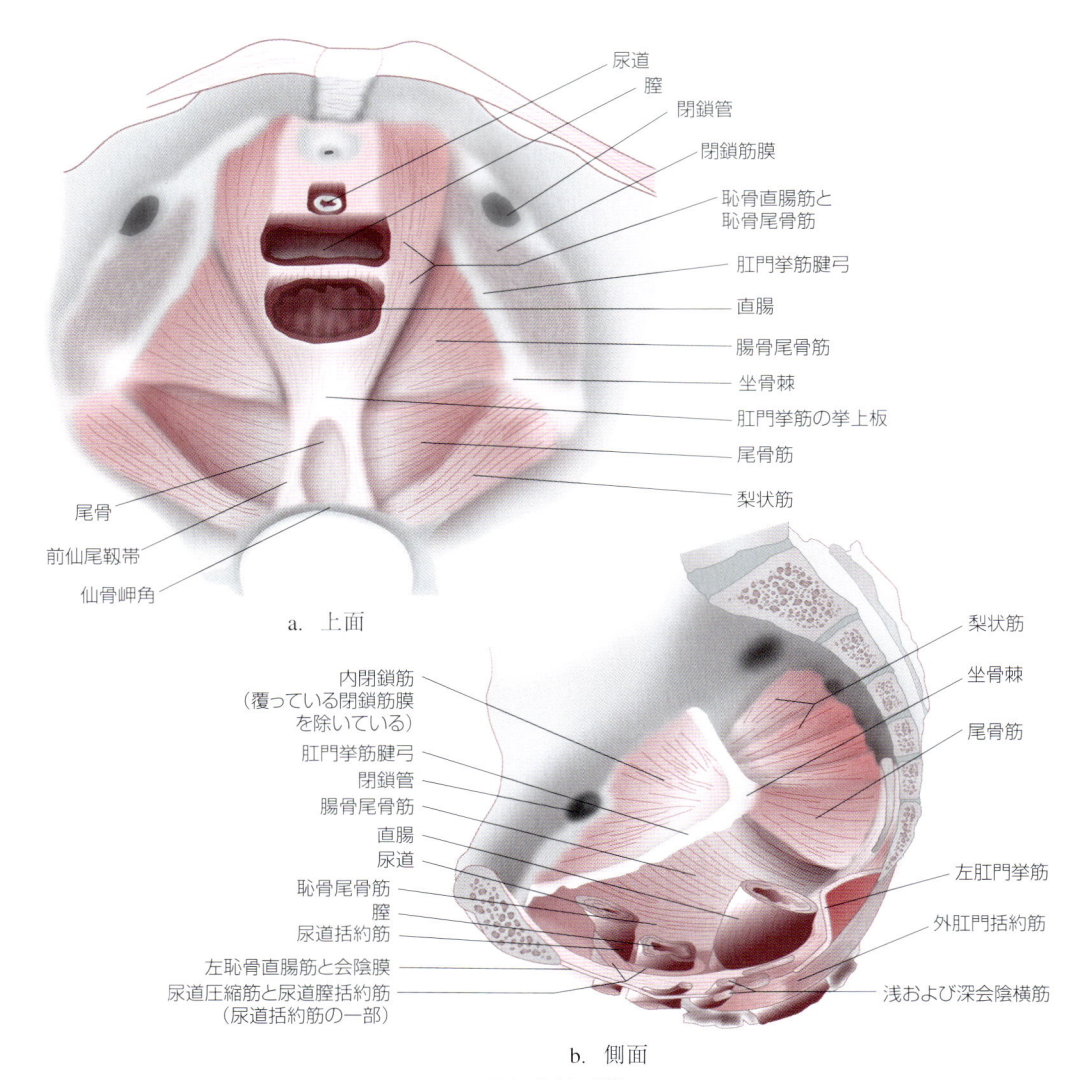

b. 側面

図2 骨盤底筋群第3層

張度と腹部筋組織における結合組織の状態を評価するために実施する．

　超音波機器で経腹的に画像を描出し，骨盤底について話し合いや教育をすることもできる．超音波機器を用いることで，骨盤底や「コア」（腹横筋，内腹斜筋，外腹斜筋）の機能状態について患者のしっかりとした理解を促すこともできる．

　骨盤底内部の評価を実施するには，必ず患者本人の承諾を得なければならない．方法としては，まず患者に楽な体勢を取ってもらう．この評価では，脚に支えを入れた背臥位がよく用いられる．この姿勢だと，検査の間理学療法士とアイコンタクトを維持できるからである．また，理学療法士側も患者の感情や身体的な反応に注意しながら，検査に対する患者の反応を確認することができる．まず，会陰と外陰部の視診が必須で，異常所見を認めた場合は婦人科医へ照会する必要がある．観察は安静の状態と，会陰腱中心の可動性と左右対称性に注意しながら骨盤底の収縮と弛緩を繰り返すなかで行う．会陰と外陰部の状態は重要で，湿潤しているか，乾燥しているか，赤みがないかを確認する．また，外陰部に傷

や癒着，異常な分泌物や臭いがないか，陰唇小帯に欠損や裂傷はないか観察する．開口部は，慢性的な骨盤底の機能不全を示唆するサイズの縮小がないかどうかをチェックする．骨盤痛の愁訴がある場合は，Q-tip テストで外陰部の感度の評価から始める．外陰痛を診断するゴールドスタンダードである痛みの知覚を評価するため，開口部の周囲のさまざまな点を確認する[17]．

経膣触診の評価は，1 指を使い，潤滑クリームを用いて患者の痛みの反応を確認しながら始める．PFM によって作り出される開口部のサイズから，安静時筋緊張を推測できる．正常な筋緊張であれば，痛みなく挿入できる．また PFM の筋緊張が高く，挙上している場合は会陰腱中心が内側に引かれて膣の開口部周囲が縮小している．PFM の緊張が不足している場合は，会陰が坐骨結節面より下降している．PFM の筋機能の段階は 0～5 段階で表すオックスフォード修正スケール（0＝触診上活動なし，5＝触診上正常な活動あり）を使って評価する[18]．可動範囲もまた，収縮がどの段階から始まるか注意しながら記録しなければならない．例えば，安静時に PFM の緊張が高いまま評価すると（PFM の過緊張），可動性が減少しているように判断してしまい，収縮と弛緩から収縮力低下および十分に緊張を緩められないという結果につながってしまうかもしれないからである[19]．骨盤筋膜腱弓内の緊張の増加がないか，尿道，膀胱，子宮，直腸に緊張やスパズムがないか，PFM のトリガーポイントをすべて確認する．FSD を有する患者に対する経膣触診では，しばしば緊張の亢進やスパズムの所見がみられる．しかし，感覚低下や無感覚がないかについても注意しなければならない．これらの所見は前述した興奮障害に関連している可能性がある．

女性性機能障害の治療

これまでに，骨盤底に対する理学療法が尿失禁や臓器脱のような状態に対して，特に筋力面で良好な結果が得られることが周知されている．1952 年，Kegel は骨盤底に対して意識を向けることとその強化が，性的な反応を改善することを暗に示唆した[20,21]．

特に，FSD に対する治療は幅広い病因，病態生理，重複することがよくある込み入った分類によって，複雑になっている．実証された治療方法はまだ限られており，そのため医師に治療の有効性が理解されず，治療提供があまり推進されないままになっている．

「女性性機能障害」という包括的用語を用いる治療には多くの手段があることは知っておく必要がある．患者中心の治療を展開するため，詳しい経歴，整形外科的・神経学的・内臓・経膣の評価など，すべてを実施しなければならない．骨盤底のリハビリテーションという大きな枠は強化のための「ケーゲル体操」や筋力強化に焦点をあてているが，われわれは骨盤底の基本評価によって把握し，判断することが必要である．例えば，骨盤痛患者では過緊張の問題を呈している可能性が高く，そのため骨盤底のリハビリテーションは「リリース（弛緩）」，リラクセーション，PFM を下げるトレーニング，呼吸，バイオフィードバック，ストレッチング，痛みの教育に焦点を絞らなければいけない．バイオフィードバックは患者教育において，PFM の強化とリラクセーション両面に有効である．これが臨床で統合システムモデル（Lee & Lee）を用いた過不足のない評価であり，その評価によって，治療を成功させるために重点的に治療すべきシステムの機能障害に注意を向けることができ，それが結果に違いを生み出すことにつながる．

性的意欲・関心の障害

性的意欲・関心の障害は，最もよくみられるタイプの機能不全である．意欲というのは複合的な概念で，心理また身体病因の両面の根の深いところで患者ごとに多様性があり，治療が非常に困難である．患者に性的な生理学的反応（例えば湿潤）の「基準」を教え，それらが年齢，能力障害，循環の問題によってどう変化するか教育する一方で，評価をとおして障害の根底にある原因を探り出すようにする．治療を確実に成功させるため，医師・婦人科医，心理学者，セックスセラピスト，骨盤底理学療法士の多分野で構成されるチームが必要となることが多い．このチームは「基準的な」女性の性機能と，生きていく中（産後，閉経）で，あるいはライフスタイルの変化（ストレス）によって，意欲がどう変わるかについての教育に注意を向けるようにする．最近の研究では，骨盤底に関する教育，強化，リハビリテーションを受けた女性の治療群で，性的な意欲，「性交中のふるまい」，オーガズムが改善したとされている[21]．

女性性興奮障害

性器興奮障害・オーガズム障害もまた，さまざまな身体的かつ心理学的因子が関わっている．したがって，治療は多分野からなるチームによってアプローチされるのがよい．初期の研究では，オーガズムの強度と骨盤底筋の筋力に正の相関がみられ，オーガズムの達成にはそれらが重要であるとされていた．しかし，骨盤底筋の筋力だけでは性的な興奮やオーガズムの改善は得られないことは周知されており，むしろ認知行動療法やセルフアウェアネス，身体アウェアネス，空想，マスターベーション，バイブレーターの使用など，他のセックスセラピーのテクニックを用いる必要がある．閉経期の女性にはエストロゲンを利用した治療が効果的であり，湿潤性が意欲や興奮，オーガズムの改善を促すことが示唆されており，有効な戦略である．

性交疼痛

他の障害と同様，効果的な治療プランを展開するうえで性交痛の根底にある原因を見極めることが重要である．多くの研究で，骨盤底に対する理学療法，セックス・精神療法，さらに最近では疼痛科学と疼痛管理などの多分野にわたるアプローチの重要性が示されている[1,2,20]．かなり以前より，性交疼痛障害は性交疼痛〔性器痛障害と外陰痛（外陰膣前庭炎）〕と膣痙攣に大別されている．しかし，性交疼痛には産後の瘢痕や乾燥，萎縮，術後癒着，子宮内膜症，間質性膀胱炎，その他筋骨格系由来（例えば，恥骨結合炎）のような他の病因がある．

産褥期の患者の懸念としてよく痛みを伴う性交があげられるが，これには性欲低下かつ湿潤低下と膣の乾燥に関係し，疲労，授乳，ホルモン変化など多くの因子が関係しうる[20]．さらに，前述のとおり産褥期の裂傷や癒着による瘢痕組織も性交時の痛みに関わっている可能性がある．近年，経膣分娩，帝王切開いずれにしても分娩後早期に骨盤底のリハビリテーション（瘢痕部の緊張緩和，徒手療法，呼吸の教育，骨盤底エクササイズ）をすることが非常に推進されており，これは同様に女性性機能に非常に有効である[23]．閉経後の性交疼痛は萎縮と乾燥，あるいは複数のシステムに原因がある可能性がある．ここでも，また患者の病歴と評価によって治療の促進にかかわる因子を浮かび上がらせる必要がある．特に加齢やホルモンの変化について，教育が非常に重要である．湿潤性と組織の状態を改善するため，婦人科医とともにホルモ

ンのバランス不良に目を向けることも重要である．骨盤底の理学療法の補助手段としてセックスに関するカウンセリングもよい．骨盤底の理学療法は，患者の訴える症状によって多くの異なる手段がある．徒手的療法（筋骨格系の異常，姿勢や骨格の非対称性や組織の可動性低下を治療するハンズオン手技．これらの手技には，トリガーポイントマッサージ，結合組織および瘢痕組織のモビライゼーションや緊張緩和，筋筋膜リリース，内臓のリリース，神経系モビライゼーション，ストレイン・カウンターストレイン（受動的な抵抗を用いたストレッチング），骨盤底バイオフィードバック，骨盤底への電気刺激，リラクセーション，呼吸，治療的なエクササイズや骨盤底のモーターコントロールエクササイズなどがあげられる．

膣痙攣には，認知行動心理療法的アプローチが必要とされるが，同時に非常に計画的な身体的アプローチを要する．患者には脱感作が必要で，骨盤内の検査には痛みを伴わないと理解することで，パニック症状は抑えられなければならない．患者は骨盤内の検査の間コントロールする感覚を感じられるようにすべきである．これは系統的脱感作によって可能である．深呼吸（筋のリラクセーション）を使って，徐々にリラクセーションテクニックを学び，いったんできるようになると，まず1指そして2指の挿入と直径を広げる試みが実施される．この特異的な障害は挿入に伴う骨盤底の反射的収縮やスパズムであるとされているだけでなく，骨盤底のさまざまな過緊張とゴール（挿入）に関連した痛みであるとされている．この手技は骨盤底の機能不全にもよい影響を及ぼす．したがって，前述の治療は性交疼痛で用いられる徒手的療法の手技と部分的な組織の脱感作は挿入へ向けて効果的である．性的挿入のゴールを獲得するために，いったん挿入ができたらバイオフィードバックと他の電気刺激の組み合わせは非常に有効であることが実証されている[24]．膣痙攣は，挿入に痛みを伴う状態と重複するところがあり，特に閉経前の女性の性交疼痛の最もよくみられる原因で，外陰膣前庭症候群（VVS：Vulvar Vestibulitis Syndrome）と呼ばれる外陰痛症候群，あるいは膣前庭炎として知られるものと共通している[25]．Reissingら[26]は，特にVVSの診断に関連して痛みを報告する女性の90%において，著しい骨盤底の問題を有していたと報告した．VVSの原因は複合的なことが多く（筋骨格系，神経系，免疫系，循環系），したがってすべての病歴について検査が必要である．挿入に関連した恐怖，不安，痛みなど似たような症状を呈するため，膣痙攣とVVSの診断はしばしば混同されることがある．膣痙攣のように，治療は教育，疼痛管理，徒手的療法の手技（前述），神経系脱感作，リラクセーション，呼吸，局所組織の脱感作，バイオフィードバック，電気刺激など類似した経過をとる．治療は患者の目的を反映すべきである．

持続性性的・性器興奮障害

特に骨盤底の役割と持続性性器興奮障害（PGAD：Persistent Genital Arousal Disorder）の関係に関する研究はあまり行われていない．この分野については，さらなる研究が必要である．患者はたびたび，孤立感や欲求不満，失望感，恥ずかしさを訴える．当然，この障害に対する患者の理解を助けるために心理的かつ性的なカウンセリングが必要不可欠である．催眠療法は治療の選択肢の一つとされてきた．理学療法士は徒手的治療（これまで述べてきたとおり），関節のモビライゼーション，結合組織モビライゼーション，排出が促される姿勢やリンパドレナージュ，骨盤底リラクセーション，神経モビライゼーションに

集中する．経皮的末梢神経電気刺激（TENS：Transcutaneous Electrical Nerve Stimulation）でL5-S1とS2-S4を刺激すると効果が得られることもある．

PGADには，しばしば非常に多くの問題が併発しており，最もよくみられるのは過活動膀胱と疼痛性膀胱症候群（間質性膀胱炎）である．したがって，患者がPGADに併せてそのような症状を報告したら，理学療法は膀胱の過敏性を軽減させることにも注意を向けなければならない．最近のケーススタディの発表では，PGADの変化した形として不穏下肢症候群またはむずむず脚症候群（RLS：Restless Leg Syndrome）を認め始めている研究者もいる[27]．そのケーススタディは，あるパーキンソン病とPGADを患う女性についてのもので，夜にドーパミン作動薬プラミペキソール0.25 mgを服用してRLSとPGADが著しく軽減したと報告した[27]．この特異的な群に対する理解をさらに深めて治療の選択を広げるため，この点はほかの多くの研究とともに実証が進められる必要がある．

Conclusion

性の健康を考えることは，人生において性的経験を前向きに，肯定的に捉えるために必須である．われわれが人生という旅をするにつれ，性的なものもしばしば少しずつ変化する．性に関して快適さと満足を経験する一方で，性的親密さ，官能性，関係性を促すために，健全な認知的，情動的な状態である必要がある．人々はまた，健康的な性の目的を達成し，彼らの欲する経験を促すために容易に行動に移すべきである．理学療法士は前述のような治療をとおして最適な性機能を促進することができる．患者を中心に据え，機能不全に特化した，全体的で機能的な治療的アプローチが可能である．さらに，FSDの複雑さゆえに，性機能を最適な状態に戻すには多くの専門家によるアプローチが必要不可欠である．そのアプローチは患者を道案内する治療となり，性の健康に対して知識，理解，信頼，気づき，不安のほぼない状態，強化を促すものになるだろう．

文献

1) Masters WH, et al：Human sexual response. Little Brown and Company, Boston, 1966
2) Frank JE, et al：Diagnosis and treatment of female sexual dysfunction. *Am Fam Physician* **77**：635-642, 2008
3) Jha S, et al：Female sexual dysfunction. *Eur J Obstet Gynecol Reprod Biol* **153**：117-123, 2010
4) Basson R：Women's sexual dysfunction：revised and expanded definitions. *CMAJ* **172**：1327-1333, 2005
5) Basson R, et al：Summary of recommendations on sexual dysfunction in women. *J Sex Med* **1**：24-34, 2004
6) Dennerstein L, et al：Sexual functioning of women in midlife years. *Climacteric* **2**：254-262, 1999
7) Byrd JL, et al：Sexuality during pregnancy and the year post partum. *J Fam Pract* **47**：305-308, 1998
8) Buhling KJ, et al：Rate of dyspareunia after delivery in primiparae according to mode of delivery. *Eur J Obstet Gynecol Reprod Biol* **124**：42-46, 2006
9) Hartmann U, et al：Female sexual desire disorders：subtypes, classification, personality factors and new directions for treatment. *World J Urol* **20**：79-88, 2002
10) Berman JR：Physiology of female sexual function and dysfunction. *BMJ* **326**：45-47, 2003
11) The Pfizer Global Study of Sexual Attitudes and Behaviour（http://www.pfizerglobalstudy.com/study/study-results.asp）2016年1月20日閲覧
12) FSFI：Female sexual function index（http://www.fsfiquestionnaire.com）2016年1月20日閲覧
13) Rosenbaum TY, et al：The role of pelvic floor physical therapy in the treatment of pelvic and genital pain-related sexual dysfunction. *J Sex Med* **5**：513-523, 2008

14) Wei JT, et al：Functional anatomy of the pelvic floor and lower urinary tract. *Clin Obstet Gynecol* **4**：3-17, 2004
15) Weijmar S, et al：Women's sexual pain and its management. *J Sex Med* **2**：301-316, 2005
16) Rosenbaum TY：Pelvic floor involvement in male and female sexual dysfunction and the role of pelvic floor rehabilitation in treatment：A Literature Review. *J Sex Med* **4**：4-13, 2007
17) NVA. org：(Medscape. org)：Vulvodynia：an under-recognized pain disorder affecting 1 in 4 women and adolescent girls- integrating current knowledge in clinical practice, 2013
18) Laycock J：Clinical evaluation of the pelvic floor. Schussler B, et al：Pelvic floor re-education. Springer-Verlagi, London, 1994
19) Hartman D, et al：Chronic pelvic floor dysfunction. *Obstetrics and Gynecology* **28**：977-990, 2014
20) Rosenbaum TY：The role of physical therapy in female sexual dysfunction. *Current Sexual Health Reports* **5**：97-101, 2008
21) Beji NK, et al：The effect of pelvic floor training on sexual function of treated patients. *Int Urogynecol J Pelvic Floor Dysfunct* **14**：234-248, 2003
22) Chambless DL, et al：Effect of pubococcygeal exercise on coital orgasm in women. *J Consult Clin Psychol* **52**：114-118, 1984
23) Citak N, et al：Postpartum sexual function in women and the effects of early pelvic floor muscle exercises. *Acta Obstet Gynecol Scand* **89**：817-822, 2010
24) Seo JT, et al：Effect of functional electrical stimulation biofeedback with cognitive behavioural therapy as treatment of vaginismus. *Urology* **66**：77-81, 2005
25) Reissing ED, et al：Pelvic floor muscle functioning in women with vulvar vestibulitis syndrome. *J Psychosom Obstet Gynaecol* **26**：107-113, 2005
26) Aquino CC, et al：Restless genital syndrome in parkinson disease. *JAMA Neurol* **71**：1559-1561, 2014

第6章

更年期以降の代謝性疾患と理学療法

更年期以降，ホルモン動態の変化により代謝性疾患のリスクが高まるため，その予防が重要となる。ここでは，予防的理学療法を紹介する。

1 骨粗鬆症と理学療法

長谷川由理[*1]

🔒 Key Questions

1. 骨粗鬆症のリスクとは
2. 骨粗鬆症の予防に必要なこととは
3. 転倒予防のための運動療法とは
4. 介入の際の留意点は

はじめに

骨粗鬆症は「骨強度の低下を特徴とし，骨折のリスクが増大しやすくなる骨格疾患」と定義される[1]．骨粗鬆症は発症原因によって，原発性骨粗鬆症と続発性骨粗鬆症に分類される（**図1**）．生理的に骨強度は，加齢によって男性も女性も減少するが，女性は閉経を境に急激に骨量が減少する「閉経後骨粗鬆症」を発症しやすく，骨粗鬆症有病率，骨粗鬆症に関連した骨折の発生率は，男性に比べ2倍あるいはそれ以上に高い[2]．骨粗鬆症は自覚症状がなく進行するため，silent disease（静かな病気）とも呼ばれる．一方で，骨粗鬆症になると骨密度の低下と骨質の劣化によって骨折リスクが高まるため，その対策が重要な課題となっている．

骨粗鬆症の予防において重要なことは，成長期に骨量を十分に増加させて高い骨量頂値を獲得することである．また，女性においては閉経後，急速に骨量が減少するので，閉経後女性の急速な骨量減少者を早期にスクリーニングし，骨量のさらなる減少をくい止めることも重要な課題となる．さらに，骨量がすでに著しく低下している高齢者においては骨量の維持とともに，骨折の発生を回避することが重要な課題となる．着座の際に「ドスン」と尻もちをつくように着座する「落下着座」の防止や，転倒の防止が重要な課題となる．本稿では，骨粗鬆症患者に対する理学療法を「予防」「進行防止」「転倒の予防」という3つの側面から解説する．

骨粗鬆症の発症予防

骨粗鬆症は，単なる老化現象ではなく骨形成と骨吸収のバランスが崩れることで生じる代謝性疾患と考えられる．骨強度は，骨量と骨質の2つの要因によって決まる．骨量は，10代の成長期においては骨形成が骨吸収を上回るため急増し，およそ20歳ごろに最大骨量に達する．その後，40歳ごろまでは骨形成と骨吸収のバランスが保たれるため最大骨量が維持されるが，40歳以降，男性は加齢と

[*1] Yuri Hasegawa／風の谷リハビリデイサービス

```
原発性骨粗鬆症 ─── 閉経後骨粗鬆症：女性ホルモンの分泌低下によるもの
              ─── 老人性骨粗鬆症：加齢によるもの
              ─── 若年性骨粗鬆症：原因不明または妊娠によるもの

続発性骨粗鬆症 ─── 他の疾患が原因で発症するもの
              内分泌性：副甲状腺機能亢進症，性腺機能不全など
              栄養性：胃切除，吸収不良症候群など
              薬剤性：ステロイド薬，抗けいれん薬など
              不動性：臥床安静，宇宙飛行など
              その他：壊血病，糖尿病，関節リウマチなど
```

図1　骨粗鬆症の発症原因による分類

ともに緩やかに骨量が減少していくのに対して，女性は閉経に伴い卵胞ホルモンが減少すると骨形成を促進できなくなるとともに骨吸収が亢進するため，骨量が急激に減少するのである（**図2**）[3]．閉経後の10年間に失われる骨量は15〜20％程度もあり，30％以上減少すると骨粗鬆症と診断される．また，骨量以外の骨強度規定因子についても，骨のコラーゲン含有量は30〜40代をピークとしてその後減少することが知られている．

女性のライフサイクルにおいて閉経は，避けてはとおれないライフイベントであり，閉経後の骨量の減少を完全に回避することはできない．一方，高齢者における骨量は成長期に得られた最大骨量とそれ以降の骨量減少速度に依存している．したがって，骨粗鬆症の発症予防のためには若年期に可能な限り高い最大骨量を獲得すること，閉経後に必発する骨量減少を可能な限り抑制し，骨折閾値への到達を遅らせることが重要であるとされている[4〜6]．

骨密度は1〜4歳と12〜17歳の2つの時期に増加し，思春期にスパートがみられることが報告されている[7,8]．若年期の骨密度に対する栄養素の摂取量や身体活動の介入の成果は，すでに総説として報告されており[9]，栄養素ではカルシウム摂取が，身体活動では荷重的な運動の励行が高い骨密度獲得に重要であるとされている．また，これらの栄養摂取

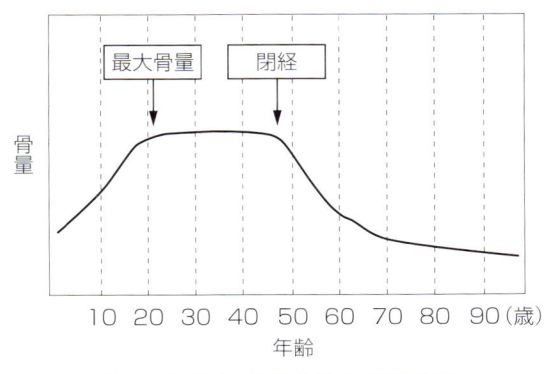

図2　年齢に伴う女性の骨量変化

と運動の励行の相乗効果も報告されている[10]．このように若年期における生活習慣，特に食習慣と運動習慣は，成人後の生活習慣に多大な影響を及ぼすことが容易に推測され，予防医学の観点からも若年期によりよい生活習慣を身に付けることは，骨粗鬆症に限らず多くの生活習慣病予防にとって重要であり，意義がある介入であると考えられる．

骨粗鬆症の進行予防

中高年者における骨折・骨粗鬆症の一次予防のためには，骨量の維持，特に女性での閉経後骨量減少の最小化が重要である．本稿では骨量の維持に重要な栄養・運動指導について述べる．ただし，骨粗鬆症予防のための栄養改善教育を実施した結果，骨密度が上昇するか否かに関しては，明確なエビデンスは示

表1 骨粗鬆症に関する栄養素

カルシウム	骨のミネラル成分の重要な構成栄養素であり，骨粗鬆症の予防と治療に不可欠である．しかし，腸管から吸収されるカルシウム量には限界がある
ビタミンD	カルシウムの吸収調節因子として重要であり，肝臓や腎臓で水酸化され，活性化ビタミンDに転換される
ビタミンC	ビタミンCの摂取によりカルシウムの吸収が増すといわれているが，その効果はほとんどわかっていない
乳糖，カゼイン，リジン	これらはカルシウムの吸収率を高めるといわれている
食物繊維	食物繊維はカルシウムを吸着する性質があり，腸管からの吸収を妨げるといわれている
脂肪	適切な摂取量の脂肪は，カルシウムの吸収に影響しないが，胆のうや膵臓の機能低下によって脂肪の吸収が悪い時は，腸内で脂肪とカルシウムが結合し便中に排泄される．そのためカルシウムの吸収率は低下する
たんぱく質	カルシウムが少なく蛋白質を多く含む食事をとると，尿へ排泄されるカルシウム量が増加する
アルコール	腸粘膜を傷つけカルシウムの吸収を悪くする．また肝機能を低下させ，ビタミンDを活性化する機能も低下させる

されていない．

1．骨粗鬆症予防のための栄養改善

骨粗鬆症の進行を予防するための栄養指導においては，対象者の実情に合うよう綿密にデザインされた濃厚な栄養指導を継続的に行い，カルシウム摂取量のみを考えるのではなく，栄養素全体を考えることが重要である（表1）．

骨粗鬆症の治療のためには，1日700〜800 mgのカルシウム摂取が勧められる．ただし，食事からのビタミンDの摂取も同時に考慮するべきである．一方で近年，カルシウム摂取と心血管疾患の関係が報告されており，これはカルシウム薬やカルシウムサプリメントの使用により，心血管疾患のリスクが高まる可能性があるというものである．ただし，同じ量のカルシウムを食品として摂取した場合には，そのようなリスクの上昇はなく，栄養素としてのカルシウムの特徴とも考えられている．現時点ではサプリメント，カルシウム薬として1回に500 mg以上摂取しないように注意する必要があろう．また，ビタミンDとの併用時には高カルシウム血症にも注意が必要である．ビタミンDには，食物として取り込むもののほかに，皮膚に貯蔵されているプロビタミンDが紫外線にあたって生成されるビタミンDも含まれる．その意味で，日光は食事と同じくらい重要なビタミンDの供給源といえる．

2．骨粗鬆症治療薬の服用

骨粗鬆症の進行予防には治療薬の服用が効果的であり，カルシウムなど栄養素の摂取を促すものや，骨形成を促進するもの，骨吸収を抑制するものがある（表2）．これらは前述したような食事療法と併用することでより効果を高め，また長期的に服用することで骨密度の上昇や骨折予防ができる．しかしながら骨粗鬆症治療薬は，治療開始後1年で45.2%が処方どおりの服薬ができていないことが報告されており[11]，骨折を予防しきれていない現状もある．骨粗鬆症は，加齢とともに進行していく疾患であるため，治療薬の服薬管理は重要である．

3．運動指導

身体活動の活発な人では，骨粗鬆症性骨折が少ないとするコホート研究は多数あり，メ

表2 骨粗鬆症に関する薬剤

活性型ビタミンD3製剤	腸管でのカルシウムとリンの吸収を促し，骨石灰化の促進を介して骨密度を上昇させる
ビタミンK₂製剤	骨芽細胞に作用することで骨形成を促進し，同時に骨吸収を抑制する．骨折予防の効果が認められている
女性ホルモン製剤（エストロゲン）	骨吸収を抑制する作用があり，閉経後骨粗鬆症に対して骨量の減少を抑える
ビスフォスフォネート製剤	骨吸収を抑制する作用をもち，カルシウムとビタミンDをとることにより，骨形成を促進する．骨粗鬆症の治療薬として，最も有効性が高い
カルシトニン製剤（注射薬）	骨吸収を抑制する注射薬であり，強い鎮痛作用ももつ
骨形成促進薬テリパラチド（副甲状腺ホルモン）	骨芽細胞を活性化させ，骨強度を高める治療薬であり，重症な骨粗鬆症患者に使用される
SERM（サーム：塩酸ラロキシフェン）	エストロゲンと同様な作用をもち，骨密度を増加させる

タアナリシスでも支持されている[12]．骨密度を用いた研究のメタアナリシスでは，閉経後女性における有酸素運動や荷重運動は腰椎骨密度を有意に上昇させ，強度の高い筋力強化運動も同様な傾向を示すことが報告されている[13]．強度の高い運動負荷ではなくても，歩行運動を継続的に行うことで，腰椎骨密度の上昇や[12]大腿骨頸部骨密度の上昇効果があるという報告もある[14]．このような研究結果から，現在のところ「骨粗鬆症の予防に運動療法が効果的である」という認識が一般になされている．

しかし，高齢者に対して「転倒しても骨折に至らないような骨強度を獲得する」ということはきわめて難しい．病的な骨粗鬆症がなくても，高齢者は転倒により大腿骨頸部骨折や腰椎圧迫骨折を生じやすい．加齢による骨密度や強度の低下は，避けられない老化現象であり，骨粗鬆症に対する運動療法の効果は，骨折の発生を飛躍的に減少させるものではない．骨密度や強度の低下は，大腿骨頸部骨折や腰椎圧迫骨折の要因の一つにすぎない．いうまでもなく，大腿骨頸部骨折や腰椎圧迫骨折の原因は「転倒」そのものである．高齢者にいくら骨密度や強度を高めるための介入を行っても，転倒すれば骨折に至る．したがっ

て，骨粗鬆症患者に対する運動療法の最も重要な目的は，転倒のリスクを最大限に減らすことである．

転倒を予防するための動的場面における姿勢制御トレーニング

転倒を引き起こすことなく，自立した歩行を獲得するための理学療法については，欧米の老年医学会や世界保健機関（WHO：World Health Organization）が転倒予防に関するガイドラインを発表している．そのガイドラインによれば，転倒予防に対するエビデンスが最も高いのは，バランス訓練とされている[15,16]．

一方で，転倒予防に有効なバランス訓練について多くの先行研究が行われているにもかかわらず timed up and go test や片脚立位保持時間の改善に着目した研究が多く，転倒回避に重要な姿勢制御に関する研究が少ない．そのためバランス訓練の具体的な方法は，いまだ確立されていないのが現状である．

Owings ら[17]は，静止立位でのバランス保持能力と歩行中の外乱に対する回復力は関連しないことを報告しており，転倒予防には歩行中の外乱刺激に対するバランス訓練を行うことの重要性を示唆した．また，転倒は段差や

物へのつまずきにより生じやすいため，歩行中のつまずきが身体にどのような影響を及ぼすのかを調査した研究も行われている．Markら[18]は，つまずき直後に体幹と股関節の屈曲角度が増加すると報告した．また，Pijnapplesら[19]は歩行中のつまずきは，身体を前方に回転させる力を増加させることを明らかにし，さらにつまずき後の身体の立ち直りは支持脚の立脚時間を延長させ，その間につまずいた下肢の遊脚時間を確保する姿勢制御が行われると報告した．

これらの先行研究から，つまずきによる転倒を回避するための動的バランス能力とは，「身体に加わる回転力を制御できる能力」であるといってもよい．以下では，落下着座と歩行中のつまずきを例にあげて「身体に加わる回転力を制御できる能力」をトレーニングする方法について解説する．

1．落下着座の予防

着座動作は身体重心を下方へ移動させながら殿部を座面に接触させ，殿部がつくる支持基底面に身体重心を移動させる動作である．身体重心が後方へ移動しなければ，殿部を座面に接触させることができないし，身体重心が後方へ移動しすぎれば，殿部が座面に接触する前に後方へ転倒してしまう．安定した着座動作では，足部でつくられる支持基底面内に身体重心をとどめながら殿部を後方へ移動させ，殿部が接触した後に身体重心を殿部の直上に移動させることが要求される．

臨床的には，起立動作に障害をきたしている患者よりも着座動作に障害をきたしている患者のほうが多い．多くの患者が着座動作の重心制御に失敗し，後方へ転倒しながら着座する「落下着座」になってしまう．落下着座は，腰椎圧迫骨折や低い座面への着座動作障害を引き起こすため，着座ができるからといっても放置することは好ましくない．

安定した着座動作を可能にするための姿勢制御は，身体重心の下降に伴う前後方向の偏位を制御することである．着座動作における身体重心の制御は，足部でつくられる前方の支持基底面内に身体重心をとどめながら，後方に存在する座面に着座できるよう身体重心を下降させる安定化戦略である．正常な着座では動作初期に身体重心の降下とともに，わずかに重心が前方へ移動する．落下着座では，この重心の前方移動が観察されず，いきなり後方へ重心を移動させてしまうため，後方に転倒しながら重心が降下する．この時の重心の前方移動は，主として足関節の底屈筋群が遠心性に収縮しながら制御される足関節背屈運動によって行われている．図3に示すような立位で足関節戦略を使った重心移動の練習を十分に行っておく必要がある．

また，下肢の伸展筋力が着座動作時の体重支持に重要であることはいうまでもない．下肢の伸展筋力は着座が完了するまで遠心性に増加し続け，着座の瞬間に最も大きな筋力が要求される．着座動作が完了するまでは，下肢で体重を支持し続けられる能力も重要となる．図4では支持物に手を置いた立位姿勢で，上肢を前方にリーチしながら着座を促している．前方へリーチすることで，身体重心の降下とわずかな前方移動を促すことできる．このように落下着座の予防には，急激な重心の降下を抑止し正常な重心軌道を意識した着座練習を行うとよい．

2．歩行の転倒予防

1）歩行における転倒回避の姿勢制御のメカニズム

歩行中の身体重心には，「重力」と加減速による「慣性力」の2つの力が作用する．この2つの力を合成した力を「総慣性力」[20]という．歩行中には，床面と接触している足底面から「総慣性力」に対する反作用，すなわち

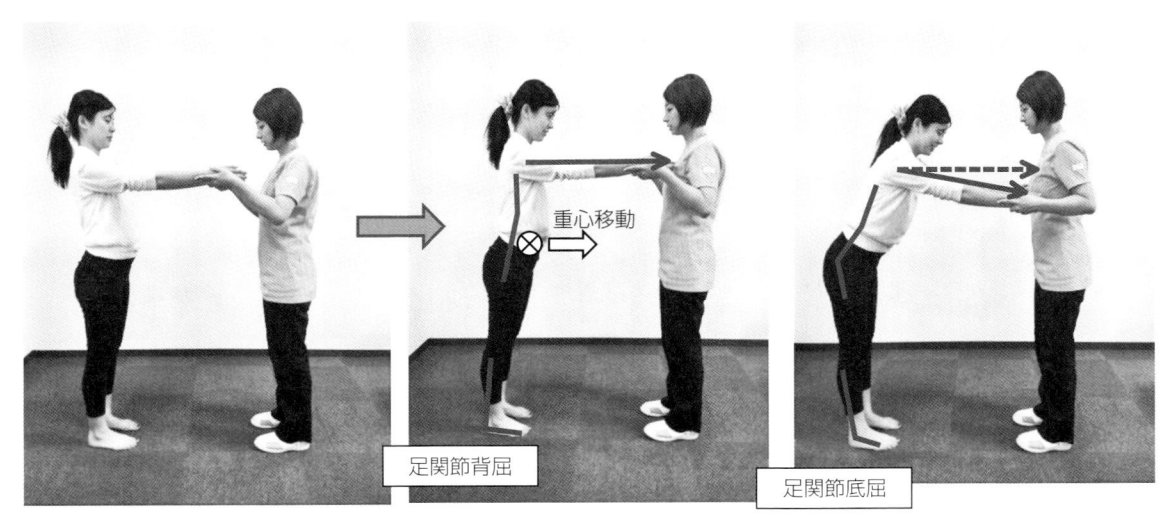

a．開始肢位と誘導方向　　　　　　　　　　　　　　　　　　　　b．不良例

図3　立位で足関節戦略を使った重心移動の練習

　セラピストは患者の手を持ち，ヒラメ筋の遠心性収縮を促すために前方への重心移動を誘導する．この時，股関節は伸展し，足関節は背屈するように誘導する．これらの遠心性収縮が不良な場合はbのように，股関節が屈曲し，足関節は底屈する

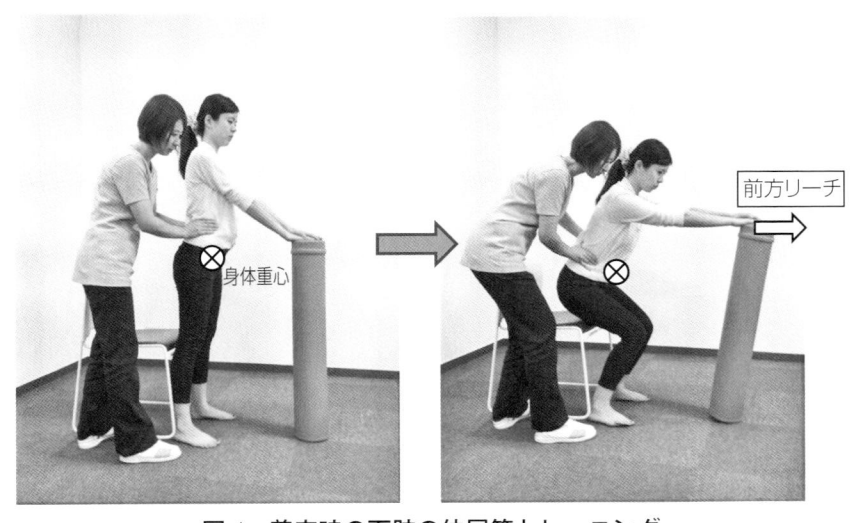

図4　着座時の下肢の伸展筋トレーニング

　患者は支持物に手を置き上肢を前方にリーチする．この時，セラピストは患者の腰背部や骨盤を持ち，着座を誘導する．上肢の前方リーチを促すことで，身体重心の降下に伴う後方移動を抑制し，重心を前方にとどめながら下肢伸展筋の遠心性収縮をトレーニングすることができる

「床反力」が作用している．「総慣性力」の作用線と床面との交点では「総慣性力」と「床反力」，およびそのモーメントがつり合っている（**図5a**）．この点を，ゼロモーメントポイント（ZMP：Zero Moment Point）[22]という．

また，「床反力」が足底に作用する点を「床反力作用点」という．

　定常状態で歩行している時には，ヒトは理想の歩行パターンを生成し，これに従い下肢の関節を動かして歩行する．この理想の歩行

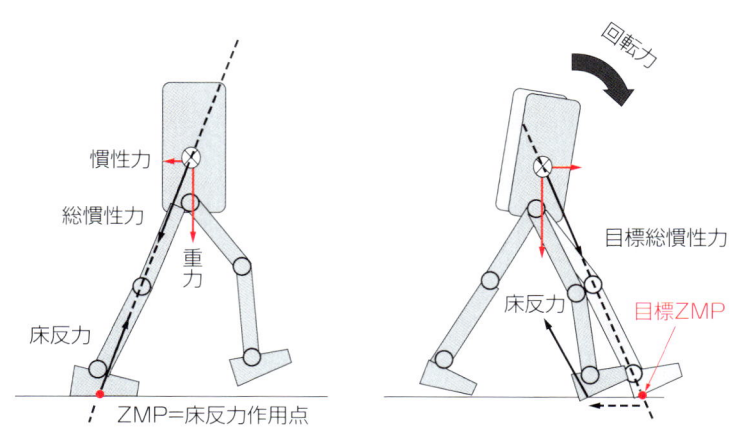

図5 歩行中の身体重心に作用するモーメントのつり合いと転倒力の発生

a．「総慣性力」の作用線と床面との交点では，「総慣性力」と「床反力」およびそのモーメントがつり合っている．この点を，ゼロモーメントポイント（ZMP）という．歩行中の身体重心には，「重力」と加減速による「慣性力」の2つの力が作用する．この2つの力を合成した力を「総慣性力」という

b．外乱により目標着地位置に接地できなくなり，目標ZMPに床反力を作用できない．そのため，目標ZMPと床反力作用点（COP）の位置のずれが生じ，そのモーメントが身体に転倒力として作用する

パターンにおける総慣性力を「目標総慣性力」，理想の歩行パターンのZMPを「目標ZMP」と呼ぶ[20]．

ヒトが理想的なバランスを保って歩いている時には，目標総慣性力と床反力の軸が一致する．ところが，床面の凹凸を踏んだ場合などには，目標総慣性力と床反力の軸がずれてしまう．目標総慣性力と床反力の軸が一致しないと，身体はバランスを崩し回転力が発生する（図5b）．この時の回転力の大きさは，「目標ZMP」と「実際の床反力作用点」のずれにほぼ比例し，この「目標ZMP」と「実際の床反力作用点」のずれが，歩行中にバランスを崩す最大の原因である．したがって，二足歩行はこれに対処できるように姿勢を制御する必要がある．

歩行中にバランスを崩した場合の制御には，床反力制御，目標ZMP制御，着地位置制御という3つの制御を働かせてバランスを回復させる[20]．床反力制御は，床反力作用点の位置を足底内の適切な位置に作用させるように，足関節周囲筋を制御する姿勢制御をいう．凹凸のある床面の場合には，足底の柔軟性を制御して，その凹凸を吸収しながら床反力作用点を適切な位置に移動させる．倒れそうになった時には，足関節底屈・背屈筋を使って床反力作用点を適切な位置に移動させ，バランスを回復させる（図6）．ただし，床反力制御による姿勢の復元力には限界がある．

姿勢が大きく傾いて床反力制御で対応しきれなくなってしまった時には，「目標ZMP制御」が働いて転倒を防ぐ（図7）．歩行中の回転力は「目標ZMP」と「実際の床反力作用点」のずれによって生じるものだが，「目標ZMP制御」は，この回転力を積極的に活用することで姿勢の安定化を図る歩行制御である．歩いている最中に大きく姿勢が傾いてしまい，床反力制御では対応できなくなった時は，そ

1 骨粗鬆症と理学療法 171

a．床面の凸凹を踏んだ外乱時　**b．姿勢復元時**

図6　床反力制御

aでは，床面の凸凹により目標ゼロモーメントポイント（ZMP）の位置と床反力作用点（COP）にずれが生じ，身体には回転力が発生している．bでは，床面の凸凹に対し足関節を中心として，COPの位置を目標ZMPの位置に修正し，回転力を打ち消すための姿勢復元力を発生させる制御を行っている

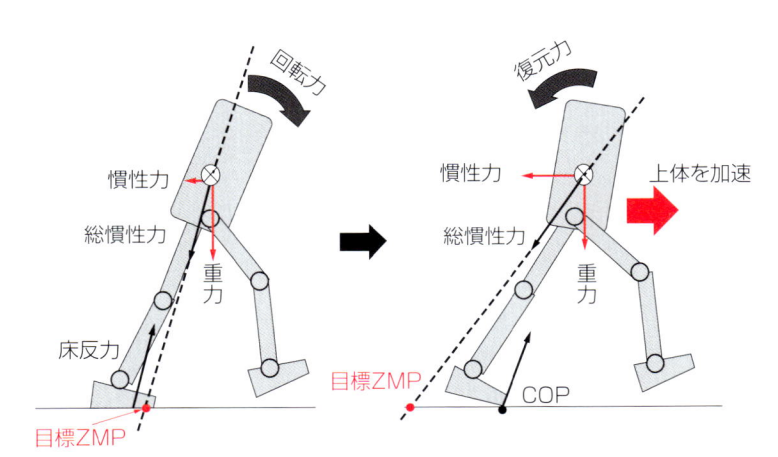

a．前方への回転力が大きく　**b．姿勢復元時**
加わったときの外乱時

図7　目標ZMP制御

aは床反力制御では対応できない前方への回転力が加わっている．この時，COPと目標ゼロモーメントポイント（ZMP）はずれが生じている．bではその回転力を打ち消すため，上体をさらに加速させて身体に加わる慣性力および総慣性力を大きくする制御を行っている．この時，目標ZMPは実際の床反力作用点（COP）よりも後方に移動し，身体には後方へのモーメントが発生する．これが回転力を打ち消すための復元力となり，転倒を防いでいる

れ以上無理に踏ん張ろうとせず，むしろ積極的に倒れようと身体に加速度を生み出すとよい．加速度を大きくすると慣性力も同様に大きくなるため，身体に加わる総慣性力を変化させ目標ZMPの位置を変えることができる．これが「目標ZMP制御」である．歩行を制御している脳は，上体に加わる加速度を感知し，足関節制御で対応できない時には，そ

れ以上の上体の傾きを防ぐために，「目標ZMP」を「実際の床反力作用点」よりも後方に移動させる制御を行う．この結果，身体には後方への姿勢復元力が働いて，前方への回転力を打ち消し，姿勢の傾きを元に戻すことができる．

「目標ZMP制御」が働くと姿勢が復元されて転倒を防ぐことができるが，それまで生成されていた理想の歩行パターンと実際の歩行にずれが生じてしまう．「目標ZMP制御」では回転力を打ち消すために前方への加速度を生み出したため，理想の歩行パターンで目標としていた上体の位置は加速した方向にずれてしまう．この時に理想の歩行パターンの歩幅で次の一歩を踏み出すと，上体に対して足が後方に取り残されてしまい，上体が前のめりになって転倒してしまう．「着地位置制御」とは，このような理想の歩行パターンと実際の状態とのずれを足の着地位置によって修正する制御方法である（**図8**）[21,22]．

2）運動療法

3つの姿勢制御システムの中で，「目標ZMP制御」と「着地位置制御」には，股関節の果たす役割が大きい．目標ZMP制御では，回転力により回転する身体を復元させるため，股関節を使って積極的に回転する方向へ身体重心を加速させる．身体重心を加速させるための筋力と可動域がなければ，目標ZMPを前方や後方に大きくずらすことはできない．高齢者や股関節疾患患者，片麻痺患者が転倒のリスクを抱えるのは，股関節の運動性の低下によって目標ZMP制御が実行できないことに原因がある場合が多い．股関節の運動性が低下すると，転倒する方向へ重心を加速させることができず，目標ZMP制御による姿勢の復元が図れなくなる．目標ZMP制御が実行できなくなると，姿勢制御は床反力制御に依存せざるを得ない．その結果，床反力制御で姿勢を復元できる範囲を超

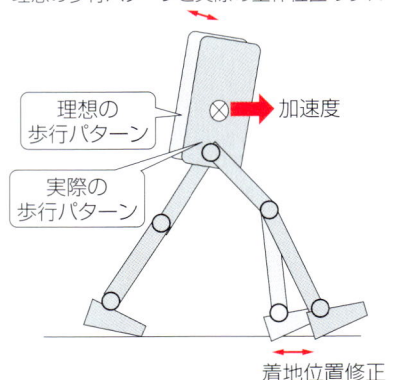

図8 着地位置制御

目標ゼロモーメントポイント（ZMP）制御により身体には加速度が生じているため，上体は本来の予測軌道から逸脱する．この時，理想の歩行パターンどおりに着地すると，上体に対して足が後方に取り残されてしまうため，転倒してしまう．着地位置制御は着地位置を修正し，継続的な歩行を実現させる制御である

えても，なお足関節で踏ん張り続けようとして転倒してしまう．さらに，足関節で踏ん張り続けているうちは一側の下肢を踏み出すことも困難となり，結果的に着地位置制御も実行できなくなる．

このように，目標ZMP制御と同様な着地位置制御を確実に行うためにも股関節の運動性が必要となる．特に，下肢の振り出しの方向制御は股関節に依存する．また，着地位置制御には足関節が股関節と協調して動かなくてはならない．股関節を使って重心を前方へ加速させるような場合，股関節が伸展することで生じる重心の下降を緩やかにするため，足関節を中心とした回転運動から中足骨を中心とした回転軌道に変えて軌道を上方修正する必要がある．足関節の底屈が不十分であると滞空時間を稼ぐことができなくなり，股関節を十分に伸展することができないし，遊脚肢を前方に振り出す時間も稼げなくなる．

これらの機能を改善するためのトレーニングとして，下腿三頭筋の十分な筋力トレーニングと股関節伸展可動域の確保は必須であ

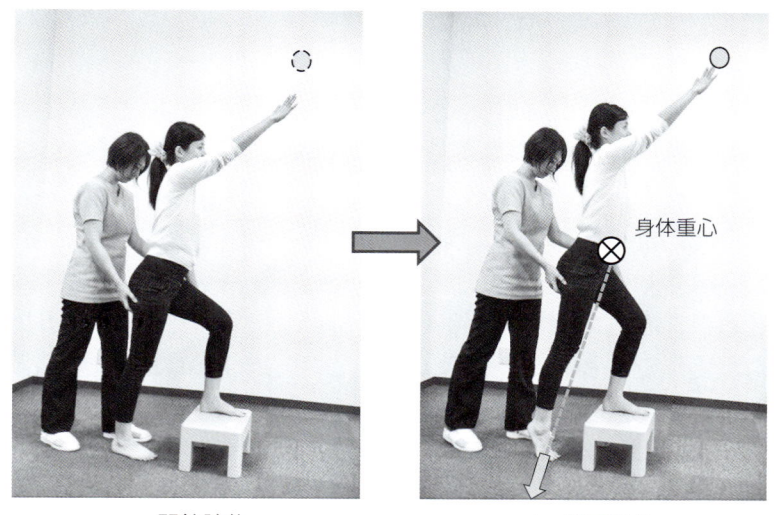

図9 ステップ台に上る練習
20 cm ほどのステップ台に足をのせ，前上方に向かってリーチをする．この時，後脚で身体重心を前上方へ押し上げるように，下肢伸展筋を促通する

る．また，ステップ台に上る練習も後脚の下肢の伸展を強化し，ZMP 制御に必要な機能を強化することに役立つ（**図9**）．

　股関節は姿勢制御の主座であり，股関節の機能不全はただちに姿勢制御に重篤な障害を引き起こす．股関節周辺部骨折の術後症例に対する理学療法は，姿勢制御システムの再構築を念頭に入れた戦略構想が必要不可欠であるといってもよい．単に筋力強化や関節可動域の改善を図り，歩行練習をすればよいという短絡的なものではない．歩行が可能であっても，転倒リスクを抱えた歩行であっては，日常生活において実用性は期待できない．筋力強化練習や関節可動域練習は，それ自体が目的なのではなく，姿勢制御システムの改善のための手段であることを忘れてはならない．

まとめ

　骨粗鬆症を有する高齢者にとって，骨折の予防は最大の重要課題である．骨粗鬆症は脆弱性骨折が診断基準とされていることから，軽微な外力によっても骨折が生じやすい．

　特に骨折頻度が高いのは，椎体骨折や大腿骨近位部骨折，前腕骨遠位端骨折などであり，椎体骨折においては「ドシン」と尻もちをつくような落下着座が起因となって生じるケースが多い．大腿骨近位部骨折や前腕骨遠位端骨折は，歩行中のつまずきやスリップに起因するものが多く，勢いよく大きな外力を受けた時に生じやすい骨折である．これらの骨折は，高齢者が要介護状態になる原因にもなっており，高齢者にとって転倒や骨折を予防することが重要な課題である．

　骨粗鬆症は，骨量の低下により骨の変形やアライメントの異常を引き起こし，関節可動域の制限や支持性の低下，筋力低下などの機能障害を引き起こす．これらの機能障害は転倒リスクを高める要因であるため，骨粗鬆症は転倒リスクが高い疾患であることがいえる．骨粗鬆症患者に対する運動療法では，転倒のリスクを最大限に減らすため，動的場面における姿勢制御トレーニングが必要である．

Conclusion

　骨粗鬆症の最大のリスクは骨折であり，骨折の発生を回避することが重要な課題となる．骨折を回避するためには，落下着座や転倒を防ぐ必要があり，動的場面における姿勢制御能力を獲得する必要がある．着座動作には足関節で身体重心をコントロールする能力と下肢で体重を支持し続けられる能力が求められる．また歩行中のつまづきによる転倒予防には，股関節の伸展筋力や可動域，足関節底屈筋の筋力が重要となる．これらの機能を姿勢制御システムとして発揮させるためにも，さまざまな動的環境下でトレーニングを行うことが望ましい．骨粗鬆症患者は，軽微な外力によっても骨折が生じやすいため，セラピストが重心移動を誘導しながら動的環境へ適応できるよう促すとよい．

文　献

1) 骨粗鬆症の予防と治療ガイドライン作成委員会（編）：骨粗鬆症の予防と治療ガイドライン2011年版．ライフサイエンス出版，2011．pp2-3
2) 藤原佐枝子：骨粗鬆症の疫学―性差に注目して．*CLINICAL CALCIUM* **13**：1385-1390，2003
3) 鈴木隆雄：骨量の自然史と骨粗鬆症―骨折の予防戦略．日臨床 **62**：225-232，2004
4) Ilich JZ, et al：Primary prevention of osteoporosis：pediatric approach to disease of the elderly. *Womens Health Issues* **6**：194-203, 1996
5) Carrie Fassler AL, et al：Osteoporosis as a pediatric problem. *Pediatr Clin North Am* **42**：811-824, 1995
6) Bachrach LK：Acquisition of optimal bone mass in childhood and adolescence. *Trends Endocrinol Metab* **12**：22-28, 2001
7) Southard RN, et al：Bone mass in healthy children：measurement with quantitative DXA. *Radiology* **179**：735-738, 1991
8) Eastell R, et al：Diet and healthy bones. *Calcif Tissue Int* **70**：400-404, 2002
9) Ondrak KS, et al：Physical activity, calcium intake and bone health in children and adolescents. *Sports Med* **37**：587-600, 2007
10) Courteix D, et al：Cumulative effects of calcium supplementation and physical activity on bone accretion in premenarchal children：a double-blind randomised placebo-controlled trial. *Int J Sports Med* **26**：332-338, 2005
11) Solomon DH, et al：Compliance with osteoporosis medications. *Arch Intern Med* **165**：2414-2419, 2005
12) Moayyeri A：The association between physical activity and osteoporotic fractures：a review of the evidence and implications for future research. *Ann Epidemiol* **18**：827-835, 2008
13) Martyn-St James M, et al：High-intensity resistance training and postmenopausal bone loss：a meta-analysis. *Osteoporos Int* **17**：1225-1240, 2006
14) Martyn-St James M, et al：Meta-analysis of walking for preservation of bone mineral density in postmenopausal women. *Bone* **43**：521-531, 2008
15) Guideline for the prevention of falls in older persons. American Geriatrics Society, British Geriatrics Society, and American Academy of Orthopaedic Surgeons Panel on Falls Prevention. *J Am Geriatr Soc* **49**：664-672, 2001
16) 鈴木みずえ，他（監訳）：高齢者の転倒予防―WHOグローバルレポート．クオリティケア，2010，pp23-25
17) Owings TM, et al：Measures of postural stability are not predictors of recovery from large postural disturbances in healthy older adults. *J Am Geriatr Soc* **48**：42-50, 2000
18) Mark D, et al：Kinematics of Recovery From a Stumble. *The Journal of Gerontology* **48**：97-102, 1993
19) Pijnappels M, et al：Contribution of the support limb in control of angular momentum after tripping. *J Biomech* **37**：1811-1818, 2004
20) 本田技研工業株式会社広報部：The Honda HUMANOID ROBOT ASIMO．2000
21) 長谷川由理，他：歩行中のつまずきに対する転倒回避のメカニズムについて―身体重心加速度と回転力の変化に対する姿勢制御．第48回日本理学療法学術大会抄録集，2013，p230
22) 竹中　透：ヒト型ロボット・ホンダASIMOの運動制御―ヒトとの類似点と相違点．脳科学とリハビリテーション **7**：39-40, 2007

2 更年期以降の予防的運動療法

磯 あすか[*1]

🔒 Key Questions

1. 更年期以降の心血管系のリスクとは
2. 身体機能維持および予防のための運動療法とは
3. 介入の際の留意点は

はじめに

　女性が成熟期の終わりを迎え，卵巣機能が低下して月経が永久に停止することを閉経という．現在，日本人女性の閉経年齢は平均49.5～50.5歳であり，おおよそ45～55歳が女性の更年期にあたる．この間には，更年期症状と呼ばれるような精神的・内科的・整形外科的疾患などの症状として説明できない多様な症状が現れる．更年期症状にはエストロゲンの低下が深く関与しているが，加えて加齢に伴う身体的変化，家庭環境，心理的要因，個々の性格なども複合的に絡み合っている．更年期以降の身体的な変化としては，精神症状や自律神経失調，性器の委縮，骨粗鬆症や変形性関節症など身体アライメントの変化，下部尿路機能の変化などがあり，身体活動量や運動能力，QOLと関わりが深いといわれている．エストロゲンの分泌は閉経の数年前より変動しながら徐々に低下し，閉経を境に急激に低下する（図1）[1]．エストロゲンは心血管系にもさまざまな影響を及ぼしており

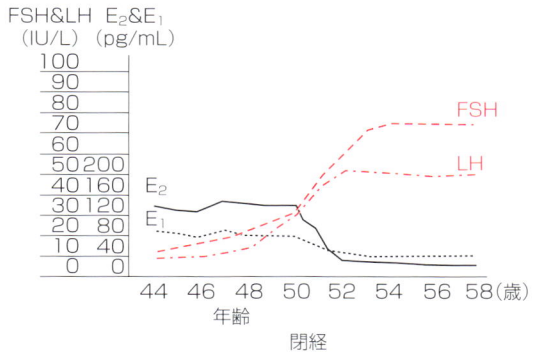

図1　周閉経期における性腺関連ホルモンの変化（文献1）より引用）
　エストロゲン分泌は変動しながら50歳前後で急激に低下し，閉経に至る．閉経後も数年は低レベルのエストロゲンが存在する

（表1）．分泌低下はこれらの作用を変化させる．ここでは，更年期以降の心血管系のリスクとその予防的運動療法について述べる．

更年期以降の心血管系のリスク

　加齢により男女ともに循環器疾患は増加するが，そのパターンには性差が存在する（図2）[2～5]．虚血性心疾患と脳血管疾患による死亡率は，男性に比べて女性は低いが，50代以

[*1]Asuka Iso/フィジオセンター

表1 エストロゲンの作用と欠乏によるリスク

		エストロゲンの作用		エストロゲン欠乏によるリスク
血管保護作用	直接的	血管内皮細胞	内皮細胞の機能を調節 内皮損傷の回復促進	動脈硬化，高血圧，脳血管障害
		血管平滑筋	血管拡張作用	
		炎症物質	血管炎症を抑制，T細胞へ関与	
	間接的	肝臓	LDL-C 受容体数増加，受容体活性化 ⇒LDL-C を低下させる	脂質異常，糖尿病，肥満，内臓脂肪の蓄積
			タンパクの合成促進 ⇒HDL-C を増加させる	
			凝固系に影響	
心筋保護作用			心収縮機能の保持	心機能低下
			心肥大の抑制	
膵臓			β細胞の活性化	糖尿病
			インスリン分泌を活性化	
骨			骨代謝の調整	骨粗鬆症
その他			末梢組織でのインスリン感受性に関与	糖尿病
			食塩感受性を抑制（腎からのNa排出抑制）	肥満，高血圧
			交感神経活性を抑制	

エストロゲンは心血管系や代謝系などさまざまな作用がある

降には男女差が小さくなり，高齢期に性差はさらに縮小する．

循環器疾患の頻度は，女性では40歳ごろまで非常に少ないものの更年期から増加する．Framingham研究によると，更年期のどの年齢層においても有経女性に比べて閉経後女性の心血管疾患の発症が多かった（図3）[7]．これには閉経によるエストロゲン分泌の低下が密接に関係しており，日本でも同様に更年期から女性の心血管疾患が増える．更年期以降，エストロゲンの心血管保護などの作用が失われ，脂質異常症，高血圧，肥満，糖尿病などの動脈硬化のリスクとなる疾患が増加する．そして，これらを基盤に心血管疾患のリスクがさらに高まるとされている．動脈硬化性疾患の予防は，まず生活習慣の改善（食事療法，運動療法，禁煙）を行い，脂質異常・高血圧・肥満・糖尿病のリスクを軽減させることである．

動脈硬化とは「動脈が退行性変化により弾性を失い，硬く肥厚した状態」のことを指す[8]．動脈硬化とそのリスク因子は，性差を考慮した診断と治療および予防対策が検討されるようになっている．以下に，リスク因子について述べる．

1．脂質異常症（高脂血症）

脂質異常症は動脈硬化の危険因子であり，女性は閉経後に脂質異常をきたしやすく，エストロゲン低下が脂質異常症と密接に関連することが報告されている（図4）[9,10]．日本人の血清脂質調査によると，総コレステロール（TC：Total Cholesterol）とLDLコレステロール（LDL-C：Low Density Lipoprotein Cholesterol）は50歳ころより急激に上昇し，トリグリセライド（TG：triglyceride）は40歳以後に上昇する推移を示す．また，HDLコレステロール（HDL-C：High Density Lipoprotein Cholesterol）は50歳以後に低下する傾向がある．米国心臓協会「女性のための心血管疾患

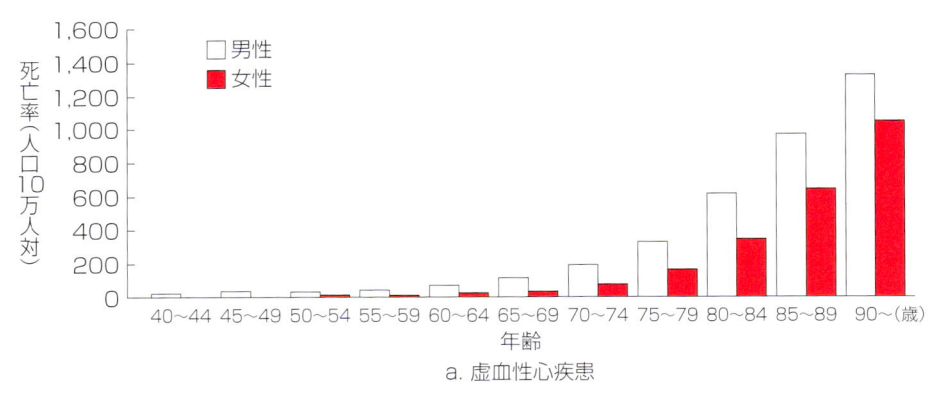

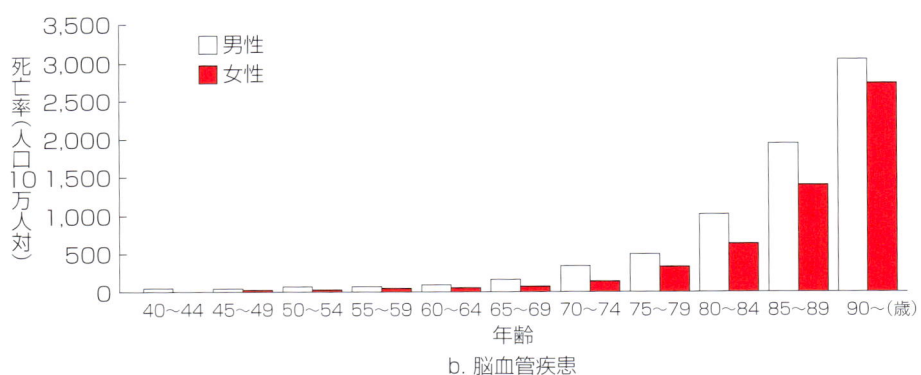

図2 虚血性心疾患と脳血管疾患の性別・年代別死亡率 (文献6)より引用)
男性に比べると女性の頻度は低いが，50代以降に性差は小さくなり，高齢期で性差はさらに縮小する

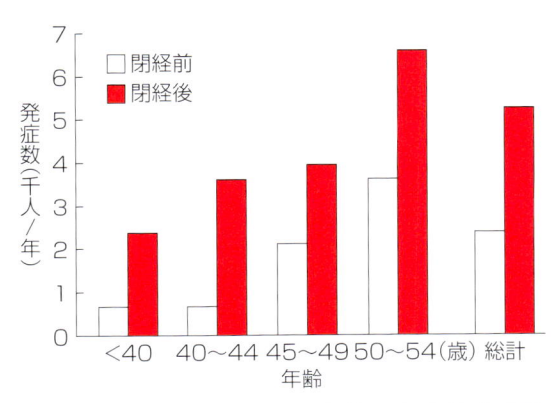

図3 閉経の有無と更年期女性の心血管疾患発症頻度 (文献7)より引用)
更年期のどの年齢層でも閉経女性のほうが有経女性に比べて心血管疾患の発症が多い

予防ガイドライン2004」による女性の脂質の適性値はTG＜150 mg/dL，LDL-C＜100 mg/dL，HDL-C＞50 mg/dLであり，特に女性ではHDL-C低値は冠動脈疾患の重要なリスク因子とされている．

2．高血圧

成人における至適血圧は，収縮期120 mmHg未満かつ拡張期80 mmHg未満であり，収縮期血圧140 mmHg以上または拡張期血圧90 mmHg以上が高血圧と分類される．心血管疾患の最大の危険因子は高血圧で，日本の高血圧患者数は男性2300万人，女性2000万人と推計される[11]．50歳未満の女性高血圧患者は圧倒的に少なく，閉経を境に女性の高血圧発症は増加する（**図5**）[12]．高血圧は，血管保護作用の低下，肥満と交感神経活性の亢進，食塩感受性亢進などにより加速すると考えられている．

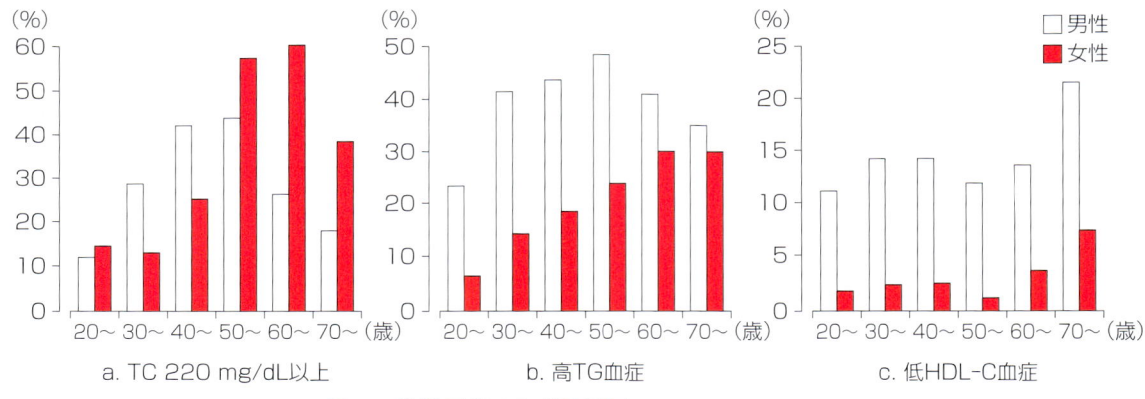

図4 脂質異常の年代別頻度（文献10）より引用）

TC（総コレステロール）高値の女性は閉経年齢以降に急増する．高TG（トリグリセライド）血症と低HDL-C血症の頻度は男性高値で推移するが，加齢とともに女性の頻度が上昇する

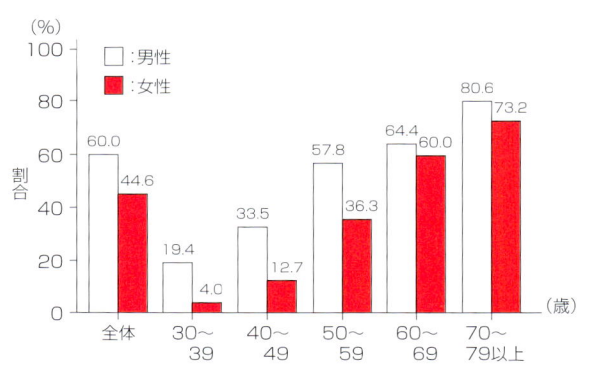

図5 日本における高血圧症有病率の性差（文献12）より引用）

高血圧は全体として男性高値で推移するが，50代になると女性の高血圧は急速に増加し始め，60〜70代で男性と同様の有病率となる

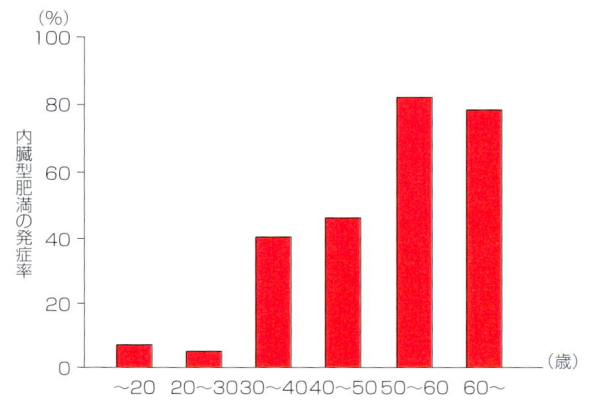

図6 女性肥満における年齢と内臓型肥満の発症率（文献14）より引用）

更年期以降，内臓型肥満の割合が上昇する

3．肥満

肥満とは脂肪組織が過剰に蓄積した状態で，体格指数（BMI：Body Mass Index）25以上のものをいう．健康障害の有無にかかわらず，CTによる内臓脂肪面積が100 cm^{2}以上であれば内臓脂肪型肥満であり，動脈硬化が発症・進行しやすく，心・脳血管疾患を起こしやすいハイリスク肥満とされる[13]．女性の内臓脂肪型肥満は50代より急激に増加する（図6）[14]．有経女性の肥満は皮下脂肪型が多いが，閉経後は内臓脂肪蓄積によるメタボリックシンドロームをきたしやすい．

4．糖尿病（耐糖能異常）

高血糖状態が続くと動脈硬化が進み，高インスリン血症では高TG血症や高血圧を合併しやすくなる．エストロゲンの低下はインスリン分泌を低下させるとともに，末梢組織におけるインスリン感受性低下，細胞内での糖代謝効率低下を引き起こす．更年期には加齢による運動量低下や筋力低下，エネルギー消費に対する摂取の過剰，さらに内臓脂肪型肥満が増えることで，耐糖能異常も増加する．糖尿病に至らない軽度の耐糖能異常でも心血管疾患のリスクは上昇するといわれ，特に高

表2　日本のメタボリックシンドローム診断基準（文献16）より引用

内臓脂肪（腹腔内脂肪）蓄積	
ウエスト周囲長　男性	≧ 85 cm
女性	≧ 90 cm
内臓脂肪面積　男女とも≧100 cm^{2}に相当	
上記に加え以下のうち2項目以上	
高TG血症	≧ 150 mg/dL
かつ/または	
低HDL-C血症	< 40 mg/dL
男女とも	
収縮期血圧	≧ 130 mmHg
かつ/または	
拡張期血圧	≧ 85 mmHg
空腹時血糖	≧ 110 mg/dL

- CTスキャンなどで内臓脂肪量測定を行うことが望ましい
- ウエスト周囲長は立位，軽呼気時，臍レベルで測定する．脂肪面積が著明で臍が下方に偏位している場合は，肋骨下縁と上前腸骨棘の中点の高さで測定する
- メタボリックシンドロームと診断された場合，糖負荷試験が勧められるが，診断には必要ではない
- 高TG（トリグリセライド）血症，低HDL-C血症，高血圧，糖尿病に対する薬剤治療を受けている場合は，それぞれの項目に含める
- 糖尿病，高コレステロール血症の存在はメタボリックシンドロームの診断から除外されない

血圧などほかの因子との重複でリスクが増す[15]．閉経後に糖尿病は増加するが，閉経年齢が早いほど糖尿病の発症率が高くなるともいわれている．女性ホルモン環境は生涯で大きく変化するので，血糖や合併症の管理は注意を要する[16]．

5．メタボリックシンドローム

「内臓脂肪型肥満を基盤にしたインスリン抵抗性および糖代謝異常，脂質代謝異常，高血圧を複数合併するマルチプルファクター症候群で，動脈硬化になりやすい病態」をメタボリックシンドロームといい[13]，日本における基準は表2のとおりである．内臓脂肪蓄積に起因する健康障害（耐糖能異常，脂質異常，高血圧など）の因子は，重複するとそれぞれの程度が軽くても強力な動脈硬化のリスク因子となるため注意が必要である．

身体機能維持および予防のための運動療法とは

動脈硬化とそのリスク因子を予防するためには，男女ともにどの年代でも有酸素運動とレジスタンストレーニングが推奨されている．有酸素運動の効果として，TC，LDL-C，TGが減少しHDL-Cが増加すること，インスリン抵抗性を減らし耐糖能異常や食後高血糖を改善することが報告されている．レジスタンストレーニングは，筋力増加に加えて除脂肪体重の増加（体脂肪の減少），骨密度の改善，耐糖能の改善とインスリン感受性の改善効果があげられている．そして，身体活動は体重減少と維持に有効である[17]．

更年期以降の女性では，日常生活や職業上の身体活動量低下とアライメントの変化が基礎となり，筋力低下や関節などの痛みを訴える例が多い．心疾患術後においても，術創の痛みや変形性関節症の合併などで十分な運動が行えないことがある．また，腹腔内圧のコントロールが難しくなることも加わり，運動の継続が困難な例に多く遭遇する．そこで，まずは日常生活におけるあらゆる活動と一定量の運動が可能な身体状況を整えておくことが必要となる．具体的には，関節周囲の痛みや不快感（腰痛や膝痛，肩こりなど）の改善，腹圧性尿失禁，努力性の呼吸などを改善し，抗重力位での運動が可能な身体状況を獲得することである．一次予防・二次予防ともに，コンディショニングによって運動の阻害因子を取り除き，続いて負荷と頻度を上げて有酸素運動とレジスタンストレーニングを行うとよい．

1．コンディショニング

筆者が有酸素運動とレジスタンストレーニ

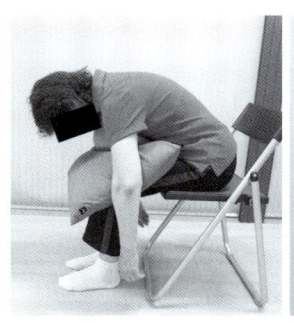

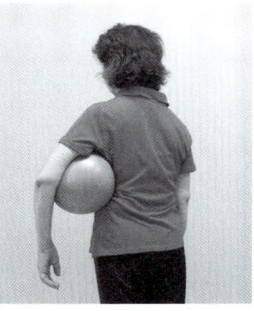

a．胸郭背面の拡大をね　b．胸郭横径の拡大をね
　らったリラクセーショ　　らったリラクセー
　ン　　　　　　　　　　　ション

図7　胸郭のリラクセーション

a：ソフトボールを前胸部に当て，吸気で上部胸郭
　を拡大させる．上肢はリラックスさせておく
b：ソフトボールを胸郭の外側に当て，吸気で下部
　胸郭を拡大させる．上肢はリラックスさせてお
　く

肩甲帯が下制し僧帽筋の緊張が高い場合もリラク
セーションに有効である

a．開始肢位　　　　b．屈曲最終域

図8　スクワット

股関節の十分な屈曲を強調したスクワット．
フォームローラーを前方へ傾斜させながら下肢の屈
伸を行う．上肢を屈曲することで脊柱の中間位が保
ちやすくなる．足圧中心は前後の中央付近に位置す
るように心がける．下肢の屈伸と体幹の傾斜のタイ
ミングを合わせにくい例などに利用してもらうとよ
い

ングに入る前の段階で実施しているコンディ
ショニングの一例を紹介する．

1）ボールを用いた胸郭のリラクセーション

スティフネスを起こしやすい腹斜筋群や僧
帽筋に対し，リリースや徒手療法などを用い
て可動性を保ち，セルフコンディショニング
として呼吸を用いて胸郭の可動性拡大を図る
（**図7**）．深い呼吸と併せて，腹横筋や骨盤底
筋など腹腔内圧をコントロールできるよう体
幹深層筋群のトレーニングも行う．臥位だけ
でなく，座位や立位における腰椎骨盤帯の安
定化の獲得を目指し，その後，立位での全身
運動を行う．股関節での衝撃吸収と足関節の
コントロールが苦手な例では，膝関節優位の
運動戦略になりやすいので筋収縮のタイミン
グが正しいことも確認する．

2）スクワット

フォームローラーを前方に倒しながら体幹
を前傾させ下肢を屈曲する．呼気または吸気
と動きのタイミングを合わせる（**図8**）．

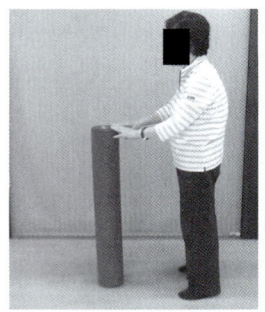

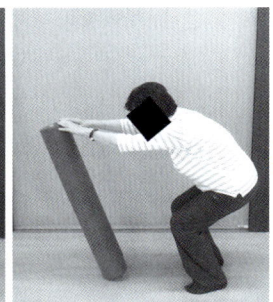

3）踏み込みエクササイズ

全身での衝撃吸収ができるように，前後左
右，斜め方向へ小さな動きを繰り返す（**図9**）．

2．運動処方

運動処方決定のためには，運動負荷試験を
行ったうえで有酸素運動とレジスタンスト
レーニングを行うことが推奨されている．女
性は運動負荷試験で十分な負荷に達しないこ
とも多く，実際には運動負荷試験が行えない
状況も多いため，脈拍数を用いたカルボーネ
ン法による非監視型運動療法の運動強度設定
やボルグの自覚的運動強度を利用するのが一
般的である．

【脈拍数による運動強度設定】
・最高脈拍数＝220－（年齢）
・目標脈拍数＝（最高脈拍数－安静脈拍数）×
　k＋安静脈拍数
【ボルグの自覚的運動強度】
・11〜13　楽である〜ややきつい．

脈拍数による運動強度設定では，経験的に
k＝0.4〜0.5を用いることが多い．ATレベ
ルおよび脈拍数130回/分は，ボルグスコア

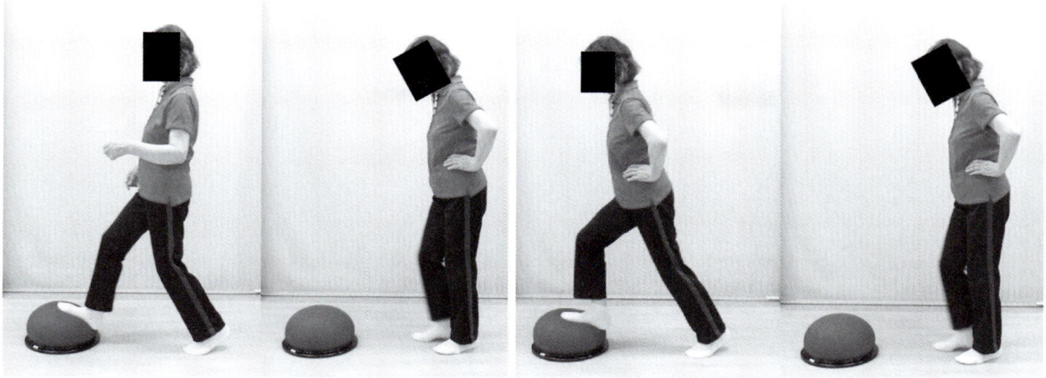

a．修正が必要な例　　　　　　　　　　　　　b．望ましい例
図9　踏み込みエクササイズ
　反発性のあるツールに対して呼気に合わせて踏み込み，ラバーが反発するタイミングに合わせて蹴り返して元の位置に戻る．aは踏み込んだタイミングで重心が後方に残っており，腹直筋や大腿前面の筋が優位に活動しやすい．膝の前面に痛みのある例によくみられる．骨盤底筋や腹横筋を活性化させ，瞬間的に腹腔内圧を高めることが難しい姿勢での踏み込み動作である．bは上半身重心を前方へ移動させ，腹腔内圧の上昇と踏み込みのタイミングが合っている．強く荷重する瞬間に殿筋群も収縮し，全身での衝撃吸収がしやすい姿勢である

13に相当する．運動強度はATレベル以下の有酸素運動で，自覚的運動強度12～14相当のやや強い運動が推奨される．最大強度の50％前後（運動中会話のできる程度）の歩行，ジョギング，バイクなどの有酸素運動を10～30分/1回，できれば1日2～3回，週3～5回以上実施する[18]．

介入の際の留意点

　心血管系疾患の予防的運動療法の実際は，前述のとおりであるが，既往歴・現病歴を考慮し，以下の項目にも留意してプログラム作成，アドバイスを行う．

1．妊娠高血圧症候群，早期閉経や卵巣摘出術後

　妊娠中に妊娠高血圧症候群や妊娠糖尿病に罹患した女性では，その後に高血圧症，脂質異常症，糖尿病などのリスクが高まるため，妊娠中のみならず，その後の管理が重要である[19]．介入にあたって問診をする際，妊娠経験のある女性に対し，妊娠中の疾患と身体状況についても忘れず確認する．早期の閉経や卵巣摘出術後など50代以前にエストロゲンの分泌低下がもたらされる場合には，動脈硬化性変化のリスクが早期に発現すると考えて対応する．

2．骨粗鬆症

　運動療法における女性特有の問題として骨粗鬆症がある[20]．筋力が弱く骨代謝に問題のある例の場合は，特に有酸素運動やレジスタンストレーニングを行う際の姿勢や動きを評価し，目的とする筋の収縮が正しいタイミングで十分に行われていることを確認する．脊柱への負荷を分散させるためには，呼吸パターンや腹腔内圧のコントロールが可能な範囲で負荷が設定されていることが望ましい．

3．喫煙

　喫煙は抗エストロゲン作用をもつ．喫煙者は，非喫煙者に比べて約2年閉経が早まることや，喫煙量が増加するに従い閉経の早期発

表3 女性クライアントの身体状況および閉経と動脈硬化の関係に関するアンケート結果

	A	B	C	D	E
Need	腰背部痛・歩容の改善	腰痛・姿勢の改善，減量	膝痛の改善	病院のリハ継続（肩関節）	股関節痛と動かしにくさの軽減
年齢（歳）	74	65	62	64	54
BMI	26.1	21.5	23.8	17.9	16.2
体脂肪率（％）	31	33.5	33.1	20	14.8
安静時血圧（収縮期/拡張期 mmHg）	130/65	115/65	118/68	100/43	110/80
閉経年齢（歳）	50?	53	51	51-52	48-49
腹囲（cm）	92	91	91.3	60	60
メタボリックシンドローム	＋	予備群	＋	－	－
健診で指摘されたことがある数値	C，HT	TC，LDL-C	TC，LDL-C	LDL-C	LDL-C やや高い
心疾患家族歴	父（HT）	なし	祖父（弁膜症）	なし	父（心筋梗塞）
心疾患および内服	なし	なし	HT，C	なし	なし
婦人科疾患	あり（手術後）	なし	なし	なし	あり（手術後）
排泄の問題	不明	なし	なし	尿失禁が心配	なし
喫煙	なし	なし	昔吸っていた	なし	なし
飲酒	時々	時々	なし	缶ビール1本/日	時々
30分程度の運動（回/週）	7	なし	1	以前していた	3
骨粗鬆症	あり	不明	なし	境界	検査していない
閉経後に動脈硬化が増えることを知っているか	知らなかった	知っていて予防している（塩分を控えている）	知らなかった	知っている	知らなかった
コンディショニングの優先項目	呼吸・体幹深層筋機能改善	腰椎骨盤帯の安定化，運動量の増加	呼吸と体幹深層筋機能改善，胸郭の柔軟性改善	呼吸と体幹深層筋機能改善，肩甲帯～胸郭の可動性改善	股関節可動域と筋力の向上，体幹筋力維持
有酸素運動	○	◎	◎	○	○
レジスタンストレーニング	痛みのため△	○	○	◎	◎
減量の必要性	あり	なし	あり	なし	なし
生活習慣のアドバイス	食事	食事，運動習慣	食事	飲酒	低体重注意

赤はリスクと考えられる回答結果．心血管疾患のリスク因子と関係する項目についてヒアリングを行う．姿勢や呼吸，基本動作，筋力など身体機能の評価を行い，現病歴・既往歴などの医学的情報を考慮したうえでコンディショニングと有酸素運動，レジスタンストレーニングの方向性を考え進めていく

来が増加することが報告されている[21]．また，米国心臓病学会は女性の心血管疾患予防ガイドラインの中でライフスタイルの修正，なかでも禁煙，運動，適切な栄養摂取，肥満予防が動脈硬化性疾患の予防および危険因子是正のための優先課題だと述べている[22]．

4．飲酒量

従来，日本では基準飲酒量として1単位（日本酒約1合，アルコール量約20 g）を用いてきた．しかし，健康関連問題の予防の観点から，近年は基準飲酒量1ドリンク＝10 gが提案され使用されている．アルコール10 gはビール250 ml，日本酒では0.5合程度に相当

する.

5. リスク因子と身体状況の把握

具体例として，表3に筆者が担当した女性クライアントの身体状況とコンディショニングおよびアドバイス内容を示す．共通の問題として慢性的な腰痛や骨盤周囲痛があり，胸郭可動性が低下し，浅い呼吸が習慣化していたことがあげられる．腰椎骨盤帯および胸郭のアライメントの修正，呼吸パターンの適性化は腹腔内圧のコントロールを行いやすくする．したがって，これらの症例に対して横隔膜呼吸とともに腹横筋や骨盤底筋のエクササイズを指導し，いきみや不適切な姿勢での動作の修正を実施した．その後に全身運動，マシンを利用したレジスタンストレーニング，バイクでの有酸素運動を加えてコンディショニングを行っている.

また，閉経後に動脈硬化が増えることを知らなかった例が半数以上いた．加齢による心血管疾患リスク因子は知っていても，エストロゲンの作用と閉経によるリスク因子については認知が低いといえる．コンディショニングの目的が関節痛や動きの改善の場合でも，高血圧や脂質異常症の治療中の例，減量を望む例も少なくない．セラピストは，問診・身体計測で得られる情報と姿勢や動きなどの身体機能の問題から，個々の生活習慣性の問題，身体機能の問題をそれぞれ明らかにしてアドバイスをしていく必要がある．また，定期的な身体計測のフィードバックによりリスク因子の改善を行う必要も感じている.

🔓 Conclusion

更年期以降の女性では，エストロゲン分泌の低下により脂質異常，高血圧，肥満，糖尿病といった動脈硬化と関係の深い疾患が増加する．動脈硬化危険因子に対する治療および予防は，生活習慣の改善と運動療法が第一選択であり，運動療法では有酸素運動とレジスタンストレーニングが有効である．効率よく運動を継続するためには，個々の生活習慣性の問題を明らかにするとともに，呼吸や腰椎骨盤帯の安定化といった身体機能の問題改善を事前に行うことが効果的である．また，エストロゲンの分泌低下が心血管系に及ぼす影響を閉経前から認識できるように働きかけていく必要がある.

文献

1) Gregerman RI, et al.：Aging and hormones. Williams RH, (ed)：Textbook of Endcrinology 6th ed. WB Saunders, Philadelphia, 1974, pp1192-1212
2) 佐藤加代子：女性の動脈硬化症の特性. Heart View **19**：20-25, 2015
3) 松島将士，他：女性患者の診療上のポイント，注意点を識る―心不全. Heart View **19**：40-41, 2015
4) Walton C, et al：The effect of the menopause on insulin sensitivity, secretion and elimination in non-obese, healthy women. Eur J Clin Invers **23**：466-473, 1993
5) 長谷部直幸：女性患者の診療上のポイント，注意点を識る―高血圧症. Heart View **19**：26-31, 2015
6) 厚生労働省大臣官房統計情報部（編）：平成14年度人口動態統計. 厚生統計協会, 2004
7) Kannel WB, et al：Menopause and risk of cardiovascular disease：The Framingham study. Ann Intern Med **85**：447-452, 1976
8) 河野宏明：動脈硬化症の評価. 倉智博久（編）：婦人科検査マニュアル. 医学書院, 2002, pp201-206
9) Wakatsuki A, et al：Lipoprotein metabolism in postmenopausal and oophorectomized women. Obstet Gynecol **85**：523-528, 1995
10) 厚生労働省健康局がん対策・健康増進課：平成23年国民健康・栄養調査報告. 2013
11) 日本高血圧学会高血圧治療ガイドライン作成委員会（編）：高血圧治療ガイドライン2014. ライフ・サイエン

ス出版，2014
12) 国立健康・栄養研究所（監）：国民健康・栄養の現状—平成 22 年厚生労働省国民健康・栄養調査報告より．第一出版，2013
13) 日本女性医学学会（編）：女性医学ガイドブック—更年期医療編 2014 年度版．金原出版，2014，pp197-199，pp212-216
14) 村野俊一，他：中高年女性の肥満と高脂血症．産婦人科治療 **76**：861-864，1998
15) 清原　裕：糖尿病と動脈硬化－疫学からの視点．第 128 回日本医学会シンポジウム記録集 2004，pp6-11
16) メタボリックシンドローム診断基準検討委員会：メタボリックシンドロームの定義と診断基準．日本内科学会誌 **94**：794-809，2005
17) 安達　仁：運動処方の基本．谷口興一，他（編）：心肺運動負荷テストと運動療法．南江堂，2004，pp253-261
18) 高橋哲也：運動療法のプロトコール．谷口興一，他（編）：心肺運動負荷テストと運動療法．南江堂，2004，pp262-276
19) Kurabayashi T, et al：Pregnancy- induced hypertension is associated with maternal history and a risk of cardiovascular disease in lator life：Japanese cross-sectional study. *Maturitas* **75**：22-231, 2013
20) 齋藤宗靖：女性の冠動脈疾患と運動療法効果．運動の心疾患一次予防効果と心臓リハビリテーション疾患二次予防効果．天野恵子，他（編）：性差から見た女性の循環器疾患診療．メジカルビュー，2006，pp182-183
21) Willett W, et al：Cigarette smoking, relative weight, and menopause. *Am J Epidemol* **117**：651-568, 1983
22) Mosca L, et al：American Heart Association. Evidence-based guidelines for cardiovascular disease prevention in women. *Circulation* **109**：672-693, 2004

第7章

その他の女性の健康サポートに対する取り組み

　身体運動機能への働きかけと女性の健康のサポートという観点で，理学療法士が関わることのできる身体諸症状・問題は多岐にわたると考える。エビデンスは十分でないものの，現在取り組みが進んでいる3項目について紹介する。

1 妊娠に向けた身体づくりへの取り組み

稲福陽子[*1]

> 🔒 **Key Questions**
> 1. 妊娠および出産に適した身体づくりとは
> 2. 妊娠に適した骨盤環境とは

はじめに

妊娠および出産を希望する女性において，身体のコンディションを整える意識が高まってきている．栄養管理，生活習慣，メンタルヘルスなどの見直しの必要性に加え，運動器系が生殖器機能に及ぼす影響についても認識されるようになってきた．特に骨盤は，子宮と卵巣が存在し胎児を育む場であり，骨盤環境は重要である．

昨今，体外受精・胚移植・顕微授精・凍結胚・融解移植法をはじめとする生殖補助医療（ART：Assisted Reproductive Technology）の技術が向上し治療成績が上がっている反面，治療成功に至らない例も多く存在し，ARTでは解決しえない課題も残っているという事実がある．

筆者は，妊娠を希望する女性に対し，妊娠に向けた身体づくりの一環として，身体機能の改善に取り組んできた．特に，骨盤内循環状態を良好にすること，姿勢改善による骨盤への圧ストレス軽減に着目して介入を実施し，良好な結果を得ている．本稿では，その実践内容を紹介する．また，妊娠を成立させるために重要な脂質代謝のコントロールについても述べる．

妊娠および出産に適した身体とは

当施設は，産前産後のコンディショニング法を提供することを目的とした場である．クライアントは，不妊治療中の方や周産期，閉経後の女性が多く，身体機能の改善を目的とした運動器の理学的分析や徒手誘導，トレーニング指導や姿勢指導などを提供している．筆者は，理学療法士としての知見から筋骨格系由来と考えられる痛みや運動機能の改善を重視しているが，同時にクライアントの内分泌，代謝，呼吸，循環，エイジングなどへの影響を意識したアプローチの必要性を感じている．例えば，月経不順という症状においては，内分泌系の問題が最も大きい要因であるが，子宮および卵巣の保護構造である骨盤に着目すると，不良姿勢（骨格アライメント）により骨盤内に加わる圧が適正でない状態になっている可能性があれば修正されることが望ましい．また，血流不良の観点からは選定

[*1] Yoko Inafuku/骨盤分析ラボおきなわ

表1 女性側の原因と考えられている所見 (文献4)より改変引用)

視床下部・下垂体・卵巣系の障害	子宮体部	性の不一致（※男女両方）
・希発月経 ・黄体機能不全 ・卵巣嚢腫 ・多嚢胞性卵巣症候群 ・高プロラクチン血症	・子宮筋腫，子宮線維症 ・内膜ポリープ ・先天奇形，双角子宮，凹底子宮 ・子宮腔内癒着 ・アッシャーマン症候群	・性交障害 ・性交不能 ・性交回数減少など
	子宮内膜増殖症	
無排卵性月経または無月経	子宮頸管因子	
甲状腺・副腎疾患	・粘液分泌不全・慢性頸管炎	
卵管因子	骨盤内炎症・癒着	
・卵管狭窄，卵管周囲癒着 ・閉塞，留水腫	・クラミジア感染 ・子宮内膜症 ・免疫性不妊	

※不妊原因とは，試験や統計から得られた確率であり，あくまでリスク因子として捉える必要がある．原因不明も多く，さまざまな因子が複合的に関係してくる

した運動を実施することで骨盤内血流状態の改善効果についても期待できると考える．構造として安定かつ自由な動きを呈し，機能として円滑であることが骨盤環境にとって望ましい状態と考える．

「不妊症」について

1．不妊症の定義

日本産科婦人科学会用語集によると，不妊症とは「生殖年齢の男女が妊娠を希望し，ある一定期間避妊することなく性生活を行っているにも関わらず妊娠の成立をみない病態」と定義され，期間については2年が一般であるとされている．世界保健機関（WHO：World Health Organization）は不妊症と診断される期間について1年，米国不妊学会でも1年としている．臨床的な意義からいえば，不妊症とは，「なんらかの治療をしなければ妊娠が成立不可能な病態」と定義されている[1]．

2．不妊症患者の推移

日本では，2011年には世界最多の約27万治療周期数[※1]のARTが行われた．2012年度の総治療周期数326,426に対して出産数は37,953で，治療数に対する出生率はわずか11.6％である．日本では現在，約35人に1人はARTによる出生児である[2]．

3．不妊の原因とされる分類

WHOの統計では，不妊症の原因が女性側のみ（41％），男性側のみ（24％），男女双方（24％），原因不明（11％）となっている[3]．

女性側の原因では，卵子の老化，子宮・卵管の器質的または機能的異常，ホルモン異常，感染症，炎症，抗精子抗体などがあげられ（表1），男性側の原因としては，精子の数や運動性などの異常，ホルモン異常，精索静脈瘤，精路通過障害，精巣腫瘍などがあげられる．

妊娠に向けた血流状態改善

1．卵巣・子宮の血流状態と妊娠

妊娠を希望する女性に対して，専門医が卵巣および子宮の血流状態を改善することの必要性を指摘することが少なくない．血液は酸

[※1] 治療周期数とは，体外受精・顕微授精のために行われた採卵症例数と，凍結融解胚移植症例数を合わせたもの．

素，栄養，ホルモンの供給をし，老廃物を回収して身体の新陳代謝を促す．熱を運搬する作用もある．これらは卵子発育や着床に重要となる．子宮への血流は，左右両側の子宮動脈と卵巣動脈，さらには腹膜からの側副血管などで供給されるが，主に左右の子宮動脈から供給される．子宮動脈は弓状動脈，さらに放射動脈を経て基底動脈と螺旋動脈に分枝し，子宮に分布する．

　不妊治療におけるスクリーニング検査の一つの子宮鏡検査では，子宮内膜表層が描出され，視覚的にも毛細血管の分布状態が確認できる．子宮放射状動脈の血管抵抗値（RI値）と子宮内膜の厚みの関係についての研究において，その相関関係を認め，子宮内膜の発育には子宮内の血流を改善すべきとの報告がある[5]．発育卵巣血流の評価においても，採卵前の卵胞周囲の血流をpower doppler法を用いて観察し，血流状態と妊娠成立の有無を検討した結果，血流状態が不良の卵胞では，その後の妊娠成立は困難であったことが報告されている[6]．

2．骨盤周囲筋運動による骨盤内血流

　運動における血流再分配については，これまで多くの研究がなされている．腹部内の血流量は運動時に骨格筋へ血流を優先的に分配するために減少するとされ，実際に四肢運動における腎血流量を実測した報告[7]は多くある．しかし，分岐血管別・他臓器別の血流変化については解明されていない部分が多い．運動における腹部動脈の血流速度を調査した研究では，腎動脈では血流速度減少がみられたが，上腸間膜動脈では顕著な変化がみられなかったとの報告もある[7]．また，循環路の動脈側と静脈側をつなぐ間に介在する骨格筋の活動は，循環に対して物理的あるいは代謝的に干渉することから，筆者は運動の実施による内腸骨動脈の血流増大は，内腸骨動脈より分岐する子宮動脈の血流を増大させ，子宮および卵巣の血流増大や血管新生に寄与するのではないかと期待している．臨床において，骨盤帯コンディショニング（ストレッチングや骨盤周囲筋トレーニング）を指導した後に，クライアントから「運動を毎日数分始めてから，基礎体温の高温期が上昇し安定した」「月経痛が軽くなった．経血の性状が変化した」「過去のARTにおいて着床不成立であったが，運動習慣後に数カ月で自然妊娠した」などの報告が多く寄せられている．

　内腸骨動脈より分岐し，子宮動脈と同時に血液供給を受ける筋群には，腸腰筋，骨盤底筋群，殿筋群，腹横筋がある．

3．骨盤周囲筋運動と血流変化

　筆者は，骨盤内の血流に影響を及ぼすことを期待し，骨盤周囲筋の中でも特に内腸骨動静脈系に関係する筋の積極的な活動を促すトレーニングを実施している．今回，被験者3名（**表2**）に対して，運動前後の内腸骨動脈の血流速度を超音波画像診断装置（SonoSite M-Turbo®ソノサイト社製，PWモード，4.0 KHz）を使用し，経腹法にて観察を行った．プローブはコンベックス型（2-5 MHz）を用いた．なお，計測（血管の同定）については臨床検査技師が行い，画像確認には産婦人科医師の協力を得た．

1）運動プログラムの設定

　前述した内腸骨動静脈に介在する筋群の中で数カ所の筋収縮を組み合わせた内容のトレーニング（3分間）を実施した．（**図1a，b**）運動負荷の強度は，各被験者の筋力や運動スキルに合わせるものとした．8 cmと15 cmの弾性ボールを利用して，骨盤・体幹を不安定な状態となるようセッティングし，対象とする筋群の活動が有効に発揮されるようにした．下部脊柱から骨盤のバランス保持を要求し，股関節の屈曲・伸展運動を実施した．

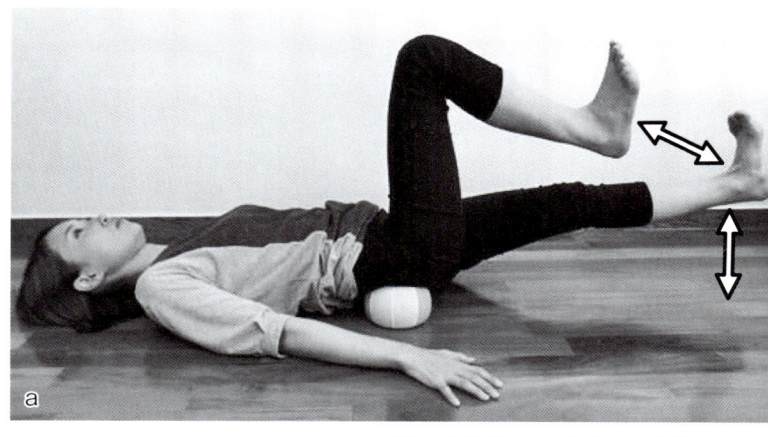

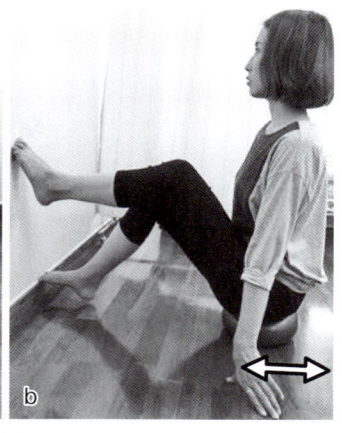

図1 内腸骨動静脈介在筋の収縮運動の一部
a．殿部に8cmボールを当てた側の股関節屈曲・伸展運動（対側脚は膝関節伸展位）
b．15cmボールの位置を尾骨から恥骨方向へ移動しつつ座高の最大長を維持するように指示した．この時、踵は床に接地しないように努力するよう伝えた

表2 運動前後の内腸骨動脈の血流速度

被験者				収縮期血流最大速度（cm/s）の平均値		
	年齢	出産経験	月経周期*	運動前	運動直後	運動20分後
A	43	無	11日目	62.1	89.2	79.9
B	33	有	50日目	86.5	114.5	94.5
C	40	無	22日目	119.2	140.6	135.1

※前回の月経開始日から数えた検査日時点における日数

2）計測結果

運動前後の内腸骨動脈血流の波形（図2）と収縮期血流最大速度（cm/s）の3峰の平均値をみると（表2），3分間の運動直後に内腸骨動脈の血流速度が増大しており，20分後も比較的その速度を維持する傾向を示した．また，被験者らは運動開始直後より体熱感を訴えた．疲労感はなく，むしろ爽快感を訴え，腋窩や頸部にほどよい発汗がみられた．

図1に示したトレーニングにより，即時に内腸骨動脈の血流速度が増大する傾向がみられた．運動における骨盤内血流の評価については，経腹法に加え，経腟法による超音波検査も実施し，さらに精確で詳細なデータ収集を行うことが必要であり，臨床での追加検証が必要であると考える．

生殖医療専門医師による実例報告では，ARTを複数回実施するも着床不成立であった症例に対して子宮内視鏡評価を行ったところ，子宮内膜の毛細血管の分布と形状が不良（末梢循環不全と診断）であったため，ウォーキングと半身浴を指導したところ，4周期目に血管状態に著明な改善がみられ，その周期において自然妊娠が成立し分娩に至ったという報告がある[8]．

今回着目した筋群は，血流への影響だけでなく同時に姿勢アライメントにも影響の大きい筋（大腰筋，腸骨筋，殿筋群，骨盤底筋群）を含んでおり，骨盤内部環境を支持する姿勢アライメントの修正にも寄与することが期待できる．

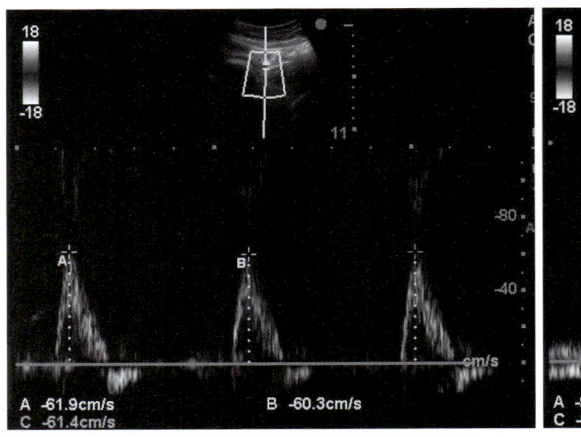

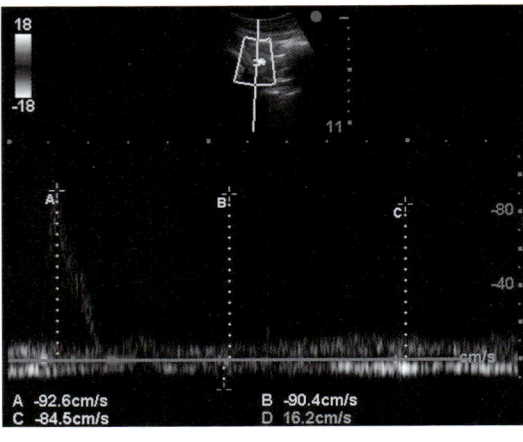

a. 運動前

b. 運動直後

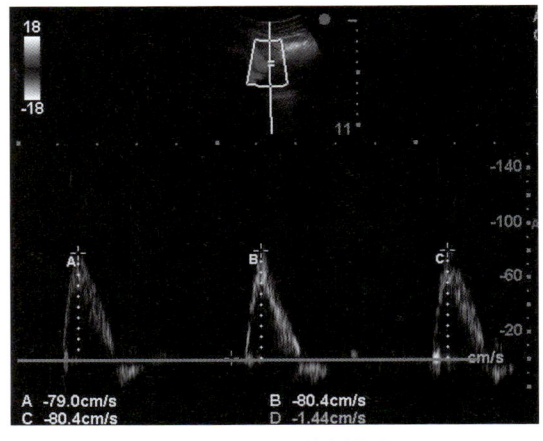

c. 運動20分後経過時

図2　被験者A—内腸骨動脈血流の波形

姿勢アプローチによる骨盤への圧ストレスの修正

　静的・動的に合理的でない不良姿勢が長期に及ぶと，機械的ストレスや不均衡な圧力分布が発生し，骨盤帯構造および骨盤内部環境に影響することが考えられる．特に座位においては，支持面となる骨盤は上位の体節からの荷重の伝達と座面からの反力の両方の影響を受ける．自覚的な座位不良姿勢には「脚組み」「横座り」などの習慣があげられるが，自覚しえない程度のわずかな関節偏位においても骨盤にかかる圧の不均衡が発生すると考えられる．臨床で遭遇する肩こりや腰痛などの慢性的な症状は，習慣的な姿勢に起因することが多いが，婦人科系症状や不妊治療中のクライアントへのアプローチにおいても姿勢アライメントを修正する意義は大きいと考える．

　骨盤にかかる圧力を評価しうる手段の一つに，圧力分布重心動揺計測機器を用いた座圧測定がある．この指標は，座位姿勢における骨盤への力学的ストレスの存在箇所を推察する手がかりとして用いることができる．筆者はクライアントの姿勢アライメントを修正する際，この指標を活用し，運動を誘導する方向を選択している．

1．姿勢アプローチの実際

　具体的な方法の一例として，姿勢の左右非

対称性が確認される35歳の女性に対して実施した姿勢アプローチを述べる．介入前後で姿勢を計測した結果と，その解釈も併せて紹介する．姿勢の計測として，座位における座圧および関節角度を測定した．座圧測定には，重心動揺圧分布計測装置（Win-Pod：Medi Capteures社製）を使用し，角度計測にはデジタル傾斜角度計測器（ホライゾン：Yuki Trading社製）を用いた．なお，測定時の姿勢の規定については，座面高を下腿長と一致させ，膝関節屈曲90°とし，左右足間は左右肩峰間と一致させた．それ以外は規定せず，本人が楽と感じる座位とした．介入前の姿勢計測結果を図3a，図4a，表3に示す．測定の結果，この女性の姿勢アライメントは，骨盤前傾位で，骨盤左右傾斜や回旋はほとんどみられなかった．全体的に大腿部への荷重量が多

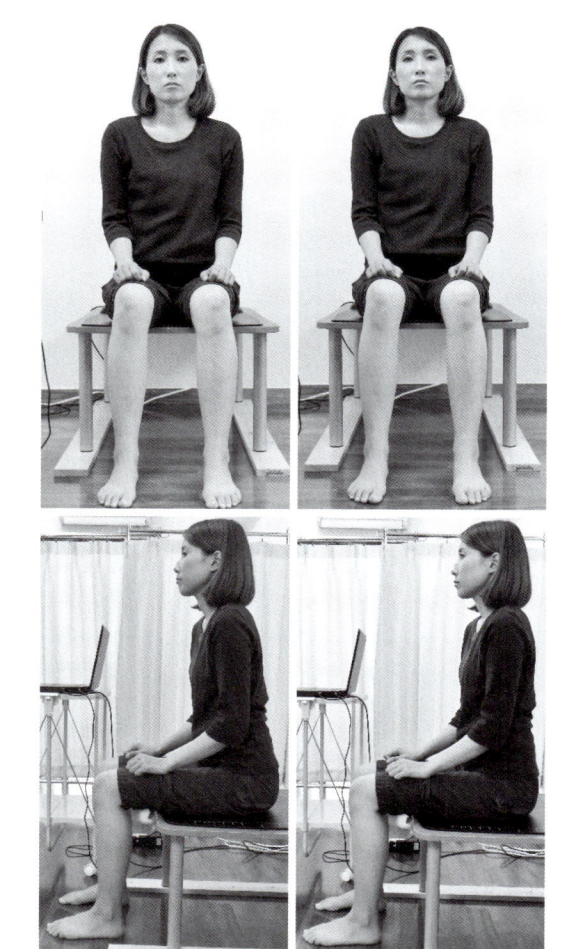

a. 介入前　　　b. 修正アプローチ介入後

図3　座圧計測中の座位姿勢

表3　座位における関節角度

部位		介入前	介入後
骨盤	矢状 PSIS-ASIS	前傾12°	前傾7°
	回旋	左回旋3°	右回旋1°
	水平	0°	0°
肩峰間	回旋	左回旋3°	左回旋2°
	水平	左挙上2°	0°

a. 介入前　　　b. 修正アプローチ介入後

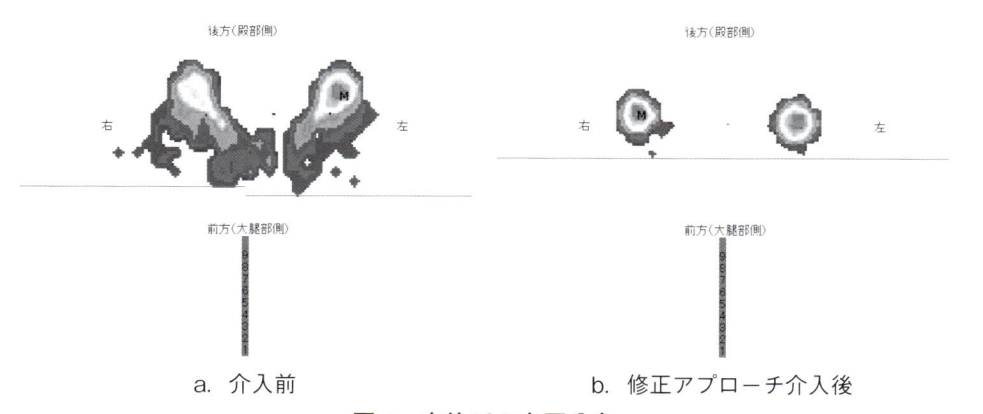

図4　座位での座圧分布

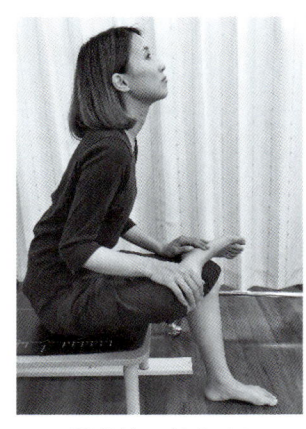

a. 梨状筋に対するセルフストレッチ　　b. 徒手による仙腸関節モビライゼーション　　c. 体幹誘導と併せた腹筋群，腸腰筋運動

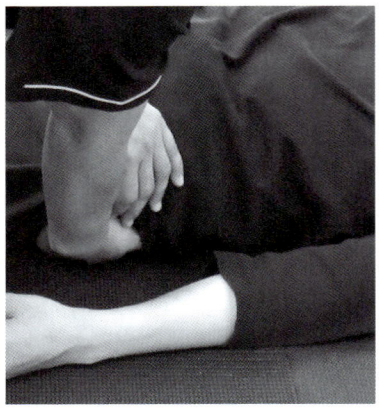

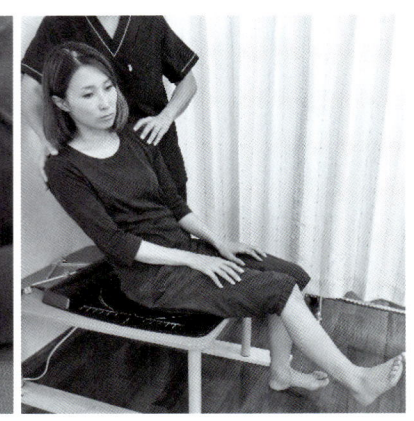

図5　アライメント修正アプローチの実際

く座圧は前方移動し，かつ左坐骨付近への偏位が大きかった．骨盤周囲状態だけでなく，上部体幹の回旋・側屈の影響が考えられた．また，仙腸関節の徒手評価においては，左仙腸関節の可動性の低下が確認でき，股関節内旋位傾向もみられた．姿勢アプローチとして，徒手的関節モビライゼーション（図5b）と梨状筋ストレッチ（図5a）を行った後，体幹右回旋と骨盤後傾に対して右側屈の方向に誘導が必要であると捉え，腹斜筋と腰方形筋，腸腰筋の収縮を促すため，姿勢を維持しながら股関節を屈曲させる運動を20回行った（図5c）．これらの介入後，再度姿勢計測を実施した（図3b，図4b，表3）．その結果，姿勢アライメントは正中化し，座圧分布面積の減少と圧の偏位もまた改善された．

本症例のように，骨盤の関節角度としてはわずかな数値でしか検出されない姿勢アライメントでも，座圧分布を計測すると対称性を示すことは多い．姿勢を修正するアプローチを実施する際は，局所のみを断片的に捉えるのではなく，骨盤・体幹の複合的な運動連鎖を踏まえたアプローチが必要であると考える．

日常的姿勢において，骨盤内臓器は下方への圧にさらされやすい傾向にある．不良姿勢により横隔膜の可動性低下や胸郭の伸展制限が生じている場合は，骨盤底筋へのアプローチに先行して，胸郭の可動性確保と体幹の長軸方向への伸展機能の再獲得の必要性があることが示唆されている[9]．また，姿勢が骨盤底へ及ぼす影響については，直立座位に比較して前屈座位においては会陰が下垂することが報告されている[10]ことから，姿勢によって骨盤底筋の筋活動にも悪影響が及ぶことが考えられる．骨盤の肢位に影響する体幹へのアプローチも含め，骨盤内環境を考える必要がある．

生殖器機能からみた代謝異常改善の必要性

妊娠に向けた身体づくりとして，脂質代謝のコントロールは重要である．脂質代謝異常は，不妊リスクのみならず生活習慣病の誘発因子として知られている．内臓脂肪が増大した際に肥満細胞組織より産出される酸化ストレス物質は，低アディポネクチン血症を引き起こし，炎症性アディポサイトカインも引き起こすとされ，続いて高インスリン血症となり，

高脂血症，臓器不全，着床阻害の病態因子になっているとする報告がある[11]．

高インスリン血症は，内分泌機構を混乱させ卵胞細胞の成熟過程を抑制する．卵胞の発育を抑制し排卵がされない状態である多囊胞性卵巣症候群を（PCOS：Polycystic Ovary Syndrome）引き起こすとされている．PCOSは，加齢とともに増加する糖尿病類縁疾患であって，高頻度の排卵障害因子とする見解もある．また，高インスリン血症は受精卵が子宮内膜上皮へ接着（着床）する際に必要なグリコデリン量を低下させる着床障害因子ともいわれている．

内臓脂肪量を適正化するには，運動療法が有効であることはすでに周知されている．全身的な有酸素運動とインナーマッスル増強訓練などを組み合わせて行う体脂肪燃焼プログラムが有効であると考える．最近では，ART症例での検討が進み，受精率や胚移植数，胚の質に大きな違いがないにもかかわらず，胚移植後の妊娠率や出産率は，Body Mass Index（BMI）の異常があると成績が悪くなることがわかってきている[11]．子宮・卵巣への生化学的影響や，臓器の血流状態の改善も含めた運動療法を実践することは，妊娠成立に向けた重要な要素であると考えられる．クライアントの内臓脂肪コントロール課題と代謝機能改善への取り組みにおいて，目標値や運動習慣や体力を踏まえた運動処方を提案し，トレーニングを指導することが必要である．

おわりに

ヒトが本来備えている運動器の機能を見直し活性化させることで，循環・内分泌ひいては婦人科領域や生殖器の機能の向上にも寄与する可能性があると考える．したがって，姿勢を修正する取り組みや，運動療法の実施は，大きく貢献するものと期待される．妊娠前の運動器によるコンディションづくりの取り組みは，その後に迎える妊娠期においては母体の心身に影響し，胎児を健やかに育むという意味でも意義は大きいと考える．妊娠前の身体にとってわれわれ理学療法士による介入は大きな意義をもつと考えられ，今後はさらなる検証を重ね発展していくことを期待する．

Conclusion

骨盤内臓器の血流状態の指標の一つである内腸骨動脈に着目し，運動前後の血流速度を超音波画像診断装置を用いて経腹法にて計測した．内腸骨動静脈系が介在する筋群をメインとする運動を実施することにより，運動直後の血流速度が増大する傾向があった．また，姿勢アライメントと座圧分布の計測により，骨盤と体幹のわずかな関節角度の差異が座面への加重偏位に影響を及ぼしていることが観察され，骨盤内部環境への影響を考えるうえで姿勢改善も取り組む必要があると考えられる．その他，内臓脂肪コントロールも重要である．妊娠に向けた身体づくりにおいて，骨盤内血流を改善する運動療法の提案や姿勢アライメント修正の必要性，代謝機能改善を目的とした運動療法の指導などに理学療法の必要性があると提案する．

文献

1) 日本生殖医学会ホームページ（http//www.jsrm.or.jp/）2016年1月30日閲覧
2) 齋藤秀和：わが国における生殖補助医療（ART）の現状．母子保健情報　66：13-17, 2012

3) WHO Scientific Group：Recent Advances in Medically Assisted Conception. *WHO Technical Report Series* **820**：1-111, 1992
4) 成田　収：不妊治療・体外受精のすすめ. 南山堂, 2010, p8
5) 高崎彰久, 他：子宮内膜の血流. *HORM FRONT GYNECOL* **16**：109-114, 2009
6) 本田育子, 他：採卵周期選択における卵胞血流評価（Power Doppler法）の有用性. 日産婦誌 **51**：S329, 1999
7) 定本朋子：セントラルコマンドが運動時の腹部内臓血流調整に果たす役割. 日本女子体育大学付属基礎体力研究所, 2006
8) 佐久本哲郎, 他：子宮内膜の形態―着床期子宮内膜の内視鏡的評価とその臨床的意義. *HORM FRONT GYNECOL* **16**：101-108, 2009
9) 石井美和子：女性のライフサイクルと心身の変化―性差を加味した解釈と理学療法. PTジャーナル **47**：869-874, 2013
10) 槌野正裕, 他：会陰筋下垂と姿勢の関係　姿勢は会陰部へどのような影響を及ぼすか. 第49回理学療法学術大会抄録, 2014
11) 竹村由里, 他：着床・妊娠成立におけるアディポサイトカインの意義. 科学研究費助成事業（科学研究費補助金）研究成果報告書, 2013（https://kaken.nii.ac.jp/pdf/2012/seika/C-19_1/32643/22791517seika.pdf）2016年1月30日閲覧

2 月経随伴症状への取り組み

石井美和子[*1]

🔒 Key Questions

1. 月経随伴症状とは
2. 月経随伴症状軽減への取り組み

はじめに

　月経周期に伴って，多くの女性が心身になんらかの症状を自覚する．排卵から月経開始までの黄体期に症状を自覚するのは70〜90%，月経期間中に月経に随伴して起こる月経困難症は軽度なものを含めれば50〜80%にものぼるといわれる[1,2]．日常生活に支障が生じるほど，強い心身症状に悩まされれば婦人科や，そのほか該当する診療科受診に踏み切るものの，大半の女性がそれらの症状を当然のものと捉え，周期的に症状を自覚しながら「やり過ごして」いる．

　月経前や月経中の自覚症状やその程度，出現時期は一様ではない．しかし，月経周期との関連が疑われるケースをとおした臨床経験から，周期的に不調を繰り返す場合，月経周期を考慮した身体ケアおよびセルフマネジメント能力向上が，症状緩和および生活の質の安定に有益であるという実感を得ている．本稿では，筆者が月経随伴症状を有する女性に対し，特に腰部骨盤周囲の身体症状緩和に向けて実践している内容を紹介する．

月経随伴症状とは

　月経周期に伴う不快な症状は，総称して月経随伴症状と呼ばれる．月経随伴症状は主に，排卵以降月経開始までの黄体期中期から後期，いわゆる月経前期に症状を呈する月経前症候群（PMS：Premenstrual Syndrome）と月経期間中に症状を呈する月経困難症を指す．月経困難症は，骨盤内に疼痛の原因となる器質的病変のない機能性月経困難症と，子宮内膜症，子宮筋腫など器質的疾患を伴う器質性月経困難症に分類される．PMS，月経困難症どちらも心身両面に症状が現れ，また自覚的症候の類似点も多い（表1）[3]．そのため，PMSと機能性月経困難症との鑑別は，通常症状の発現時期から判断される．そのほか，これらと類似症状を呈する機能性疾患として骨盤内うっ血症候群，過敏性腸症候群がある[4]．

　本稿冒頭に述べたとおり，月経随伴症状は多くの女性に自覚されているにもかかわらず，その原因についてはいまだ明確になっていない部分が多い．特に精神症状が強い月経前気分障害を含め，PMSの病態生理について近年では，周期性を示すホルモンの直接的作用ではないとされ，分泌量バランスや応答

[*1]Miwako Ishii/Physiolink

表1　月経前症候群と月経困難症

症候名	出現時期	症状
月経前症候群	黄体期 (月経前の約3〜10日)	身体症状：下腹部膨満感，下腹部痛，腰痛，頭重感，頭痛，乳房痛，浮腫，体重増加 精神症状：イライラ，のぼせ，怒りっぽくなる，落ち着かない，憂うつ
月経困難症	月経開始以降 (月経期間中)	身体症状：下腹部痛，腰痛，下腹部膨満感，吐き気，頭痛，疲労，脱力感，下痢 精神症状：食欲不振，イライラ，憂うつ

性，脳内神経伝達物質セロトニンの関与が指摘されている[1,5]．月経困難症については，痛みの原因は機能性・器質性にかかわらず子宮収縮とそれによる子宮血流量の減少によるとされる[4,6]．

骨盤周囲の月経随伴症状と身体機能の関係

　月経随伴症状についての医学的な根拠は不明な点が多い．また，明確になっている部分についても内分泌変動によるところが大きいとされ，直接的な理学療法介入の根拠を文献的に求めることはきわめて難しい．しかし，臨床的には運動器への介入によって月経随伴症状の緩和が得られるケースが少なくない．この理由には，姿勢や骨盤周囲のアライメントが変化することで骨盤内臓器の位置や内臓器にかかる圧が改善するというメカニカルな要素と，適切なアライメントで筋群が理想的に活性化することによる循環系の改善という要素の2点が関与していると考えている．この2点と月経随伴症状の関係について考察する．

1．姿勢や骨盤周囲のアライメント

　姿勢および姿勢コントロール能力が，腰痛などの運動器障害だけでなく，呼吸機能や女性の尿失禁，臓器脱などの障害構造に関与していることを述べたものは散見される[7,8]．身体各部位のアライメントを良好に保ち，目的とする動作に見合った関節可動性とそのコントロール能力が備わると，臓器を最適な位置に保ち，腹部内臓器にかかる圧の分散が可能となる．例えば，良姿勢保持に重要な体幹深部筋システムの一つあるいは複数筋が緊張低下や筋力低下などの機能不良を生じると，臓器偏位が生じたり，過剰な圧が臓器にかかることになり，それが一因となって骨盤内臓器の問題を誘発する．姿勢や骨盤周囲のアライメントとの関係について臨床的な調査研究が進んでいるのは，現在のところ腰部骨盤痛・下部尿路症状・臓器脱が主で，月経随伴症状に関する調査研究は見あたらない．しかし，月経随伴症状の愁訴を有するケースでも，不良姿勢を呈し，コントロール能力が不十分であることが非常に多い．これは，下部尿路症状や臓器脱患者と同様に，骨盤と骨盤内臓器を支持する力の不足や骨盤内臓器にかかる圧集中が生じていることを示唆している．姿勢や骨関節のアライメント不良は，月経前や月経中に限って生じるものではない．しかし，周期性の影響を最小限にとどめるためには，支持組織でもある運動器が最適な状態にあることが重要なのではないかと考える．

　骨盤内臓器のサポートシステムは，臓器間あるいは臓器-軟部組織間，臓器-骨盤内壁に結合組織や骨盤底筋群として存在する．骨盤内臓器が適切な位置を保っているのは，これらがシステムとして均衡を保っているためで

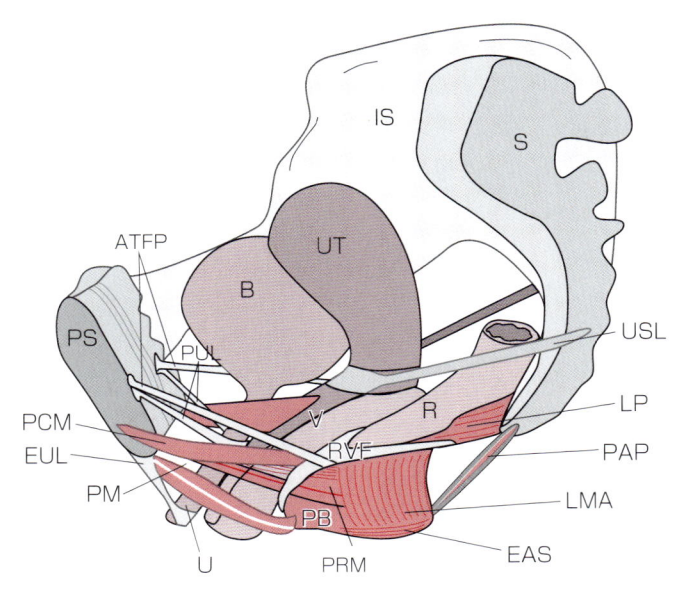

図1 骨盤内臓器サポートシステム (文献9)より改変引用)

PS：恥骨結合，S：仙骨，PUL：恥骨尿道靭帯，ATFP：骨盤筋膜腱弓，USL：仙骨子宮靭帯，PCM：恥骨尾骨筋，LP：挙筋板，LMA：肛門周囲縦走筋，PRM：恥骨直腸筋，RVF：直腸膣筋膜，PB：会陰腱中心，EAS：外肛門括約筋，UT：子宮，B：膀胱，U：尿道，PAP：後肛門板，PM：会陰膜，EUL：外尿道靭帯，V：膣，R：直腸

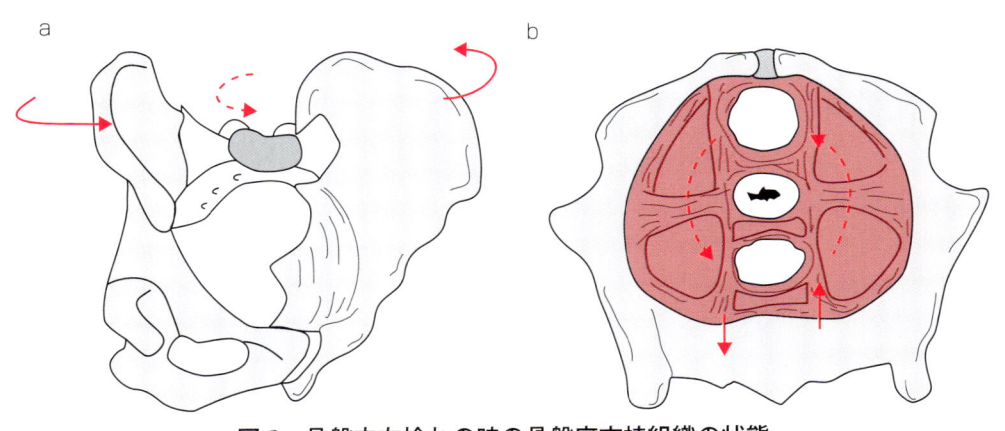

図2 骨盤内左捻れの時の骨盤底支持組織の状態

a．骨盤内左捻れ．骨盤内左捻れの時，仙骨は左回旋，左寛骨は後方回旋，右寛骨は前方回旋となる
b．骨盤内左捻れの時の骨盤内臓器サポートシステムにかかる捻れの力．実線矢印は，骨盤内左捻れに伴う付着部の骨の移動方向を，点線矢印は全体の捻れる方向を表す．骨の動きは当然，骨盤底組織の緊張変化につながる

あり（**図1**)[9]．支持組織の緊張の不均衡が生じれば骨盤内臓器の位置変化につながる．したがって，なんらかの原因によって骨盤を構成する骨間の相対的回旋（以下，骨盤内捻れ）が生じると骨盤内部の支持組織の緊張度が変化し，骨盤内臓器の位置に影響が及ぶ（**図2**)[10]．

骨盤内捻れが認められる女性では，その捻

れを修正する介入後，月経時下腹部痛の軽減がみられることが多い．興味深いことに，痛み以外の感想として，月経前期の腰痛や月経前期または月経期に下腹部や会陰部に感じる重さが「軽減した」，月経時「経血が流れるのを感じた」との声が少なくない．これは，骨盤内捻れの修正により骨盤内臓器が最適な位置に回復したからではないかと推察する．Cagnacciら[11]は子宮前屈および後屈角度と月経時痛および性交痛・排卵痛の関係について調査し，子宮の位置（屈）とそれらの痛みとに関係が見出せなかったと結論したものの，子宮の過度な後屈が月経痛の強さと相関があったこと，子宮後屈傾向は経産婦にあったことを報告した．月経血の排出に対する理想的な子宮の位置については明らかになっていないが，Cagnacciら[11]の報告と経産婦で骨盤内捻れの修正とともに月経痛の軽減がみられた臨床経験から，少なくとも子宮を含む経血排出路が左右対称的であるほうがスムーズな排出ができるのではないかと考えている．したがって，経血排出のために子宮を過剰に収縮させる必要がなくなるため，月経痛の緩和につながると推察する．

月経痛のある女性の姿勢と動作を観察していると，下位胸椎から上位腰椎の可動制限に気づくことが多い．静止姿勢ではこの領域が伸展・屈曲位となっているどちらのパターンもある．この領域の可動性を拡大させると，月経前期や月経期の下腹部の痛みや膨満感軽減・腰痛緩和につながることがある．子宮体部の痛覚を支配する臓性求心性神経がT12-L3脊髄神経節へ向かっていることから[12]（図3）．下腹部痛を訴えるケースでは，よく腰部周囲の筋群の過緊張がみられる．これを内臓体性反射によるものと捉え，可動性を上げることによって，それらの筋群の過緊張が修正されるためにとはじめは推論していた．しかしこの時，同時に下腹部膨満感が軽減されることが多かった．腹部膨満感は腹壁の緊張と関係していることから[13〜15]，アライメントの修正および体幹の表在筋システムの過緊張が軽減されたことで抑制されていた体幹深部筋システムが活性化された可能性も考えられる．さらに子宮・大腸ともに，この高位付近からの交感神経遠心性神経が分布していることから，自律神経系の作用が関与していることも考えられる．いずれにしても，最適な姿勢，アライメントの再獲得とそれをコントロールする筋活動は，重要な改善因子であると考えられる．

2．骨盤周囲の循環機能

前述の骨盤内アライメントは，脈管系の循環動態にも影響すると考えている．骨盤内臓器のサポートシステムの一部を担う壁側および臓側骨盤筋膜の間には，女性生殖器に分布する血管が多く走行している．子宮筋の過剰な収縮が虚血状態をつくることが月経痛の原因といわれる一方[16]，骨盤内のうっ血が月経痛を増悪させるという報告もあり[17]，血流改善は重要であると考えられる．実際，腹部を強く圧迫する衣類（例えば，サイズが適していないローライズのパンツなど）を身に付けていると下腹部の痛みや不快感や浮腫が増悪すると訴える女性もいる．また，立位よりも臥位で緩和する傾向にあることから，これらの症状に末梢循環不良が影響していると推測される．茅島[18]は，月経随伴症状の改善に向けて軽負荷のマンスリービクスを提唱しており，軽度な運動により下腹部の鈍痛軽減がみられることから，骨盤周囲の循環が改善することが骨盤周囲の月経随伴症状緩和に有効であると考えている．

また，体幹深部筋システムの機能不良が静脈系およびリンパ系の作用低下につながり，骨盤内のうっ血を増悪させている可能性もある．体幹の深部筋システムは姿勢やアライメ

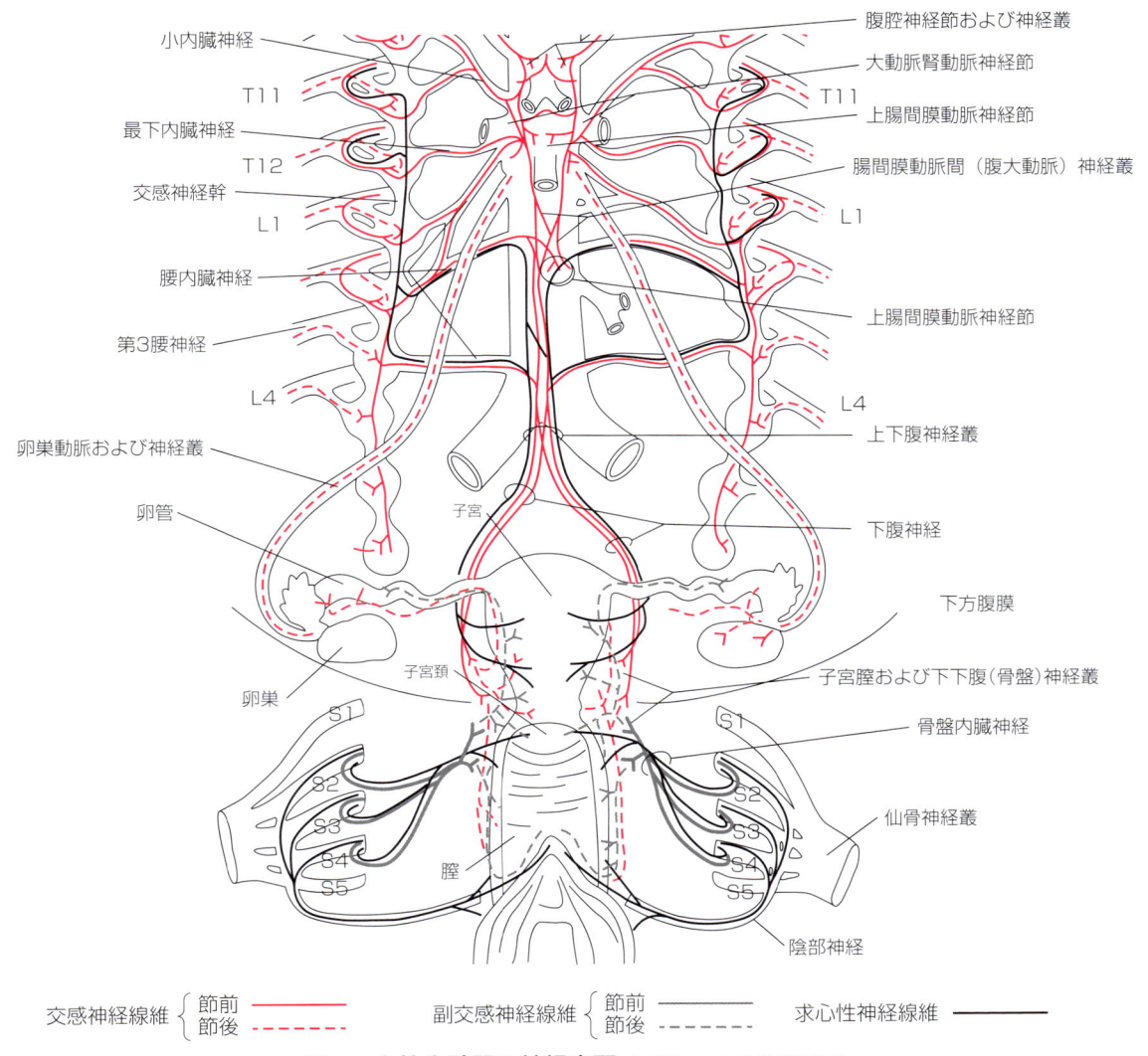

図3 女性生殖器の神経支配 (文献12)より改変引用)

ントのコントロールだけでなく，呼吸筋としての役割も有する．呼吸時の横隔膜や腹部筋の活動は下大静脈の還流を促進する作用があることが明らかにされており[19,20]，横隔膜・腹部筋の機能不良は，下大静脈の還流を不十分にする恐れがある．これは骨盤内の豊富な静脈叢と，そこから血液が流れ込む内腸骨静脈へも影響する可能性が強く考えられる（図4)[21]．体幹の深部筋システムのうち，特に骨盤内静脈系への影響が大きいのは，解剖学的位置関係および臨床の経験から骨盤底筋群と大腰筋の機能であると考えている．

今後，月経随伴症状を呈する女性における骨盤内循環動態については検証していく必要があるが，下腹部不快感や腹部膨満感などPMSと似た症状を示す骨盤内うっ血症候群では，月経前から月経期に症状が増悪するとされているため，月経随伴症状と循環機能になんらかの関連性があるものと推察する．なお，PMSと骨盤内うっ血症候群は，医師によるエコーなどの画像診断や内診などの所見をもとに鑑別・確定診断がなされる．

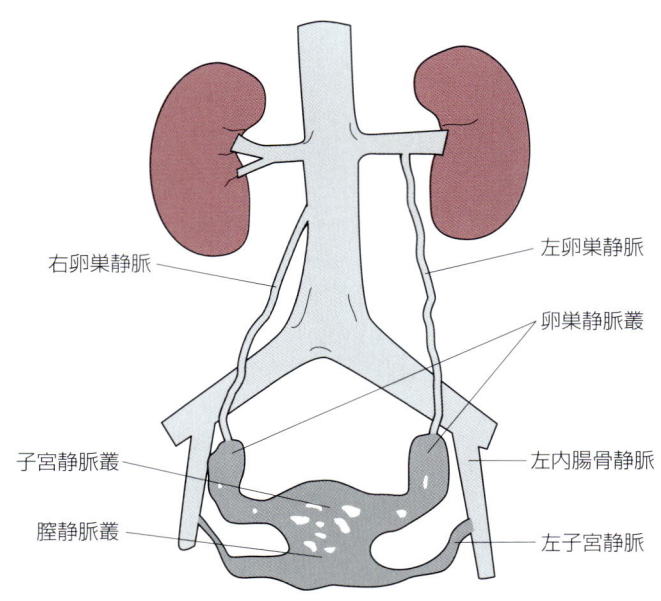

図4　骨盤内静脈叢（文献21）より引用

月経随伴症状と身体ケアへの導入

　月経に関連した症状がシビアなケースでは，すでに婦人科やそのほかの診療科受診歴があり，内服などで治療中であることも多い．主治医によっては，禁止あるいは注意事項を患者に詳しく指導していることもあり，筆者は可能な範囲でそれらを主治医あるいは患者本人に確認している．日常に支障がない程度の症状の女性に関しては，それらの症状に関して受診歴がないことがほとんどである．しかし，受診歴があっても器質的な問題がみつからなかったため医療施設での治療および経過観察は不要，あるいは増悪時の再診を伝えられただけという女性は決して少なくない．
　月経随伴症状緩和に向けた身体ケアに取り組むにあたって，まず必要なのはその症状が月経周期に関連しているか否かを明確にすることである．そのためには，月経周期と合わせて自覚症状が記された記録が非常に参考になる（**図5**）．このような取り組みをするようになってから気づいたことであるが，月経周期に関連しているか否かの判断が意外に本人の思い込みで回答されている．また，月経周期の捉え方自体の理解不足もよくある．セルフマネジメントへつなげていくためには，自身の状態を正しく把握する必要があり，そのためにも筆者はいつも手元に記録が残る方法を勧めている．症状がシビアな場合や症状緩和がみられなかった時に医師へ照会する際もそれが有用な情報となる．
　記録は，症状ごとに強さの程度を書き込めるようにしておくとよい．また，基礎体温の記録と同一の表上に記載されていると時間的な経過を追いやすい．これらの情報提供を患者に求める場合には，あらかじめ記録方法や基礎体温の計測方法について十分に確認し，必要に応じて指導する．また「デスクワークが続いた」「子どもの行事で1日中立っていた」など，普段と異なった行動をした際にも，可能な範囲で表にメモを書き加えるよう伝えている．
　月経との関連がある可能性が高いと判断する最大のポイントは，当然のことながら，その症状に周期性が認められるかどうかであ

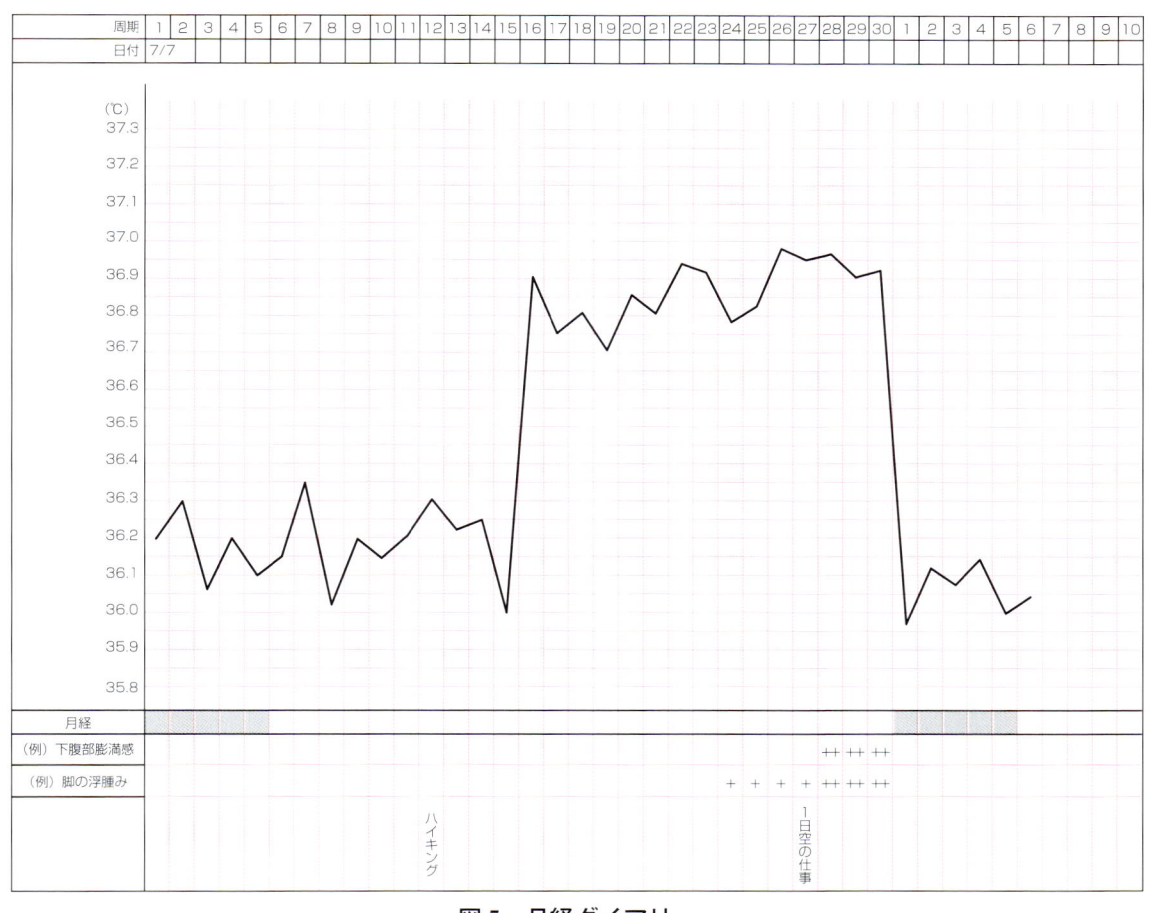

図5 月経ダイアリー
Physiolink で使用している月経ダイアリーと記録例

る．周期性が認められる場合，どのような症状が，月経周期のどの時期に出現しているかを確認する．周期性を確認するためには，少なくとも2周期分の記録があるとよいが，セルフマネジメントのためにも可能なかぎり記録を継続するよう勧めている．なお，患者本人が月経に随伴する症状だと訴えても，記録から周期性が認められない様子の場合は，身体的変化への月経周期の関与の可能性をいったん除外し，通常の運動器障害同様のコンディショニングを実施し，数周期経過を観察するようにしている．

月経随伴症状緩和に向けた身体ケアの実際

　提供された情報と問診から周期性があると確認された症状に対し，身体評価およびアプローチを進めていく．随伴症状以外の自覚症状がない場合，また随伴症状が重篤でない場合は，可能なかぎり症状が出現している時に初回評価を実施するようにしている．

　評価の進め方としては，筆者は Lee & Lee が提唱する統合システムモデル[22]を参考にしている．

1．姿勢・アライメントの確認

　特定の姿勢で症状が増悪することが明確な

時は，その姿勢を確認する．明確でない場合は，座位・立位など症状を自覚しやすい姿勢と，症状が緩和される姿勢があれば，その差を比較する．月経周期に伴って関節弛緩性が影響を受けやすいなど，いわゆる月経周期が運動器の状態に影響して腰痛や骨盤痛が生じているケースでは，症状増悪がみられる姿勢が特定される場合が多いが，それ以外はむしろ座位や立位などの抗重力位で症状の増悪がみられ，臥位など従重力位で寛解するというのがほとんどである．

　特に腰椎骨盤周囲のアライメントに着目し，骨盤の傾斜および回旋，骨盤内捻れを確認し，中間・正中位から逸脱した状態であれば徒手的に修正し，上下位体節のアライメントへの影響および症状の増減について視診・問診する（図6）．徒手的な修正を加えて2～3呼吸程度の時間保ち，反応を確認するとよい．症状緩和がみられればアライメントの関与が大きいと判断し，腰椎骨盤周囲のアライメントの修正に必要な要素の評価に進む．徒手的に修正する際の抵抗感は，評価を進めるうえで重要な手がかりとなる．症状緩和がみられなければ，姿勢（臥位など）を変えて症状変化を再度確認する．姿勢，アライメントを変えても症状の変化がみられなければ，運動器による直接的なメカニカル因子は排除する．

　なお，骨盤アライメントを徒手的に修正し，ほかの体節のアライメントが不良となる時は，ほかの体節に骨盤のアライメント不良を引き起こしている原因は，骨盤そのものにはないと判断し，その原因を探る．これについては，本稿の域を出ているため詳細は割愛するが，要は修正した時に骨盤のアライメントが最も良好となる部位をみつけ，そのアライメント不良を作り出している要素を探ればよい．

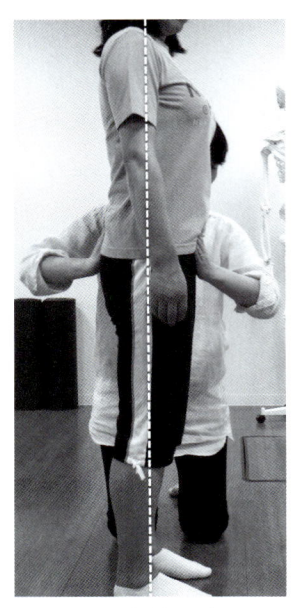

図6　姿勢の修正
姿勢を可能なかぎり修正し，その状態を2，3呼吸程度の時間保ち，症状の変化を確認する

2．動き・動作の確認

　呼吸運動を確認する．通常の呼吸に加えて，強制吸気および呼気を確認する．下部胸郭と腹部の運動戦略を観察できる．腹部が大きく膨隆しても，呼気相でも動きが小さい時は腹部筋の緊張低下を示唆し，逆に腹壁の緊張が強い場合には会陰部へかかる腹圧が大きいことを示す（図7）．

　さらに，姿勢・アライメント同様，特定の動きや動作で症状が増悪することが明確であれば，その動きを主軸に評価を進める．機械的な刺激による腰痛や骨盤痛であれば，痛みが誘発される動き，例えばジャンプや階段昇降など関節に垂直方向の負荷がかかる時など，特定の要素が誘因であることが多い．明確でない場合は，症状増悪がみられる姿勢を含む体重移動動作，例えば座っている時に自覚症状が強いのであれば骨盤前傾や回旋動作，立位であれば側方重心移動動作や回旋動作を通して重心移動に伴う腰部骨盤の運動を確認する．

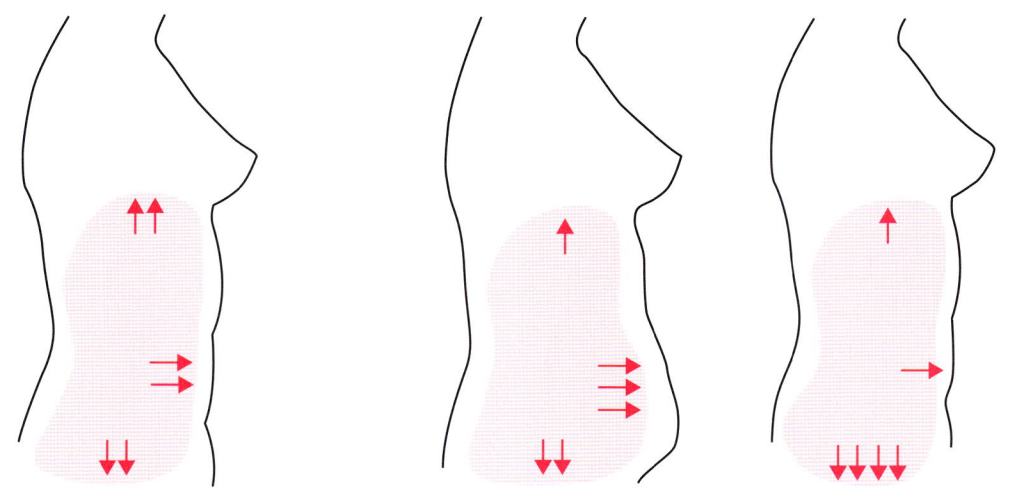

a. 胸郭と腹部がバランスよく動く理想的なタイプ　　b. 腹壁の緊張低下があるタイプ　　c. 腹壁の筋の過緊張タイプ

図7　呼吸時の胸郭と腹壁の動きと腹圧の分散のイメージ

a．圧がバランスよく分散される
b．もともと下腹部が膨隆している傾向にある．胸郭の動きが小さく，腹部の動きが大きい
c．胸郭と腹部両方の動きが小さい時，骨盤底方向へかかる圧がかなり大きくなる．一見良姿勢で体幹を固める傾向があるケースもこのようなタイプが多い

　動き・動作の評価時は，症状の増減に加えて，生体力学的に最適でない関節運動が生じていないか確認することである．仙腸関節では，仙骨に対して寛骨が前方回旋，あるいは寛骨に対して仙骨のカウンターニューテーションが生じると骨盤内の力学的な安定性が損なわれる．これは，骨盤の構築学的な安定性を補うために筋が過緊張を生じさせたり，骨盤内部の支持システムの不均衡を生み出すことにつながる．運動の異常が認められたら，徒手的に関節運動を修正し運動の円滑性を確認する．徒手的に修正した時の抵抗感も，姿勢修正の時と同様，評価を進めるうえで重要な手がかりとなる．

3．局所の評価

1）筋緊張の状態

　姿勢や動き・動作を修正した時の抵抗感から，関節アライメント異常を引き起こしている要素を探す．抵抗感が強ければ過緊張を生じている筋線維の影響が考えられる．骨盤内アライメントの正中化を阻害する因子として骨盤底筋群，梨状筋，内・外閉鎖筋，腸骨筋の過緊張がよくみられる．筋だけでなく，仙骨子宮靭帯も関与が大きいと考える．下位胸椎から腰部骨盤のアライメントの最適なアライメントを阻害する因子としてよくみられるものとして，大腰筋，横隔膜，腰方形筋，腰部の脊柱起立筋群の過緊張があげられる．内・外腹斜筋の緊張も胸部骨盤間の可動性を低下させる因子としてよく認められる．

　抵抗感がなく修正できるようであれば，正中化を阻害する過剰なベクトルがあるのではなく，良好なアライメントを維持するためのベクトルが不足していると捉え，その作用をもつ筋を同定する．不足していると考える筋の作用を模倣したベクトルを徒手的に付加し，身体の反応を確認する（**図8**）．筋活動の弱化がみられる部位に対して能動的な促通が難しい場合は，支配神経領域のアライメント異常を確認する．特に腹部筋の低緊張は下位胸部のアライメント修正によって即効で改善が認められることがある（**図9**）．

　修正を阻害する過剰なベクトルがある場合

は，まず減弱させた後に不足している作用を探すのがわかりやすい．体幹の深部システムの筋は，支配神経領域のアライメント異常により生じているケースが多いため，その影響が考えられる場合は筋緊張の低下や収縮不全アライメントを修正した後に再評価する．

2）関節系

必要に応じて関節の可動性テストを行う．過剰な筋緊張によって可動制限が生じていることが多く，そのような場合は過緊張を示す筋をリリースしてから他動的関節テストを実施すると正常所見を示す．体幹深部筋システムの活動不良がみられる時は，関節可動性が増大していることが多く，筋活動の促通を図ることで正常になることがほとんどである．

仙骨子宮靱帯の短縮が疑われる場合は，短縮側への仙骨の回旋および骨盤内捻れが強く，筋性制限よりも抵抗感が短く強い．

3）循環系

強制呼気や息み動作など，腹圧が上昇する課題で下腹部痛や下腹部や会陰部の不快感が強まった時は，骨盤内循環不良の要素も考える．月経期でなければ，それらの課題時に会陰腱中心の動きを確認するとよい．後下方に移動する傾向にある．この動きの方向は骨盤臓器脱のものと類似しており，将来の骨盤底障害を予防するうえでも重要である．

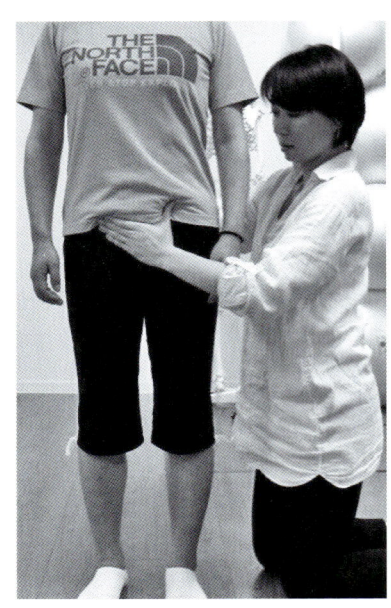

図8　ベクトルの付加
腹部筋の作用を付加する操作をしている

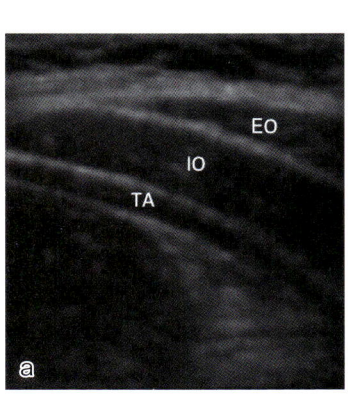

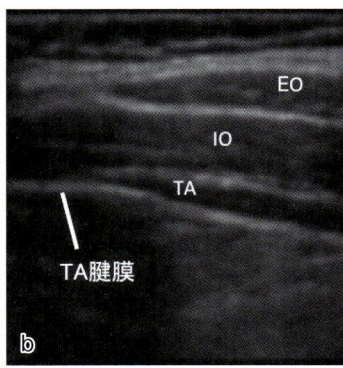

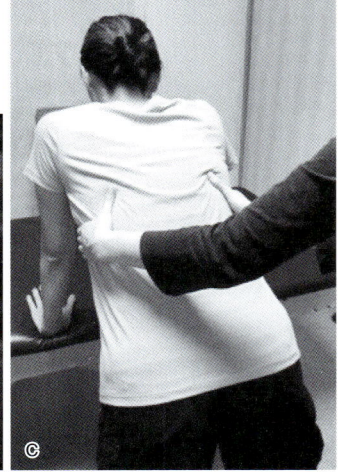

図9　下部胸郭修正時の左腹横筋活動状態
9番の胸部リング（Th8, Th9, 左右の第9骨で構成）の右回旋していた時（a）と比べ，そのリングを正中位に修正した時（b）の腹部の活動は，腹斜筋による腹壁の形状変化が生じることなく腹横筋腱膜の引っ張りが確認でき，良好になっているのがわかる．（c）9番の胸部リングを修正している
EO：外腹斜筋，IO：内腹斜筋，TA：腹横筋

骨盤挙上位の姿勢で骨盤内の循環状態を改善し，症状の変化を観察する．骨盤後傾位の場合は前腕で支えた四つ這い位で腹圧による骨盤底組織への圧軽減を図り，10秒程度（2, 3呼吸程度）保ち，症状の変化をみる（**図10**）．骨盤内捻れがみられる場合は同時にその修正も行う．股関節筋活動の影響を除きたい場合は背臥位で実施する（**図11**）．前腕で支えた四つ這い位は，子宮後屈傾向にある場合も有効なポジションである．症状が緩和された時は骨盤底組織にかかる圧の軽減が必要であることを示唆する．

治療的介入

前項の 1〜3 より得られた所見から姿勢，特に骨盤の中間正中位へ誘導する．月経随伴症状へのアプローチは，評価時に特に症状変化を観察しながら実施するため，評価や確認がそのまま治療的介入になることが多い．まれに，痛みの自覚が強く自動運動に拒否的である場合，下腹部膨満感や下肢の浮腫が強い場合はリンパドレナージュなど徒手的介入量が増えることもあるが，セルフマネジメントへつなげやすいよう，できるだけ徒手的介入量を少なくするよう努めている．筋活動量の増加を要する場合は，ある程度の期間が必要

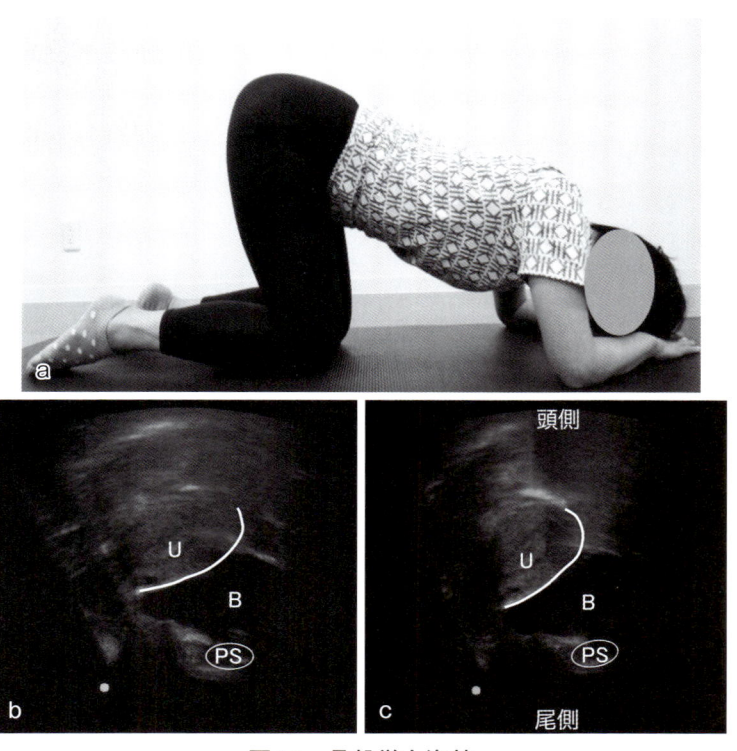

図10　骨盤挙上姿勢
a．前腕で支持した骨盤挙上姿勢
b．骨盤挙上姿勢における骨盤内臓器のエコー画像（経会陰法）．骨盤挙上姿勢をとった直後（c）に比べて，1分保持した後は膀胱および子宮が前方へ移動しているのがわかる（b）
撮影協力：医療法人社団隆記会田中医院
エコー画像は，解釈を容易にするため反転させている
U：子宮，B：膀胱，PS：恥骨結合

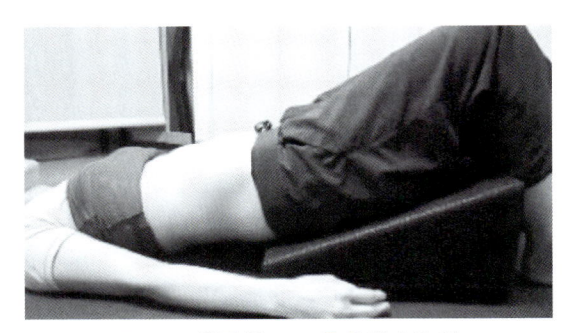

図11　背臥位での骨盤挙上姿勢

になるため，補助としてベルトの利用などを勧めることもある（**図12**）．

最後は，ホームエクササイズ（**図13**）とそのほか日常生活上の注意点を教示し，必ずセルフマネジメント方法の指導で終了する．

フォローアップ

初回の介入後も引き続き記録を継続してもらい，次回確認する．症状出現時期が月経前期に集中しているのであれば月経開始後，月経期に症状が出現するならば月経終了後など，最初は一月経周期中初回含めて2，3回フォローアップを実施して，随伴症状の変化を確認する．症状の増悪を認めた場合，あるいは大きく症状が変わった場合は，医師への照会は必須であると考えている．少なくとも数周期フォローアップするのが望ましい．

おわりに

毎月やってくる一定の期間をできるならば快適に過ごしたいという思いは，おそらく月経のある女性なら誰もが願うことではないだろうか．しかし実際のところ，月経随伴症状への介入によっていったん症状が緩和されても，それがホルモン動態や生活・社会環境によるもので，介入による緩和は一時的であることもあるため，長期経過観察が必要となる．そのため，現行の保険診療下で月経の随伴症

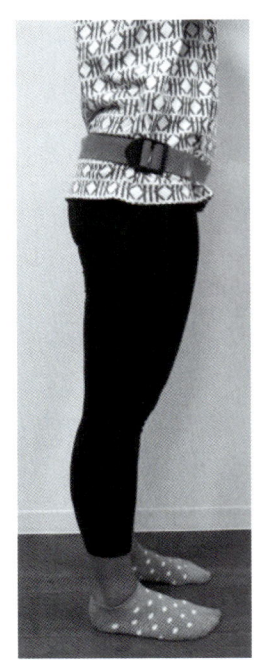

図12　骨盤の補強
ヨガストラップを利用し，骨盤の不安定感を補っている．骨盤の傾斜に合わせ，後ろが仙骨に密着するように巻くとよい．伸縮性の弾力の強いベルトや幅の広いものは「腹部圧迫感が増す」と敬遠されることが多い

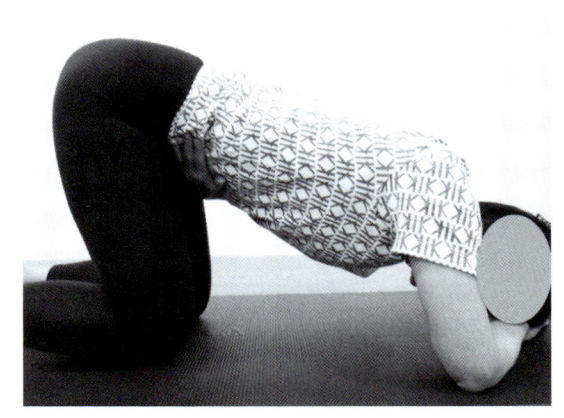

図13　ホームエクササイズの一例
腹部筋の過緊張がある時，手を腹部に当て吸気での動きを意識するように促す．この姿勢は，骨盤底への圧を減らしながら，同時に骨盤底筋群の収縮も意識しやすい

状に対する取り組みを実施するのは難しいと感じている．また，症状や程度は個人差が大きいため，ほかの機能障害同様，マニュアル

に沿って進められるものではないと実感している．今後，この取り組みについて科学的根拠，実証を進めなければならない．そして姿勢や運動の個々の特徴を捉えることが得意な理学療法士が，女性の健康維持増進・予防対策に当たり前に関われるようになればと願う．

> **Conclusion**
>
> 　月経随伴症状は，黄体期中期から後期にかけて心身に不快な症状が現れる月経前症候群と，月経開始後数日間症状が出現する月経困難症に大別される．症状は近似しており，発症時期によって鑑別される．これらの症状のうち，腰痛や骨盤痛・下腹部痛・下腹部違和感や膨満感・便秘など骨盤周囲に出現する症状は，不良姿勢や骨盤周囲のアライメント，動作戦略によって骨盤臓器位置や内臓器にかかる圧が増大するメカニカルな要素と，最適でない筋活動による循環不良の2点が大きく関与していると考えられる．したがって，骨盤周囲の月経随伴症状の緩和には，それらを区別した評価を行ったうえで改善を図ることが必要である．

文　献

1) 田坂慶一：月経前症候群の病態と診断．産科と婦人科　**78**：1303-1309，2011
2) 石川睦男，他：月経．丸尾　猛，他（編）：標準産科婦人科学 第3版．医学書院，2004，pp38-62
3) 日本産科婦人科学会：用語解説．日本産科婦人科学会（編）：産科婦人科用語集・用語解説集 改定第2版．金原出版，2008，pp156-157
4) 岩佐弘一，他：月経困難症の病態と診断．産科と婦人科　**78**：1315-1319，2011
5) Reid RL：Premenstrual Syndrome. Endotext. 2014（http://www.ncbi.nlm.nih.gov/books/NBK279045/?report=reader）2015年1月15日閲覧
6) 荒木重平：非妊時ヒト子宮収縮の月経周期による変化について．日産婦誌　**34**：360-368，1982
7) Smith MD, et al：Disorders of breathing and continence have a stronger association with back pain than obesity and physical activity. *Aust J Physiother*　**52**：11-15, 2006
8) Lee D et al：Stability, continence and breathing：the role of fascia following pregnancy and delivery. *J Bodyw Mov Ther*　**12**：333-348, 2008
9) Petros PP：概観．Petros PP（著），井上裕美，他（訳）：インテグラル理論から考える女性の骨盤底疾患．丸善出版，2012，pp1-14
10) Lee D：Clinical Mentorship in The Integrated Systems Model 講習資料．2014
11) Cagnacci A, et al：Intensity of menstrual pain and estimated angle of uterine flexion. *Acta Pbstet Gynecol Scand*　**93**：58-63, 2014
12) Netter FH：女性生殖器の支配神経．Netter FH（著），相磯貞和（訳）：ネッター解剖学アトラス 第4版．南江堂，2007，pp415
13) Villoria A, et al：Abdominal accommodation：a coordinated adaptation of the abdominal wall to its content. *Am J Gastroenterol*　**103**：2807-2815, 2008
14) Barba E, et al：Abdominothoracic mechanisms of functional abdominal distension and correction by biofeedback. *Gastroenterology*　**148**：732-739, 2015
15) Chang L, et al：Sensation of bloating and visible abdominal distension in patients with irritable bowel syndrome. *Am J Gastroenterol*　**96**：3341-3347, 2001
16) 杉並　洋：婦人科救急医療のABCシリーズ—月経困難症，子宮内膜症．産科と婦人科　**69**：83-89，2002
17) 伊藤博之：子宮内膜症と月経困難症．産婦人科治療　**78**：171-174，1999
18) 茅島江子：月経と運動．松本清一（監）：月経らくらく講座-もっと上手に付き合い，素敵に生きるために．文光堂，2004，pp214-219
19) Byeon K, et al：The response of the vena cava to abdominal breathing. *J Altern Complement Med*　**18**：153-157, 2012
20) Kimura BJ, et al：The effect of breathing manner on inferior vena caval diameter. *Eur J Echocardiogr*　**12**：120-123, 2011

21）佐藤彰治：第30回 骨盤内うっ滞症の解剖とエコー所見．*Vascular Lab* **10**：608-611，2013
22）Lee D：臨床の実践—臨床家にとっての本質．Lee D（著），石井美和子（監訳）：骨盤帯—臨床の専門的技能とリサーチの統合．医歯薬出版，2013，pp143-167

3 地域コミュニティでの理学療法士の取り組み

青山花奈恵[*1]

> 🔒 **Key Questions**
> 1. 地域コミュニティで理学療法士に求められる活動内容は
> 2. 他職種との連携は

はじめに

　筆者の勤務している北星病院は，2015年4月より回復期病棟Ⅰが開設され，北海道千歳市（以下，本市）周辺地域における完全型医療（急性期～回復期，療養，通所・訪問リハビリテーション）の提供を目指し，病院外の地域支援者を巻き込んで本市に根差した地域医療を病院全体で実施している．診療報酬改定に伴う病院体制の変更により，リハビリテーション専門職としての在り方や地域での役割に関して改めて考えていかなければならない時代である．その中で，筆者は「女性」という立場から自身の体験を含め，予防医療など院外における職域拡大の必要性を感じ，ウィメンズヘルス先駆者のセミナー受講や，著書を参考に「千歳ママ姿勢教室」を立ち上げ，個人活動を実施している．ここでは，地域コミュニティ活動における必要な課題とその活動内容の一部を紹介したいと思う．また，そこからみえてきた自身（理学療法士）の現状と課題，今後の展望に関し報告する．

地域住民と理学療法士の関わり

　当地域では，産前・産後ケア領域で活躍している理学療法士がいない．そのため，地域住民にはもちろん，専門職にさえ理学療法士がこの領域で何ができるのか認知されていない．当地域に限らず，産後，身体のケアのために向かう場所はどこだろうか．ヨガやピラティス，ジムに行く方がほとんどではないだろうか．実際に市で運営している「姿勢と健康」に関する講座では，ボディワーカーの活躍がほとんどである．われわれもそこに介入する意義は大きいと思われるが，「障害のある者」ではないため，通常業務では携わる機会がなく，積極的に関与できていないのが現状である．まずは，われわれは何ができる職種であるかを明確にし，地域住民および他職種への認知目的による啓発活動が必要な行動ではないかと考える．そして，産後ケアに対する知識が母親自身やその家族，周囲の人々，若い女性へと広がり，より健康な身体づくりに向き合えるよう，知識を中心とした啓蒙活動もまた理学療法士ができる行動ではないだろうか（図1）．

　運動器を専門とする理学療法士は，専門的

[*1] Kanae Aoyama/北星病院リハビリテーション科

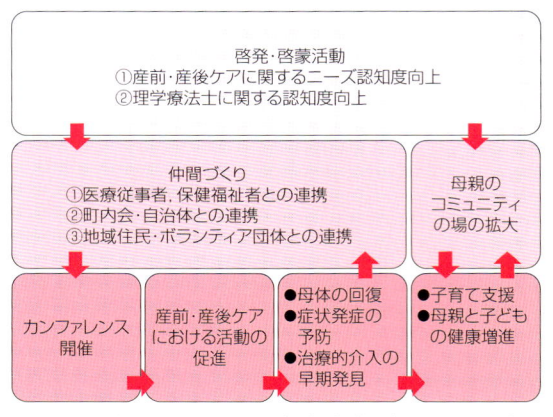

図1 地域における理学療法士ができる活動

な視点（身体面，精神面）を活かし，母体の回復や症状発症の予防，治療的介入の必要性の早期発見，医療機関への相談を橋渡しすることが現状可能なことではないかと考える．日常生活上，常に疼痛が出現している方は，なんらかの機能障害を発生していることが考えられ，ある特定の動作をすることで疼痛出現する方もまた機能障害をきたしており，今後，機能障害が起こる可能性のある方もまた，理学療法士が介入可能な対象である．

では，機能障害をどのようにみつけるか？

まずは，意識的に避けている動作や無意識に制限をしている動作がないかなど問診し，日常生活スタイルや経過の中でパフォーマンス能力低下につながっている要因はないか「傾聴」することから始まる．また，座位姿勢，立位姿勢，片脚立位，スクワットなどにおいて正常から逸脱している動きはないか，どのような戦略で行っているかなどパフォーマンステストからみつけることや，骨盤底筋群や腹部の触診を行うことで骨盤底筋群機能不全や腹直筋離開などみつけることが可能である．詳細のテストや触診方法に関しては，先駆者たちの著書を参考にしてほしい．

なぜ他職種との連携が必要か？

2014年，予防理学療法実施にあっては，診療の補助に該当しない範囲であれば名称利用が可能になったことから，予防医療への関わりがしやすくなったと考えられる．始めるにあたって，理学療法士は産婦人科領域に関する知識・技術の経験値が低いことから，特にリスク管理については医師や助産師，保健師から十分なアドバイスを受け，注意を払うべきである．産後ケアは多方面からの多角的情報をもとに統合・解釈し，健康な母親，子ども・育児・地域の活性化につながる重要な課題である．他職種との関わりや地域との密な関係づくりが重要な課題となり，より一層コミュニケーション能力が問われるのではないだろうか．

コミュニティを広げていくには？

前述したとおり，地域住民にはもちろん医師や助産師などほかの専門職にさえ，理学療法士がこの領域で何ができるのか認知されていない．では，地域コミュニティの中で他職種は，どのような活動をしているのか，われわれは知っているだろうか．われわれは地域コミュニティへの先駆けとして，周囲へ目を向け耳を傾け，どのような活動を行い，どのようなことが求められているかを知らなければ，自分たちの立ち位置を確認することができない．他職種の活動や母親たちの現状を知ったうえで理学療法士としての予防事業を進めていくことが望ましいと考える．

1．では，どこへ？

・各地域で行われている子育て支援活動への参加．
・市民講座への参加．

- 産婦人科で行われている助産師による母親教室への参加.
- 実際の母親たちのコミュニティの場に身をおいてみる.
- 教室を開催している講師との関わりをもつ.
- 産婦人科学会や助産師学会への出席.
- 産前・産後講習会へ参加.

などがあげられる.

　まずは，各地域で行われている子育て支援センターへ問い合わせたり，各地域で行われている教室へ顔を出すことが始まりの行動であると考える.

　他職種が集まる場は，お互いの立場や専門性の特性を知るうえでとても重要であり，おのおのの目線の違いや介入方法など新たな発見，自身の専門性を再認識できる場である.ただ，専門性を意識するあまり行動や発言に制限をかけてしまうことも少なくない．立場を越えて想いを伝えることも重要なコミュニティづくりであると思われる．そういった場所に出向き，自分たちの存在をアピールすることも，また必要な行動である．お互いの立場や専門性の違いによる考え方や取り組みが意外と大きいため，時間をかけて話し合いをする機会が必要である.

2.「連携」とは？

　勤務先の院内では，顔のみえるコミュニケーションがとれる環境にあり，日々他職種との連携を図り，問題点の提示・目標設定・介入方法など変更があれば即座に可能である．産後ケアは，関わりをもつ住民・行政・専門職間での「顔のみえる関係づくり」がないと始まらない[1]．勤務先以外で，コミュニティづくりに積極的に取り組んでいる理学療法士は少ないのではないだろうか．もしかしたら，同職種間においてもコミュニケーションをとる機会が少なく，ディスカッションを苦手とする理学療法士がいるかもしれない．産後ケアは，多方面からの多角的情報をもとに統合・解釈し，健康な母親，子ども，育児，地域の活性化につながる重要な課題である．対象者の改善策を見逃さないためにも，お互い敵対するのではなく，認め合い受け入れることが「連携」への一歩であり，地域コミュニティの輪を広げることが，理学療法士の職域拡大につながる方法の一つであると思う.

他職種へ何を提示すべきか？

　セラピストは，命題的知識（論理的あるいは科学的知識），非命題的知識（専門技能的または「どうやるか」の知識），個人的知識（個人的な経験から得られた知識）を含む，十分にまとめられた知識が必要とされる[2]．他職種（特に産婦人科医や助産師，保健師などの医療従事者）に対しては，妊娠・出産を機に骨盤帯痛など機能障害をきたす症例の報告や，産後の形状と機能回復が可能なアプローチ，研究によるエビデンス情報，腰椎・骨盤・股関節複合体のバイオメカニクスや疼痛，機能障害に関する知識を理解したうえで，われわれができる臨床的専門技能の提示をしていくことが必要である．また，理学療法士の治療方針（評価の実際から解釈，問題点抽出，プログラム立案の流れ）は，運動を主体とするボディワーカーたちとの違いを図る方法の一つではないかと考える.

　他職種とディスカッションするためには，日々の臨床で経験値を重ねることと常に自己研鑽に励まなければならない.

「千歳ママ姿勢教室」の立ち上げ—活動（産後ケア教室）に至るまでの流れ

　本市では年に一度，千歳市医師会主催で市

内の医療機関に在籍している医療従事者による各セッションの学会発表がある．市内の産婦人科が「妊婦に対するマイナートラブル」に関して発表をしており，そこで発表者の助産師に直接声をかけ，知り合うきっかけとなった．この出会いを機に，産後の女性および子どもの健康増進に対する意識を高める目的にて，筆者と整体師，助産師の3人で「千歳ママ姿勢教室」会を立ち上げた．産後ケア領域への予防事業は，初の試みのため，助産師を中心に試行錯誤にて開始した．

千歳市の特徴

本市は新千歳空港がある臨空都市であり，人口約9万4千人，国立公園支笏湖とその連山，豊かな大地に恵まれている．陸・空自衛隊基地が存在するため，30代までの人口比率，女性有配偶率は全国・北海道水準に比べ高水準地域という特徴がある（**図2**）．また，出生率は緩やかな減少傾向で推移しているものの一貫して全国・北海道水準を上回っており（**図3**），これは女性の25～29歳人口比率が高水準にあることによる影響が大きいと考

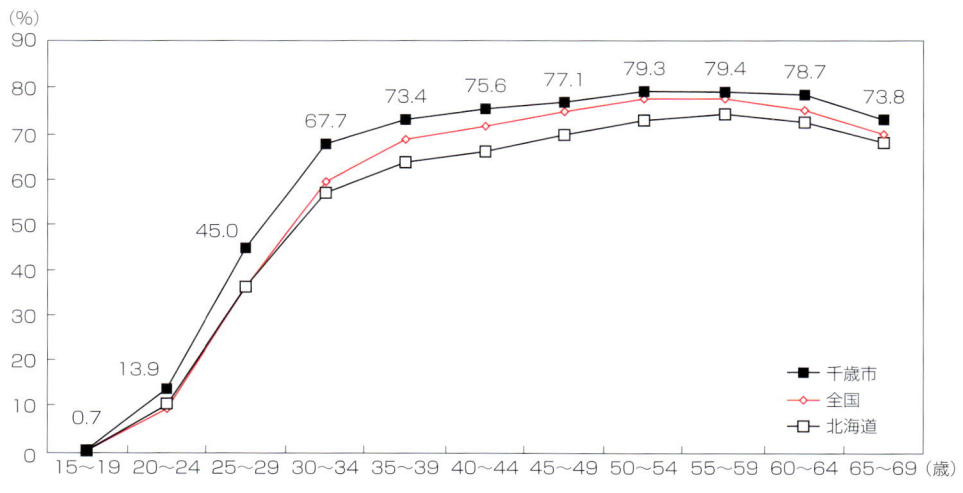

図2 女性の年代別有配偶率（資料：平成22年国勢調査）

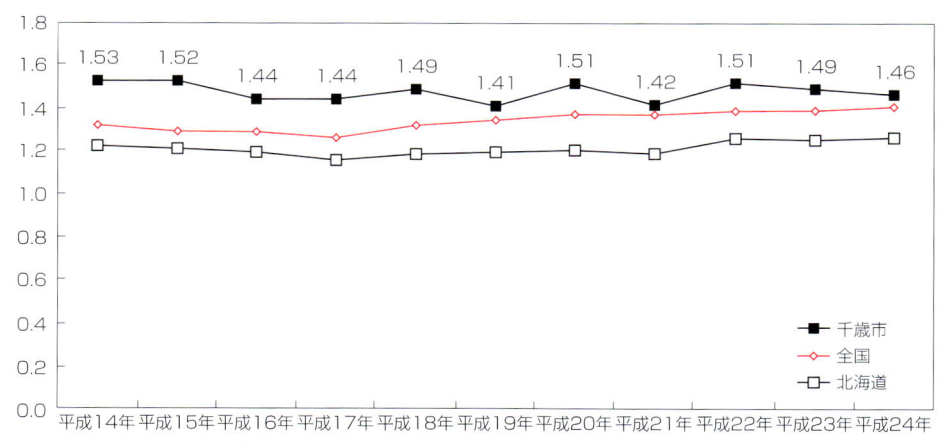

図3 合計特殊出生率（資料：人口動態統計，市資料より算出）

えられる．さらに，本市の女性の25歳以降の就業率は全国・北海道水準よりも低く，専業主婦が多いことが窺える．転入者が多いため，孤立しないよう地域全体での「子育て支援活動」に力を入れており，本市は2015年4月より新制度を開始している．

教室の実際

1．目的

母親自身の身体に目を向け（気づき），日常生活において注意・意識が高められる内容を提供すること．母親（父親）の不調を取り除き，ゆとりある子育てができるよう心身ともにケアすること．

2．計画・準備

おのおのの勤務先が異なり，日々の業務があることから3カ月に一度の定期開催を目標に活動している．対象は産後3カ月から1年未満の方，最大10名，90分とし地域コミュニティセンターを借りて実施．広告を作成し，知り合い伝いでの呼びかけと助産師からの声がけ，産婦人科へ配布した．また，授乳スペースの確保と，友人の保育士に依頼し賛同が得られたため託児の準備をした．参加者の持ち物は，体操に使用するバスタオル1枚と子どもに使用する物は各自持参とした．

3．内容・実施

理学療法士は講話を中心に行い，「骨盤のゆがみ」をテーマに妊娠から産後における姿勢の変化，身体的・精神的トラブルへの影響など身体に関する知識をなるべくわかりやすい言葉を用いて伝えた．また，妊娠中や産後の身体的変化など参加者全員でシェアし，現在の疼痛や現段階で不調がないか確認を行っている．集団的関わりに加え，参加者同士やスタッフともに初対面の方が多いため，一人ひとりの表情を確認しながら発言内容に十分注意を払うよう心がけた．

助産師は，実際の子育て・日常生活場面での話を交えながら意識できる「〜しながら体操（すでに産婦人科内で体操教室を担当している内容）」を行った．その中に，授乳姿勢や抱っこひもの正しい取り付け方法，抱っこ姿勢など参加者に合わせて行った．整体師は男性スタッフのため，父親に対する子育て講座の企画・呼びかけを行っている．参加者は，産後3カ月から1年未満の方であるが，当日の体調不良などから欠席もあり平均5〜7名の方を対象に1回目は制限なく実施した．1歳近くになると歩き回る子が多く体操に集中できなかったため，2回目より産後3カ月で区切って実施した．

1, 2回目の教室では，集団的介入のみ実施したが，3回目の教室では一人10分程度の個別評価時間を設け，姿勢評価と簡単な運動指導をした後集団体操を実施した（**図4**）．

4．アンケート結果

計3回，18名の人が参加した．アンケート結果より母親たちの満足度は高く，こういった「イベント」の開催を増やしてほしいという要望が多かった（**表1**）．また，3回目の教室より個別指導を取り入れたことで個別指導に関する満足度と日常生活でも取り入れたいとの前向きな回答が得られた．

教室を通して

1．1回目を終えての反省点

全体をとおして母親たちの満足度は得られたものの，今後の体操継続までは意識に上らず「コミュニティの場」として参加されている方が多かった．アンケート結果より，筆者が理学療法士の役割としてイメージしていた像とギャップを感じた．また，妊娠中や産後の

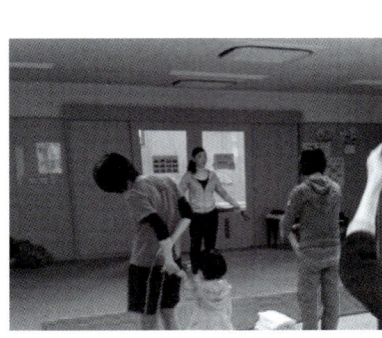

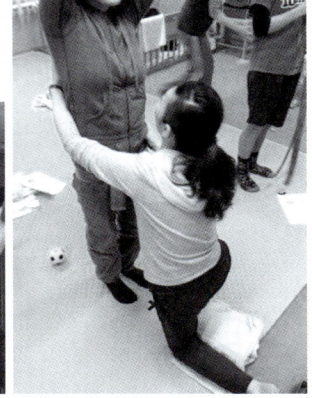

a．集団体操前の様子　　　　b．個別姿勢指導
図4　千歳ママ教室の様子
a．上前腸骨棘と大転子の間にゴムバンドを巻き，骨盤を締める位置を確認
b．脊柱−骨盤のアライメント評価を実施．意識ポイントをアドバイス

表1　千歳ママ教室アンケート結果（全3回まとめ）　n＝18

今回の姿勢教室の内容はいかがでしたか？	
1回目	・参考になった，楽しかった ・キレイになれる企画をしてほしい・ダイエット法など ・ほかのお母さんと知り合いになれてよかった
2回目	・出産後3カ月以内に姿勢運動ができてよかった ・日常生活に取り入れていきたい ・ゆがみが授乳に影響している事を初めて知った
3回目	・一人ひとりの話を聞いてアドバイスしてもらえたのがよかった ・毎日体操する気持ちが出てきた ・意識して直していこうと思った
妊娠・産後サービス・設備・ケアがあったらと思うものはなんですか？	
・産後ケアの具体的な内容を出産後退院した後，病院でも配ってほしい ・赤ちゃんと一緒に参加できる習い事教室 ・このような教室があったら，ぜひ参加したい ・マタニティでもできる体操や産後ボディケアをしてもらえる場所があるとよい ・マタニティスイミング，マタニティヨガ，親子ヨガ，体を動かせる企画 ・歪み改善を確認できる企画が増えてほしい ・産後はバタバタしていて自分の体に気を遣う余裕がないので，病院で受けられると最高	

身体変化などを参加者でシェアする時間を設けたが，理学療法士としての具体的なアドバイスが不足しており，助産師からのアドバイスでフォローしてもらう場面もあった．なかには，子どもが泣き止まず体操に参加できなかった方もおり，「迷惑かけて申し訳ありません」と落ち込む母親もいた．集団的アプローチに対して不慣れなこと，子どもが泣いた時の対処方法，授乳時間や休憩時間に対する配慮など声がけするタイミングが不足していた．1回目は反省点が多く，知識・経験共に不十分なことから，参加者を逆に落ち込ませてしまった．この事実を真摯に受け止め，自分が何をすべきか考え行動することが課題の一つとしてあげられた．

2．可能性

　決して十分とはいえないが，教室開催3回目より集団の中に専門的視点で個別指導を組み込むことで，より身体に対する意識が高まり意欲向上へとつながったのではないかと考えられる．「個別性」，そこに理学療法士の専門性があるのではないかと感じた．現時点で関わった参加者の中に病院受診を勧める人はいなかったが，脊柱の平坦化や骨盤が捻転している人が多く，専門的視点から今後の予防対策が必要な方は多い印象である．今後の腰痛出現や骨盤痛などの予防や尿失禁，子宮脱といった機能不全問題のリスクを減らすためにも骨盤周囲の機能を適切に回復させることが重要である．

　また，産後女性は精神不調をきたす可能性があり，個人差はあるものの，母親自身に目を向ける機会は気分転換にもつながり不安要素を取り除くための方法の一つかもしれない．専門的な関わりにとらわれず，同じ女性として共感できることや相談にのれる内容もあるかもしれない．

　今後も教室を継続するにあたり不足点を補うとともに，より専門的な知識・技術の習得が必要不可欠である．さらに多くの協同者が必要であり，改めて地域コミュニティの重要性を感じている．

3．今後の課題（必要な能力）

①母親たちへの配慮（言葉使いや声がけタイミング・環境設定）方法．
②集団的アプローチにおけるコミュニケーション能力．
③専門用語を一般用語に変換し，かつ質の下がらない伝え方．
④産前・産後領域分野のリスク管理知識（妊娠は脳神経，呼吸・循環器，筋・骨格，内科，外科，産科領域の全身の変化をもたらし，理学療法はその変化に適応

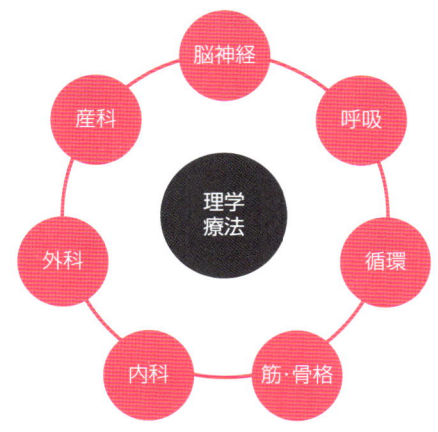

図5　理学療法適応可能な分野

する手段の一つである（図5）．骨盤帯だけでは解決できないことも多く，全身（心を含め）評価が必要である）．
⑤産後の形状と機能回復に関する知識，技術（姿勢・動きの評価，胸郭の動き・呼吸パターン，骨盤・股関節の評価，骨盤底筋群の評価，腹横筋・骨盤底筋群のトレーニングなど）．

4．今後の課題（必要な行動）

①地域住民・専門職への啓発・啓蒙活動．
②院外における他職種との積極的な関わり．

「子育て世代に選ばれるまち」を目指して

　今後は，より安全で安心した場所の提供，より健康的な身体づくりをサポートできるよう医療従事者や保健福祉者との関係づくりを促進させることが最重要課題である．誰もが子どもを産み，育てたいという希望を叶える社会を築くことは，定住促進や少子化の歯止めを目指す政策の一端を担うものである．日々の業務では高齢者に携わる機会が多く，少子高齢化に対する地域包括ケアシステムからヒントを得て「子育て支援活動」「産後ケア」に対する案を考察し実行した．新しい命の誕

生は，周囲への活力を与えることから，産後ケアと子育て支援，高齢者ケアを同時にできる地域コミュニティの場の実現を考えていきたい．「子育て世代に選ばれるまち」の実現に向け，年配の方へ敬意を払いながら，母親のケアを第一に考えサポートできる専門職になる努力をしたい．

おわりに

ウィメンズヘルス先駆者たちが課題としてあげている事柄を自身の実体験を通じて痛感していること，改めて理解したことを述べた．産後は子育てに追われ，母親自身に目を向ける機会が減るため，産前よりゆとりある心構え，精神状態・身体的な介入が必要であると心より感じた．また，参加者たちが求めていない状況で，一方的かつ積極的に関わっていくのは理学療法士のエゴではないかと考えることもあった．しかし，理学療法士が産前産後に関われるという認識が低い日本の現状において，理学療法士が関わる場を設けるには，われわれ自身が積極的に働きかけないといけない状況ではないだろうか．こちら側のエゴで終わらないためにも，より専門的な知識・技術を身につけ，対象者にメリットがあるよう，需要を大切にしたい．妊娠初期はもとより妊娠前よりケアを継続し，出産準備，産後の準備の手伝いができるよう働きかけていきたい．

Conclusion

地域住民はもちろん，専門職にさえ理学療法士がこの領域で何ができるのかが認知されていない．そのため，まずはわれわれが何ができる職種であるかを明確にし，地域住民および他職種への認知目的による積極的な啓発・啓蒙活動が必要である．同時に住民・行政・専門職など，産前・産後ケアに実際に関わっている人々はどのようなことを求め，どのようなことに困ってるか，専門的視点を生かした関わりが必要かどうか，他職種の活動や地域の実情を知らなければ自分の立ち位置を確認することができない．地域コミュニティにおいて「顔のみえる関係づくり」を積極的に行っていくことが「連携」への一歩であり，地域コミュニティの輪を広げることが，理学療法士の職域拡大につながる方法の一つであると考えられる．

文献

1) 竹端　寛，他：自分たちで創る現場を変える地域包括ケアシステム．ミネルヴァ書房，2015，pp1-8
2) Dian L，他（著），石井美和子（訳）：骨盤帯—臨床的技能とリサーチの統合．2013，pp249-276
3) 西園マーハ文：産後メンタルヘルス援助の考え方と実践—地域で支える子育てのスタート．岩崎学術出版，2011
4) 渡辺顕一郎，他：詳解　地域子育て支援拠点ガイドラインの手引—子ども家庭福祉の制度・実践をふまえて．中央法規出版，2014
5) 浜崎裕子：コミュニティケアの開拓—宅老所よりあいとNPO笑顔の実践に学ぶ．雲母書房，2008
6) ウィメンズヘルス理学療法研究会：ウィメンズヘルス　リハビリテーション．メジカルビュー社，2014
7) 小倉秀子：Women's Health Care と理学療法：理学療法　2：795-800，2004
8) 高野賢一郎：産業保健領域における予防と理学療法．PTジャーナル　47：288-294，2013

特別寄稿　理学療法における新しい展望
メンズヘルスと理学療法

Vicki Lukert[*1]
訳：石井美和子[*2]

> 🔒 **Key Questions**
> 1. 理学療法におけるメンズヘルスケアとは
> 2. メンズヘルスケアの問題をどう評価し，治療すればよいか
> 3. メンズヘルスケアへの介入のために心に留めておくべきポイントとは

男性の健康と骨盤

　骨盤の機能障害は女性だけでなく男性にも起こるもので，身体的，性的，そして情動的に影響が生じる．以前は失禁や骨盤痛などの女性の骨盤の問題ばかりが着目されてきたが，ここ10年で男性における骨盤の機能障害についても取り上げられるようになってきた．外性器は男性と女性では異なるものの，骨盤底筋群内部に性差はなく，ほぼ同じである．骨盤底は骨盤の基部に存在する筋群と筋膜のハンモックあるいはスリングからなる．骨盤底は肛門挙筋（恥骨直腸筋，恥骨尾骨筋，腸骨尾骨筋）と尾骨筋の最深層を含む3層で構成される（図1〜3）．骨盤底筋群（PFM：Pelvic Floor Muscles）は男性も女性と同じ機能を有しており，機能障害も同じことが起こりうる．男性も，女性と同じ末梢神経の支配を受けており，機能障害や痛みを引き起こす可能性はあるのである．一般的にPFMの筋力低下や低緊張性が生じると，尿失禁や便失禁が起こりうる．筋群があまりに硬い場合や過緊張であると，痛みや排泄の機能障害が生じることもある．骨盤の機能障害は，仕事や動作，余暇活動を楽しむ能力や性機能に問題を生じさせることから深刻な情動や心理的問題を引き起こしかねない．

骨盤痛

　骨盤痛には多様な症状が含まれており，主にPFMが硬く過緊張であることが関係している．痛みは精巣，ペニス，会陰を含む腹部から鼠径部のどこでも生じる可能性がある．痛みは筋骨格系由来かもしれないし，陰部神経，閉鎖神経，腸骨鼠径神経，腸骨下腹神経，陰部大腿神経のインピンジメントの結果生じているのかもしれない．大半の男性の場合，ある部分の損傷か腹部や骨盤の外傷が痛みの出現に関係する．例えば，過度なサイクリングやサイクリング初心者，腹部の強打，尾骨からの転倒などである．前立腺切除術や経尿道的前立腺切除術（TURP：Trans-Urethral Resection of Prostate）を含めて腹部，骨盤，尿

[*1] Vicki Lukert/University of Florida Health Rehab Center
[*2] Miwako Ishii/Physiolink

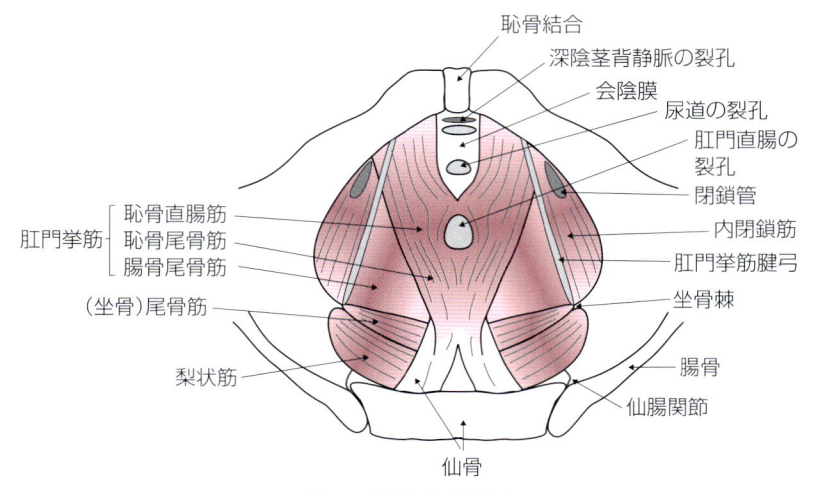

図1　男性の骨盤底

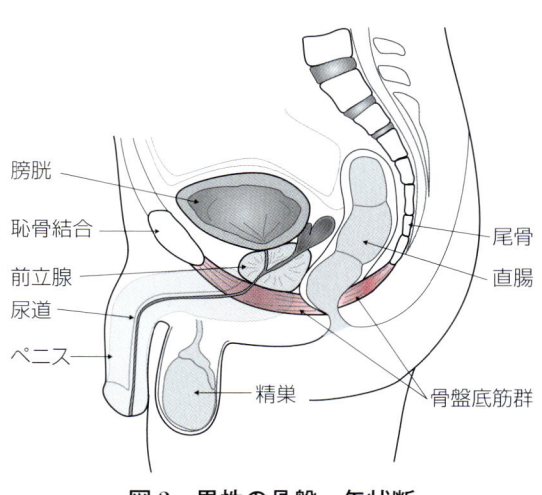

図2　男性の骨盤―矢状断

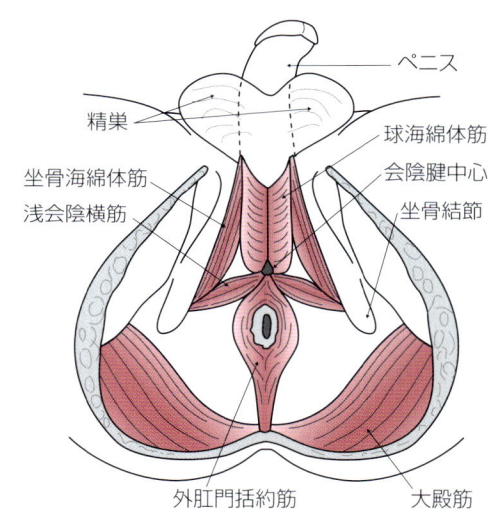

図3　男性の会陰―骨盤底の表層

生殖組織の手術の処置が痛みの原因となることもある．精管切除後の瘢痕組織は精巣の痛みの原因になる．機能障害は，また心理社会的問題にも起因する．しかしながら，特異的な問題がなく発症する男性は多く，原因不明で徐々に症状が出現することもある．

　骨盤痛は機能的な動作，座る，運転する，立つ，歩く，眠る，尿・便を排泄する，エクササイズするという能力を低下させる．PFMの機能不全のある男性は，性交時やオーガズムを伴う時，あるいはオーガズム後に数日続く痛みを経験することがある．PFMが非常に硬い状態であれば，痛みと排便困難が生じるかもしれない．これは肛門直腸角がより鋭角になり，直腸を通って便が自由に通過できなくなるためである．PFMの硬さはまた，尿意切迫感や頻尿，尿流の勢いの低下，排尿開始困難につながるおそれがある．

尿路障害

　米国医学会（2011年）によると，アメリカの男性人口の9％が慢性的な前立腺炎の症状

を経験しており，毎年約200万名が医療施設を訪れている．日本における調査では，年間60〜100万人の前立腺炎患者が発生していると推定されている[1]．2009年にSuzukiは，日本の良性前立腺肥大（BPH：Benign Prostatic Hyperplasia）の症例数は98万4,000名であると報告した．前立腺炎の症状として，前立腺内またはその周囲の痛み，骨盤内，尿道，ペニスの痛み，腰痛，尿意切迫感，頻尿，尿流量の低下や排尿開始困難があげられる．多くの研究で慢性前立腺炎の95%は細菌性のものでないことが示されており，したがって，抗生物質の効果は期待できない．患者がこれらの症状を有する時，残念なことに多くの泌尿器科医の診療所では，今でも薬を処方している．服薬によって症状が軽減されない場合，さらに尿路痛や機能障害を引き起こしかねない経尿道的前立腺切除術のような処置が施される．非細菌性の前立腺炎は筋骨格系に起因していることが多く，筋や軟部組織，神経の機能不全に対する治療がこれらの症状に効果的である．そのため，理学療法が先行して実施されるべきである．

尿意切迫感とは突然排尿したくなるものと定義され，一方頻尿は正常よりも多く排尿回数が必要で，夜間に1回以上排尿のために起きるものと定義されている．これらの症状は，BPHや非細菌性前立腺炎の男性によくみられる．尿意切迫感と頻尿の症状については，男女とも，骨盤専門の理学療法士による治療の効果が期待できる過活動膀胱，あるいは間質性膀胱炎として診断される可能性がある．

尿失禁と前立腺がん

尿失禁は意図しない尿の排出とされる．加齢に伴う尿失禁は，男性よりも女性で多くみられる．この理由として，尿道が短いこと，尿道の曲がりがないこと，経膣分娩によって会陰組織が引き延ばされている可能性があることがあげられる．しかし，加齢に伴う尿失禁は女性に限ったことではない．男女両方で生じる尿失禁はともに，手術や放射線治療を含む尿生殖器系のがんに対する治療で生じる可能性がある．特に男性では，内尿道括約筋の切離を伴うため前立腺切除術後に尿失禁が生じる危険性がある．

2002年の世界的な国際がん統計によると，前立腺がんの患者は約68万名である．発症率は北米が最も高く（アフリカ系米国人が白人系米国人よりも多い），アジアや日本で最も低くなっている．日本では確実に前立腺がんの発症率が増加しており，2020年には男性のがんで2番目に多くなることが予想されている．この統計データでは，死亡率が米国で5%であるのに対し日本では35%であると示されており，その理由として日本に比べて米国では早期発見が功を奏していると考える．

米国疾病管理予防センターによれば，米国では毎年13万8,000名が前立腺切除術を受けている．手術には，尿失禁と勃起障害という大きな副作用が生じるおそれがある．尿失禁のある男性では，従来の女性用生理用品を使用しなければならなくなる．尿失禁があるために，水分摂取を制限する，社会活動への参加をやめる，性行為をやめるあるいは減らすといった活動レベルを下げることになるかもしれない．これらはすべて，患者の身体的・心理的健康レベルを下げることにつながる．理学療法の介入がなければ，こうした尿失禁を患う男性の数が年々増えるかもしれない．残念ながら，完全に尿路障害がなくならない人もいる．理学療法を受けガイドラインに従っている男性は，そうでない男性に比べて，より早く排泄機能が回復するという研究結果も示されている．

男性の骨盤底機能不全に対する理学療法

1．主観的評価

　男性の骨盤底機能不全の治療には，性機能，排尿機能，排便機能を含む詳細な主観的病歴が必要となる．患者は異なる症状がすべて根本的に関係すると考えないことが多いため，徹底した問診が重要である．そこには，最近の機能障害や他の既往歴や進行中の機能障害に対する自覚症状の変化が含まれる．

　痛みの情報として，痛みの性質と強度，どのような活動や姿勢で痛みが増減するかについて確認する．性機能に関して非常に個人的なことを問診する中には，自覚症状として非常に役立つ情報も含まれる．痛みや尿漏れが性機能に悪影響を及ぼしている時は，その類の情報を必ず収集する．患者が自らその情報を話し出すよう男性患者側に期待するのではなく，はっきりと問診する必要がある．質問事項には性障害に関することを含む．例えば，「性交の時，あるいはマスターベーションの時に痛みがあったことはありますか？」「オーガズムの時，あるいはオーガズムに続いて痛みがありますか？」「その痛みはどれくらい続いていますか？」「勃起や射精の能力に何か変化はありますか？」といった質問である．

　自覚症状の問診には，排便機能に関する項目も含めるべきである．排便機能に特異的な質問としては，「排便の時に痛みはありますか？」「排便の時に問題はありますか？」「排便するために力を入れなければなりませんか？」「1日何回排便しますか？」「便通はきちんとありますか？」「便失禁はありますか？」といったものがあげられる．患者は排便障害が痛みの症状と関係しているとわかっていないこともよくある．ときどき，非常に力んで排便する習慣が長く，それが正常だと捉えている男性がいる．

　尿失禁や尿意切迫感，頻尿の出現についても，それに特化した問診が必要とされる．「いつ尿漏れがありますか？」「尿漏れは多かれ少なかれありますか？」「夜間に尿漏れはありますか？」「どのような活動で尿漏れをしますか？」「トイレへ行く途中に，強い尿意を伴って尿漏れすることはありますか？」「毎回，どれくらいの量を尿漏れしますか？」「どういった予防用品を用意していて，日中や夜間どのくらい使用していますか？」「日中や夜間どの程度排尿していますか？」「排尿を先延ばしにすることができますか？」「それはどのくらいできますか？」「尿意はどのくらい強く感じますか？」「尿が出にくい，尿が出るスピードが遅いということはありますか？」「排尿の時に痛みや排尿がすぐに始まりにくいことはありますか？」「子どもの時に排尿関係（または排便関係）の問題はありましたか？」

　食事や飲み物の量や質に関する詳細な問診は，日常の食事や水分の摂取習慣が機能不全に関係しているかどうかという情報を得るために有用である．

　主観的な評価を十分に実施しておくことは，その男性がもっている可能性のある機能不全をすべて捉えるために重要となるだけでなく，治療の進行によりどれほど最初の悪い状態が改善したかを思い起こさせ，また機能不全の残っている部位に集中させるためにも大切な情報になる．自身の進歩をわかってもらうことが，ホームプログラムやセルフマネジメントを継続する強力な後押しとなる．理学療法士が記録を残せば残すほど，改善している部分をしっかりと示すことができる．

2．客観的評価

　骨盤機能障害のある男性を効果的に治療するために，次の部位すべてを検査する必要がある．われわれは患者の骨盤領域だけでなく，

患者全体をみるべきである．

1）姿　勢

どういった患者においても，姿勢は非常に重要である．中間正中姿勢からの逸脱は尿生殖組織と骨盤底筋群への過剰な圧がかかる．

2）関節可動範囲

股関節や腰椎だけでなく，神経支配および生体力学的な連結の観点で骨盤の機能に直接的に影響を及ぼす胸椎も評価する．

3）筋　力

特に姿勢を安定化する筋と腹横筋，下肢全体の筋力評価を実施すると，PFMと比較材料になる．

4）バイオメカニクス

骨盤にアライメント不良があれば，痛みを引き起こす可能性があり，PFMの正常な機能が障害される．腰椎，仙骨，尾骨，恥骨結合，寛骨の運動を評価する．

5）腹直筋離開

腹直筋離開は妊婦に生じるものであると考えがちであるが，男性でも必ず評価する必要がある．男性では，重い物を持ち上げることや強い息こらえを実施するケースで腹直筋離開が発生することが多い．

6）触　診

腹部，腰部，股関節の筋，筋膜，軟部組織を触診し，緊張度，硬さ，圧痛を確認する．外部からのトリガーポイントがPFM内側の機能に影響する．また，骨盤の内側と外側をつなぐ内閉鎖筋にも注意する．

7）瘢痕や癒着

痛みのある瘢痕はよくみられるが，これは正常なことではない．瘢痕組織は痛覚受容に対して大きく影響し，骨盤への関連痛を引き起こす可能性がある．瘢痕の生じた時期にかかわらず，すべての瘢痕を確認するべきである．

8）内臓の可動性

消化管と生殖器は，それぞれ良好な可動性と自動性を有している．内臓の可動性と自動性が不良になると，便秘，痛み，切迫感，頻尿，尿漏れにつながるおそれがある．

9）骨盤の検査

会陰組織とPFMの外側の層を触診し，緊張度と圧痛を確認する．これは女性に対するものと同じであるが，球海綿体筋は膣で二分されているということはない．また，会陰腱中心は通常両側の坐骨結節を結んだ線よりも上方（恥骨寄り）にある．したがって，浅会陰横筋は女性よりも角度の付いた形となる（図3）．陰嚢下の領域，ペニスと陰嚢の間，ペニス，精巣，アルコック管を触診する．精巣とペニスを優しく触診かつ牽引することで，特異的な組織の評価を進める．男性の骨盤の解剖に関する知識が必要不可欠である．骨盤底筋群収縮を視診および触診し，正常の安静時筋緊張状態へ戻す能力が外的に評価される．

10）骨盤内の検査

骨盤内部の触診は患者の同意を得たうえで実施する．検査は背臥位で，理学療法士がPFMの両側を触診しやすいように体勢を整える．尿道と前立腺の触診，痛みの反応に対する筋膜の反応を観察する．一般的に，タオルを使用してペニスと精巣を持ち上げると，肛門部分を露出しやすくなる．患者の身体が大きい場合は，側臥位で検査するとよい．腹臥位は，外生殖器を圧迫し傷めやすいので，検査肢位としてはお勧めではない．

経肛門触診では，PFMの遅筋および速筋線維の筋力と持久性，PFMの緊張度と安静時緊張状態，収縮後に完全に弛緩できるかどうかを評価する．超音波機器（US：Ultrasound）を利用してリアルタイムにPFMの機能を確認することもできる．正常な男性のPFMは女性よりもはっきりと感じられ，筋の要素それぞれがより容易に確認できる．

前立腺は12時の方向に位置しており，中

くらいの大きさの柔らかいクルミのような感じである．触診では強い刺激や圧痛出現は避けるべきで，それぞれ外側方向に小さく滑らすことができる．前立腺疾患の診断は医師によるものとする．

3．治　療

骨盤底の機能不全を有する男性の治療に関する詳細かつ全体的な治療の記述は，本稿の目的から外れるので，メンズヘルスに対する介入時に承知しておくべきキーポイントを以下に述べる．

尿失禁および便失禁の症状とPFMの筋力低下には，PFMの速筋線維と遅筋線維両方を強化することだけでなく，たくさんの教育と激励が必要である．外的および内的な触診によるフィードバックは，筋の収縮と弛緩を確実にできるようにするために用いられる．バイオフィードバックやリアルタイムUSは，視覚的なフィードバックにも非常に有効な手段でホームプログラムへつなげやすい．たくさんの筋を過剰に活動させていないか，収縮を実行する際の強度はどうか確認するため，注意しなければならない．PFMの収縮に続いて，PFMを部分的に収縮できること，完全にリラックスできることが重要である．PFMを活動させながら，物を持ち上げたりしゃがんだりする動作やゴルフ，テニス，ダンスなど機能的にトレーニングし，実践を進めていくことが完全回復には欠かせない．

教育は失禁を克服するうえで重要な役割をもつ．教育内容は，正常な排泄のスケジュール，正常な排泄の量，膀胱刺激物の摂取制限，切迫感の抑制，排尿と排便の習慣に関する正しい知識を含む．排便機能の正常化とトイレ時の良姿勢に関する教育は失禁，骨盤の過緊張症候群にも重要である．

男性の骨盤痛や膀胱痛，便秘，排泄機能障害の治療は，より複雑で，同時に喜びも大きい．これらの男性を治療するためには，異常な所見をみつけ，それらを修正する．こう言うのはたやすいが，なぜこれほど徹底した客観的な評価が重要となるのか，この言葉に真実が含まれている．

筋膜リリース，トリガーポイント療法，軟部組織モビライゼーション，ストレイン・カウンターストレイン，スキンローリングなどの徒手的治療は会陰部の筋の緊張や硬さを軽減するのに用いられる．検査をとおして治療を必要とする組織を判断する．

PFMを徒手的にリリースするには，経肛門触診を実施する必要がある．前述したとおり，PFMは女性とほぼ同じであると考えてよい．内部触診は背臥位，側臥位または腹臥位で実施する．内部および前外部の組織を同時に徒手的検査する場合は，背臥位が実施しやすい．側臥位と腹臥位は，内部および後外部の組織を同時に検査するのが容易である．患者が大柄の男性の場合，経肛門的評価は側臥位が最も容易である．専門のトレーニングを受けた理学療法士であれば，経肛門的に尿道前立腺部と尿道と，外的に精巣とペニスを治療する多くのテクニックを実施できる．男性の多くは症状が軽減するので，専門理学療法士はそれらのテクニックを症状に悩む男性に役立てたいと願っている．PFMの緊張を自身で緩和させる方法を指導する際，ダイレーターまたはクリスタルワンドを使うと患者が自宅でも徒手的に実践することができる．

男性も，女性のように外側からの治療による効果が期待できる．最初の検査で，またその後の検査でみつけた機能不全の所見に対して治療してみてほしい．姿勢を修正し，脊柱（胸椎と腰椎）や股関節の可動性を改善し，特に体幹筋の強化を図り，腹直筋離開を修正し，骨のアライメントを治し，軟部組織や瘢痕による制限を軽減させる手技を使い，患者に自

宅でのエクササイズプログラムとセルフマネージメントを指導してみてほしい．腰筋のような軟部組織に対する手技を実施する時は，恥骨上と鼠径領域に働きかける必要がある．これは内閉鎖筋に対するものと同様である．

骨盤の専門トレーニングを受けた理学療法士が構造的な修正を図るだけでなく，患者が総合的に回復するには，患者全体を捉え，患者を患者自身の回復過程に引き入れることが絶対に必要である．生活の質を改善する目的で理学療法士が実施していることの効果をより高めるために，その患者自身でできることがたくさんある．

外側の筋組織の緊張や硬さを軽減するのに有効なツールや手技は多くあり，結果としてPFMにも影響する．ストレッチポール，マッサージツール，マッサージボールなどがあげられる．内転筋群は忘れられることが多いが，緊張を緩めるホームプログラムでは取り入れることが重要である．

PFMを個別にリラックスさせるトレーニングは，過緊張症候群の緩和に必要不可欠である．患者が日中ずっとPFMを硬くしていることを認識すること，また常にPFMを意識的にリラックスさせることができるようにすることは重要である．男性に効果的なリラックスのためのキューイングとして，「精巣をそっと落とすようにしてみてください」「骨盤底を脚の間に下げるように」「脚の間に尻尾があると想像してみましょう．それをまず内側に引き上げて，今度はまっすぐに後ろへ伸ばし，尻尾の先端を膝の間にそっとおきましょう」「肛門でビー玉をつまみ上げることを想像してみてください．ビー玉を放すために筋肉をリラックスさせましょう」などがある．Amy Steinは彼女の著書『Heal Pelvic Pain』の中で「骨盤底ドロップ」について述べている．

骨盤痛を有する患者の治療では，栄養面も重要である．尿失禁や骨盤痛を悪化させる食物や飲料がある．最も害を及ぼすものとして，カフェイン，アルコール，炭酸飲料，チョコレートがあげられる．これらを除去することで，症状の大きな軽減が期待できる．

ストレスはPFMの緊張を増加し，硬くする．平均的な日本人男性は，出世と家族を守るためにストレスがかかる立場におかれているといわれる．骨盤に問題のある患者にとって，ストレスを解放する策をみつけること，ペースを落としリラックスする時間をもつことが大切である．深呼吸に集中する，瞑想，ヨガ，太極拳などを含むが，これに限られるわけではなく，リラックスした状態を獲得する多くの方法がある．10マイル走る，重量のあるものを持ち上げるといったことはPFMのリラックスにはならない．ときどき，骨盤底の領域は男性がリラックスした状態を獲得するのが非常に難しいこともある．しかし，いったんリラックスできるようになり利点が感じられたら，生活を変えることができるのである．

骨盤痛を有する男性には，最終的に痛みを引き起こしている組織を触診できる人にみてもらうことが一番の助けになることが多い．骨盤専門のトレーニングを受けた理学療法士は，それらの男性患者の状態を改善する手段をもち，彼らがそれらの患者に希望を与える第一の存在であるということもよくある．健康に関する専門家は多く存在するが，なかには何の助けにもならず，回復に希望をもたせることもない者もいる．われわれは男性患者が健康で，活動的かつ機能的な生活へ戻る手助けができる存在である．骨盤の機能障害を有する男性を治療することは非常に価値があることであると感じている．

文　献

1) 北側敏博，他：前立腺炎症候群の患者数—前立腺炎症候群は増えているのか？ *Prog Med* **18**：2149-2152, 1998
2) Allingham Craig：Prostate Recovery Map：Men's Action Plan. Redsok, 2013
3) American Medical Association, Jan 2011
4) American Urological Association. Selected Abstracts from annual meeting, 1999
5) Anderson RU, et al：Integration of myofascial trigger point release and paradoxical relaxation training treatment of chronic pelvic pain in men. *J Urol* **174**：155-160. 2005
6) Anderson RU, et al. Sexual dysfunction in men with chronic prostatitis/ chronic pelvic pain syndrome：improvement after trigger point release and paradoxical relaxation training. *J Urol* **176**：1534-1538, 2006
7) American Physical Therapy Association　Cont Ed. Pelvic Floor（PF）I, II & III
8) Centemero A, et al：Preoperative pelvic floor muscle exercise for early continence after radical prostatectomy：a randomised controlled study. *Eur Urol* **57**：1039-1043, 2010
9) Dirk-Henrik Zermann, MD, Manabu Ishigooka, MD, Ragi Doggweiler, MD Richard A. Schmidt, MD, Chronic Prostatitis：A Myofascial Pain Syndrome?, *University of Colorado Health Sciences Center, Denver* **12**：84-88, 92, 1999
10) Herman and Wallace. Cont Ed. Pelvic Foor（PF）I, PF II, PF III, Gynecological Visceral Mobilization（VM）, VM I, VM II, SIJ Eval & Tmt, Male Pelvic Dysfunction.
11) Isa Herrera, MSPT, CSCS：A Man's Manual：Ending Male Pelvic Pain. 2013
12) Kunishima Y, et al：Prevalence of prostatitis-like symptoms in Japanese men：Population-based study in a town in Hokkaido. *Int J Urol* **13**：1286-1289, 2006
13) MacDonald R, et al. Pelvic floor muscle training to improve urinary incontinence after radical prostatectomy：a systematic review of effectiveness. *BJU Int* **100**：76-81, 2007
14) McNaughton Collins M, et al：Quality of life is impaired in men with chronic prostatitis：the Chronic Prostatitis Collaborative Research Network. *J Gen Intern Med* **16**：656-662, 2001
15) Nickel J C, et al. Prevalence of prostatitis-like symptoms in a population based study using the national institutes of Health chronic Prostatitis symptom Index. *J Urol* **165**：842-5, 2001
16) Amy S：Heal Pelvic Pain：The Proven Stretching, Strengthening, and Nutrition Program for Relieving Pain, Incontinence, & I.B.S, and Other Symptoms Without Surgery. Rheumatology, 2008
17) Suzuki, Kazuhiro. "Epidemiology of Prostate Cancer and Benign Prostatic Hyperplasia" Department of Urology, Yakumo General Hospital, Yakumo, Hokkaido, Japan. 2009
18) Upledger Institute/ Barral Institute. Cont Ed VM I, II, III, IV
19) Van Kampen M, et al：Effect of pelvic-floor re-education on duration and degree of incontinence after radical prostatectomy：a randomised controlled trial. **355**：98-102, 2000
20) Walz J, et al：Impact of chronic prostatitis-like symptoms on the quality of life in a large group of men. *BJU Int* **100**：1307-1311, 2007
21) Weiss JM：Pelvic floor myofascial trigger points：manual therapy for interstitial cystitis and the urgency-frequency syndrome. *J Urol* **166**：2226-2231, 2001
22) Wise D, and Anderson R：A Headache in the Pelvis：A New Understanding and Treatment for Prostatitis and Chronic Pelvic Pain Syndrome. 2003

●理学療法士へのメッセージ

5

運動機能障害と性行為①
―理学療法士の関わり

福岡由理[*1]

●はじめに

　本稿の執筆にあたり周辺の人たちに調査をしていく中で，運動機能障害と性行為に関する領域は理学療法士の分野ではないのではないかという意見が多くあった．しかし，性行為に向き合うことは患者の精神機能の向上[1~4]やパートナーとのよりよい関係性の構築などに役立つと考え，理学療法士として関わることの必要性を感じる．

●性行為と運動機能障害

　性行為とは性欲に基づいた行為をいい，愛撫，マスタベーション（自慰），性交（勃起した男性器を女性器に挿入する）などの行為全般を指すが，一般的には性交を指すことが多い．性行為は性交以外も含むが，性行為の定義の中で挿入は大きな意味をもつ．なぜならば，性交は生殖のためだけではなく，人間特有の側面をもつためである．性行為の役割として①快楽の性，②生殖の性，③連帯の性の三側面[5~6]があるとされる．①快楽の性は，快楽を満たすための性をいい，②生殖の性は子どもを産むための性を，③連帯の性は愛情表現やコミュニケーションのための性をいう．①②に関しては動物も人も同様な側面を持ち合わせているが，連帯の性は人間特有なものであり，生殖期間を超えてもパートナーとの関係性を良好に保つ役割を果たす．運動機能障害のある患者で問題となるのが，性欲があるか，性交時に体位をとれるか，性交中にその姿勢を保つことができるのかという3点で，これらの問題が解消されると満足感につながる．

1．慢性関節リウマチ[7,8,9]

　慢性関節リウマチ（RA：Rheumatoid Arthritis）患者の性行為に関する問題点として，関節破壊による容姿の変貌に伴った性的魅力の減少，性欲の減退，膣の乾燥，疼痛，感度の低下，易疲労性，関節拘縮による動作制限，うつ症状などがあげられることが多い．夫婦になってからRAを発症する場合も少なくなく，夫婦間のコミュニケーション不足によって関係を築けてないケースも多くみられる．性行為がRAを悪化させるという文献はみつからなかったが，性行為を行うことで疼痛が軽減した，自尊心が向上した，精神的安定を得られたとする報告がある．性行為のための具体的な提案として，膣の乾燥には潤滑液の使用を検討すること，性欲を高めるためや疼痛を軽減するために薬の相談をすること，関節拘縮の緩和のため

[*1] Yuri Fukuoka/産前産後ケアセンター東峯サライ

に性交前に温かいお風呂に入ること，休息をとること，性交時の体位の検討としてクッションやソファ，ベッドなど家具の使用方法を検討するなどがあげられる．

2．人工股関節置換術[10,11]

人工股関節置換術（THA：Total Hip Arthrophy）は，RA の末期や重度の変形性股関節症，大腿骨頸部骨折などさまざまな要因で股関節の可動性を阻害された場合に適応となる．股関節を広げるイメージが強い性行為は，術創部の痛みや性交時の体位をとることに対し，股関節脱臼のリスクの恐怖心から敬遠されやすい．THA では術式によって股関節脱臼のリスクが高く，活動範囲を広げるためにしたはずが生活範囲を狭めてしまう患者もいる．近年，股関節の手術法は多様となり，禁忌肢位がないものもある．よって，主治医に禁忌肢位と日常生活の注意点について確認することは性行為のみではなく日常生活で動作可能な範囲を知るためにとても重要である．

国内では理学療法士が THA 後の性交に関する相談を受けることは少ない．海外では THA 後の患者へ日常生活のリーフレットを作成する際，性交についての記載が含まれている国もある．近年，THA の際の体位の安全性についての研究が発表された[12]．その中で，女性が手術をした場合は深屈曲の肢位での体位で脱臼の危険があるとの結果であった．安全かつ安心して性行為を行うことは，性反応の向上や性交に対する恐怖心の軽減につながるため，リーフレットの作成や情報提供は有意義だと考える．

■ さいごに

運動機能障害のある患者が性行為について悩んでいる場合，疼痛，容姿の問題に本人がどう向き合っていくか，運動機能を十分に理解できるか，自己肯定感を高められるか，パートナーに自己開示できるかが問題解決の糸口となる．医療従事者の価値観で対応するのではなく，患者の価値観に合わせた対応ができるようになることを願う．

文献

1) 下仲順子，他：加齢と性差よりみた老人の自己概念．教育心理学研究　24：156-166, 1976
2) 松岡弥玲：理想自己の生涯発達．教育心理学研究　54：45-54, 2006
3) 遠藤由美：親密な関係性における高揚と相対的自己卑下．心理学研　68：387-395, 1997
4) 金子　学，他：欲求評価の導入に基づく質的幸福感（QWB）情報の特性および有用性に関する研究．国土文化研究所年次報告　10：29-44, 2012
5) 斎藤益子，他（編）：性の健康と相談のためのガイドブック．中央法出版，2014, pp17-18, 46-49
6) 障害者福祉研究会：ICF　国際生活機能分類─国際障害分類改訂版．中央法規出版 2002, p108
7) 高橋　都：女性の性反応と性機能障害．がん看護　19：274-276, 2014
8) 吉野槇一：関節リウマチ患者の性生活．総合リハ　23：861-864, 1995
9) Almida PH, et al：How the rheumatologist can guide the patient with rheumatoid arthritis on sexual function. Rev Bras Reumatol　55：458-463, 2015
10) Pendleton HM，他（著），山口　昇，他（訳）：身体障害の作業療法　改訂第 6 版．協同医書出版，2014, pp318
11) 吉野槇一：関節リウマチ既婚女性患者の性生活の問題点．日医大誌　59：81-83, 1992
12) Caecilia Charbonnier, et al：Sexual Activity After Total Hip Arthoplasty：A Motion Capture Stud The Journal of Arthroplasty　29：640-647, 2014

● 理学療法士へのメッセージ

6

運動機能障害と性行為②
―THA 患者への関わり

重枝利佳[*1]

● はじめに

　わが国における変形性股関節症は，その大半が先天性股関節脱臼を基盤とする二次性股関節症に分類され，有病率は男性に比べて女性が圧倒的に多く，好発年齢は30～50歳と報告されている[1]．変形性股関節症の根本的治療は，人工股関節全置換術（THA：Total Hip Arthroplasty）が主流である．これまでTHAの適応年齢は60歳前後とされてきたが，近年ではインプラントの耐久性の向上に伴い，40代から積極的にTHAが施行されることも多くなっている．

　THAは，その機械的特性から過剰な股関節の屈曲や内転，内旋運動によって脱臼しやすいというリスクを抱える．そのため，術後患者に対して脱臼のリスクを回避するための日常生活動作の指導が重要となる．基本的な日常生活動作に関する指導内容として，靴下の着脱，座位姿勢における禁忌肢位，乗用車への乗降，排泄動作などが指導される場合が多い．

　一方で，筆者の臨床経験から40～50代のTHA術後患者から性生活に関する不安を相談されることが少なくない．「いつから性行為を再開してよいか？」「どのような体位ならとってもよいか？」「人工関節の破壊や脱臼の危険性はないのか？」という不安を感じている患者が多い．また，ほとんどの患者がこれまでに性行為に関する指導を医療者側から提供されることがなく，「自分からも誰に相談してよいかわからず，相談できずにいた」と述べている．

　女性にとって性行為は，股関節の大きな開排や屈曲肢位をとる動作であり，THAの適応年齢が若年化している現在，指導内容を整備する必要があると考えられる．

● 人工股関節全置換術後患者の性行為に関する研究報告

　THA術後の性行為に関する先行研究は，散見する程度であり，筆者が調べた限りにおいて海外論文も含め，最初の報告は，1970年に発表されたCurrey[2]の論文にさかのぼる程度であり，その後も決して十分な知見が示されるほどのデータは発表されていない．Meiriら[3]は，2013年までに発表されたTHA術後患者の性行為に関する研究のシステマティックレビューを行い，わずかに44編の論文が取り上げられる程度であったとしている．このように十分なデータが出ていないことも，性行為について情報提供されない要因になっていると考えられる．

　これまでの報告を集約すると，①THA術後には性的な機能が向上する，②性行為は手術後

[*1] Shigeeda Rika/三浦市立病院リハビリテーション科

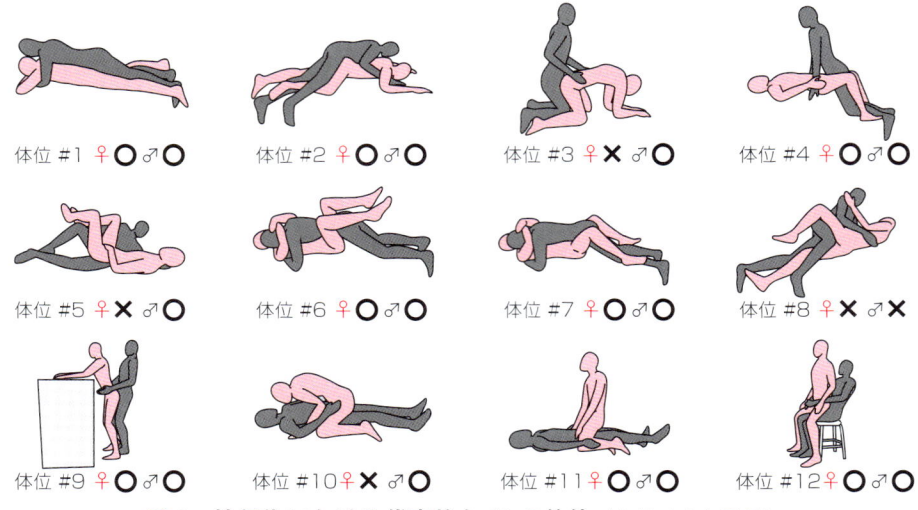

図1 性行為における代表的な12の体位（文献4）より引用）
○：インピンジメント，脱臼の危険性のない体位
×：インピンジメント，脱臼の危険性のある体位

1〜2カ月後から再開できることが多い，③正常位が安全であるとした報告が多い．

しかし，性行為中の臼蓋と頸部のインピンジメントや，脱臼のリスクについて実験的な研究を行った報告はなく，その実態についてのエビデンスが明確に示されているとはいえない．筆者が調べた中で，唯一実験的な研究を行った興味深い論文があったので，以下にその概要を紹介する．

Charbonnier[4]は，モーションキャプチャーを用いて，12の体位における性行為中の股関節の動きを計測し，性行為に必要な股関節可動域と安全な体位について調べた．対象者のMRIのデータから，3Dモデルの骨盤と大腿骨を再現し，骨盤に設置されるカップを9通り設定して（外方傾斜：40°，50°，60°，前開き角：0°，15°，30°），全可動域において衝突探知アルゴリズムを用いてインピンジメントの有無をリアルタイムで計測した．

その結果，女性は12体位中4体位（体位#3，#5，#8，#10）において，股関節の大きな屈曲，外転角度を必要とし，カップの設置条件によってインピンジメントと後方脱臼が起きることが確認された（**図1**）．体位#3，#5，#8，#10でインピンジメントと後方亜脱臼が起きるカップ接地位置は，「外方傾斜/前開き角」が「40°/0°」「40°/15°」「40°/30°」「50°/0°」「50°/15°」「60°/0°」の時であり，この6通りのカップ位置において，インピンジメントが発生した際の接触部位は，すべて寛骨臼前上方であった．

一方，男性については12体位中1体位（体位#8）のみ，すべてのカップ位置でインピンジメントが確認され，接触は寛骨臼後下方にあり，前方への亜脱臼がみられた（**図1**）．

以上のように，女性の性行為中の体位は屈曲と外転を要するものが多い．なかでも，深屈曲が必要な体位では大腿骨頸部がカップの前上方に接触し，てこの原理で後方へ亜脱臼するリスクがある．このリスクは，カップの接地位置によっても異なることから，性行為の指導においては，カップ接地位置を勘案したきめ細かい指導が必要であると考えられる．一方，

男性の性行為中の体位は，それほど大きな可動域を要さないが，外旋が主となる動きとなり，過外旋によって大腿骨頸部がカップの後下方に当たり，てこの原理で前方へ亜脱臼を起こすリスクがあるため，前方または側方侵入による術式において注意が必要となる．

人工股関節全置換術後の性行為に対する指導

このようにTHA術後の性行為については，インピンジメントのリスクにさらされることがありうることを十分に理解し，患者にも情報を提供する必要がある．しかし，先行研究にあった12体位中インピンジメントが確認された4体位を除く8体位については，すべてセーフゾーン内での運動となっており，インピンジメントや脱臼のリスクが低いものであったことから，正しい情報を提供することで，不必要に性行為に対して不安感を抱かせる必要はないものと考えられる．正しい情報を提供するためにも，安全な性行為の体位を図などを用いて説明する必要がある．

THAが高齢者の最終的な治療手段という位置づけから，より若年者にその適応範囲を広げている今日の治療指針を考慮するならば，日常生活動作の範囲に性行為が含まれるべきであろう．とりわけ女性にとって性行為は，大きな股関節の運動範囲を必要とするリスクの高い動作であることから，適切な指導が必要だといえる．

一方で性行為に関する話題は，きわめてデリケートな内容であり，たとえ相手が医療従事者といえども，患者側から質問することは難しい．足立ら[5]は，THA術後患者に対するアンケート調査の結果から約72％の患者が性行為に対する不安を有しており，誰にも相談できずにいたという実態を報告している．われわれが想像する以上に多くの患者が，性行為に対する適切な情報を必要としていることを認識すべきであろう．

おわりに

THA術後患者の性行為について適切な指導を行ううえで，その科学的根拠となる知見は，まだまだ乏しい．実際に，動作中の股関節の運動を調べたバイオメカニクス的研究は，今回紹介した論文しか見当たらず，この研究結果をもって科学的根拠とすることには疑問の余地が残る．今後，さらに詳細な研究がなされる必要性を感じる．

文　献

1) 小林千益，他：変形性股関節症一次性股関節症の自然経過．整形外科　**45**：814-818，1994
2) Currey HL：Osteoarthrosis of the hip joint and sexual activity. *Ann Rheum Dis* **29**：488-493，1970
3) Meiri R, et al：Sexual Function before and after Total Hip Replacement：Narrative Review. *Sex Med* **2**：159-167，2014
4) Charbonnier C, et al：Sexual activity after total hip arthroplasty：A motion capture study. *J Arthroplasty* **29**：640-647，2014
5) 足立妙子，他：人工股関節置換術を受けた患者の性生活の指導に関する基礎的調査――A病院整形外科病棟における変形性股関節症で人工股関節置換術を受けた患者の質問紙調査より．医療保険学研究　**3**：49-59，2012